Lungenembolie

mit freundlichen Empfehlungen

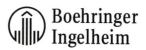

Lungenembolie

Erhard Seifried
Fritz Heinrich

Unter Mitarbeit von
Wolfgang Weichert

84 Abbildungen
51 Tabellen

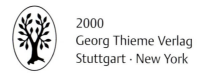

2000
Georg Thieme Verlag
Stuttgart · New York

Professor Dr. Erhard Seifried
Priv.-Doz. Dr. Wolfgang Weichert
Blutspendedienst Hessen des
Deutschen Roten Kreuzes
Sandhofstraße 1
60528 Frankfurt am Main

Professor Dr. Fritz Heinrich
Falkenweg 8
76646 Bruchsal

*Die Deutsche Bibliothek –
CIP-Einheitsaufnahme*

Seifried, Erhard : Lungenembolie : 25 Tabellen /
Erhard Seifried und Fritz Heinrich. Unter Mitarb.
von Wolfgang Weichert. – Stuttgart ; New York :
Thieme, 2000

© 2000 Georg Thieme Verlag
Rüdigerstraße 14
70469 Stuttgart

Printed in Germany

Umschlaggrafik: Stefan Killinger, Kornwestheim
Grafiken: Ziegler + Müller, Kirchentellinsfurt
Satz: Ziegler + Müller, Kirchentellinsfurt
   Satzsystem: 3B2 (6.05)
Druck: Grammlich, Pliezhausen
Buchbinder: Held, Rottenburg

ISBN 3-13-101941-7   1 2 3 4 5 6

Wichtiger Hinweis: Wie jede Wissenschaft ist die Medizin ständigen Entwicklungen unterworfen. Forschung und klinische Erfahrung erweitern unsere Erkenntnisse, insbesondere was Behandlung und medikamentöse Therapie anbelangt. Soweit in diesem Buch eine Dosierung oder eine Applikation erwähnt wird, darf der Leser zwar darauf vertrauen, dass Autoren, Herausgeber und Verlag große Sorgfalt darauf verwandt haben, dass diese Angabe **dem Wissensstand bei Fertigstellung des Buches** entspricht.

Für Angaben über Dosierungsanweisungen und Applikationsformen kann vom Verlag jedoch keine Gewähr übernommen werden. **Jeder Benutzer ist angehalten,** durch sorgfältige Prüfung der Beipackzettel der verwendeten Präparate und gegebenenfalls nach Konsultation eines Spezialisten festzustellen, ob die dort gegebene Empfehlung für Dosierungen oder die Beachtung von Kontraindikationen gegenüber der Angabe in diesem Buch abweicht. Eine solche Prüfung ist besonders wichtig bei selten verwendeten Präparaten oder solchen, die neu auf den Markt gebracht worden sind. **Jede Dosierung oder Applikation erfolgt auf eigene Gefahr des Benutzers.** Autoren und Verlag appellieren an jeden Benutzer, ihm etwa auffallende Ungenauigkeiten dem Verlag mitzuteilen.

Geschützte Warennamen (Warenzeichen) werden **nicht** besonders kenntlich gemacht. Aus dem Fehlen eines solchen Hinweises kann also nicht geschlossen werden, dass es sich um einen freien Warennamen handelt.

Das Buch, einschließlich aller seiner Teile ist urheberrechtlich geschützt. Jede Verwertung außerhalb der engen Grenzen des Urheberrechtsgesetzes ist ohne Zustimmung des Verlages unzulässig und strafbar. Das gilt insbesondere für Vervielfältigungen, Übersetzungen, Mikroverfilmungen und die Einspeicherung und Verarbeitung in elektronischen Systemen.

Inhaltsverzeichnis

1	**Definition** *1*
2	**Ätiologie und Pathogenese** *2*
2.1	**Venöse Thromboembolien** *2*
2.1.1	Einleitung, Übersicht, allgemeine prädisponierende Faktoren *2*
2.1.2	Thrombophilie *3*
2.1.3	Tumorpatienten *5*
2.1.4	Kollagenosen *5*
2.1.5	Bedeutung tiefer venöser Thrombosen *5*
2.1.6	Tiefe Beinvenenthrombose und Risikofaktoren für eine Lungenembolie *7*
2.1.7	Seltene Ursachen venöser Thromboembolien *7*
2.2	**Nichtthrombotische Lungenembolien** *7*
2.2.1	Fettembolien *7*
2.2.2	Luftembolien *8*
2.2.3	Gewebeembolien, Tumorembolien, Fruchtwasserembolien *8*
2.2.4	Bakterien, Parasiten *8*
2.2.5	Fremdkörper *8*
3	**Einfluss der Thromboembolieprophylaxe auf die Lungenembolierate** *10*
3.1	**Primärprophylaxe** *10*
3.1.1	Übersicht, Allgemeinmaßnahmen *10*
3.1.2	Unfraktioniertes Heparin (UFH) subkutan („low-dose-heparin") *11*
3.1.3	Niedermolekulare Heparine (NMH) *11*
3.1.4	Kombination von UFH bzw. NMH mit Dihydroergotamin (DHE) *11*
3.1.5	Empfehlung zur Thromboembolieprophylaxe *12*
3.1.6	Primärprophylaxe bei internistischen und neurologischen Patienten *12*
3.2	**Sekundärprophylaxe bei tiefer Beinvenenthrombose** *13*
3.2.1	Unfraktionierte Heparine (UFH) *13*
3.2.2	Niedermolekulare Heparine (NMH) *13*
3.2.3	Bettruhe oder ambulante Behandlung *13*

4	**Pathophysiologie** *17*
4.1	**Tödliche Lungenembolie** *17*
4.2	**Nichttödliche Lungenembolie** *17*
4.2.1	Hämodynamische Veränderungen *17*
4.2.2	Gasaustausch *19*
4.2.3	Atemregulation *20*
4.2.4	Atemwegswiderstand *21*
4.2.5	Lungendehnbarkeit (Compliance) *21*
4.2.6	Lungeninfarkt *21*
4.3	**Spontane Kompensationsmechanismen** *21*
5	**Klinik und Diagnostik** *23*
5.1	**Anamnese** *23*
5.2	**Klinische Symptome** *23*
5.3	**Laboruntersuchungen** *25*
5.3.1	Klinisch-chemische Befunde *25*
5.3.2	Hämostaseologische Befunde *25*
5.3.3	Blutgasanalyse *26*
5.4	**Elektrokardiographie (EKG)** *26*
5.4.1	Detailbefunde *26*
5.4.2	Stellenwert *28*
5.5	**Röntgenbild des Thorax** *29*
5.5.1	Vaskuläre und kardiale Zeichen *29*
5.5.2	Pulmonale Zeichen *30*
5.5.3	Lungeninfarkt *30*
5.5.4	Stellenwert *30*
5.6	**Lungenfunktion** *30*
5.7	**Echokardiographie (UKG)** *31*
5.7.1	Transthorakale Echokardiographie *31*
5.7.2	Transösophageale Echokardiographie *31*
5.7.3	Stellenwert *31*
5.8	**Lungensonographie** *32*
5.9	**Lungenszintigraphie** *33*
5.9.1	Perfusionsszintigraphie *33*
5.9.2	Inhalations- bzw. Ventilationsszintigraphie *33*
5.9.3	Direkte radioaktive Markierung von Thromben *34*
5.9.4	Stellenwert *34*
5.10	**Pulmonalisangiographie** *34*
5.10.1	Indikation *34*
5.10.2	Technik *35*

5.10.3	Komplikationen und Kontraindikationen 36		8	**Therapie** 58
5.10.4	Ergebnisse 36		8.1	**Allgemeinmaßnahmen** 58
5.10.5	Stellenwert 38		8.1.1	Bettruhe, Lagerung, Kompressionsverband der Beine 58
5.11	**Computertomographie (CT), Spiral-CT und Magnetresonanztomographie (MRT)** 38		8.1.2	Sedierung und Schmerzbekämpfung 59
5.12	**Hämodynamische Messungen** 39		8.1.3	Sauerstoffzufuhr, Beatmung, Azidosekorrektur 59
5.13	**Intravasale Ultraschall-Sonographie (IVUS) und Angioskopie** 40		8.1.4	Maßnahmen zur Unterstützung von Herz und Kreislauf 60
5.14	**Untersuchungsverfahren des tiefen Venensystems** 40		8.1.5	Zusätzliche Maßnahmen 62
			8.2	**Antithrombotische Therapie** 62
5.14.1	Phlebographie 40		8.2.1	Unfraktioniertes Heparin 62
5.14.2	Sonographie 40		8.2.2	Niedermolekulare Heparine und Heparinoide 64
5.14.3	Andere apparative Untersuchungen am Venensystem 40		8.2.3	Hirudin 65
5.14.4	Stellenwert 40		8.2.4	Thrombozytenfunktionshemmer 65
5.15	**Symptomatik und Schweregradeinteilung** 40		**8.3**	**Thrombolytische Therapie** 65
			8.3.1	Wirkungsweise der einzelnen Substanzen 65
5.15.1	Grad I der Lungenembolie 41		8.3.2	Grundlagen der Therapie, klinische Ergebnisse 67
5.15.2	Grad II der Lungenembolie 41			
5.15.3	Grad III der Lungenembolie 42		8.3.3	Nebenwirkungen, Kontraindikationen 70
5.14.4	Grad IV der Lungenembolie 43			
5.16	**Diagnostische Strategie** 43		8.3.4	Dosierung 72
			8.4	**Chirurgische Therapie** 74
6	**Differenzialdiagnostik** 49		8.4.1	Pulmonale Embolektomie 74
6.1	**Differenzialdiagnose nach dem Schweregrad der Lungenembolie** 49		8.4.2	Extraluminale Sperrmaßnahmen an der Vena cava inferior und der Vena femoralis 76
6.2	**Differenzialdiagnose nach Leitsymptomen** 49		**8.5**	**Radiologisch-interventionelle Therapie** 77
6.2.1	Akute Atemnot 49			
6.2.2	Akuter Thoraxschmerz 50		8.5.1	Katheterembolektomie und -thrombusfragmentierung 77
6.2.3	Hämoptyse 52			
6.2.4	Schockzustand 52		8.5.2	Intraluminale Sperrmaßnahmen in der Vena cava inferior 78
6.2.5	Synkopen 52			
6.2.6	Tachykardien 52		**8.6**	**Therapeutische Strategie** 81
6.3	**Fehldiagnosen** 52		8.6.1	Therapie in Abhängigkeit vom Schweregrad 81
7	**Prognose der Lungenembolie und klinischer Verlauf** 54		8.6.2	Therapie in Abhängigkeit von der Verfügbarkeit therapeutischer Methoden 84
7.1	**Einflussgrößen auf die Kurzzeitprognose** 54		8.6.3	Therapie in Abhängigkeit von Kontraindikationen 85
7.1.1	Adäquate Diagnostik 54			
7.1.2	Schweregrad der Lungenembolie 54		8.6.4	Interdisziplinäre Therapie-Abstimmung 85
7.1.3	Patientenalter 54			
7.2	**Einflussgrößen auf die Langzeitprognose** 55		**9**	**Therapieüberwachung** 93
7.2.1	Patientenalter 55		**9.1**	**Patienten** 93
7.2.2	Begleiterkrankungen 55		**9.2**	**Gerinnung** 93
7.2.3	Pulmonale Hypertonie 55		9.2.1	Thrombolytische Therapie 93
7.2.4	Hypokinesie des rechten Ventrikels 56		9.2.2	Heparintherapie 95
7.2.5	Lungeninfarkt 57			

9.2.3	Therapie mit oralen Antikoagulantien 95		**12**	**Chronisch rezidivierende Lungenembolien** *112*
9.3	**Technische Befunde** *95*		**12.1**	**Epidemiologie, Ätiologie, Pathogenese, Pathophysiologie** *112*

10 Intervention bei therapiebedingten Komplikationen *97*

10.1 Blutungen *97*
10.1.1 Blutungen unter thrombolytischer Therapie *97*
10.1.2 Blutungen unter Heparintherapie *98*
10.1.3 Blutungen unter Kumarinderivaten *98*
10.2 Heparininduzierte Thrombozytopenie Typ II *98*

11 Diagnose und Therapie in besonderen Situationen *101*

11.1 Intra- und perioperative Lungenembolie *101*
11.2 Lungenembolie im Kindesalter *102*
11.2.1 Häufigkeit *102*
11.2.2 Auslösende Faktoren *103*
11.2.3 Therapie *103*
11.3 Lungenembolie in der Schwangerschaft und im Wochenbett *104*
11.3.1 Häufigkeit *104*
11.3.2 Diagnostik *106*
11.3.3 Therapie *106*
11.3.4 Prophylaxe *107*
11.4 Lungenembolie beim geriatrischen Patienten *109*
11.4.1 Häufigkeit *109*
11.4.2 Diagnostik *109*
11.4.3 Therapie *110*
11.4.4 Prophylaxe *110*

12 Chronisch rezidivierende Lungenembolien *112*

12.1 Epidemiologie, Ätiologie, Pathogenese, Pathophysiologie *112*
12.2 Anamnese und Symptome *112*
12.3 Diagnostik *113*
12.3.1 Klinische Diagnostik *113*
12.3.2 Lungenfunktion und Blutgasanalyse *113*
12.3.3 Elektrokardiographie (EKG) *113*
12.3.4 Echokardiographie (UKG) *113*
12.3.5 Lungenszintigraphie *114*
12.3.6 Röntgenbild des Thorax *114*
12.3.7 Pulmonalisangiographie *114*
12.3.8 Computertomographie (CT), Spiral-CT, Ultrafast-CT *114*
12.3.9 Hämodynamische Messungen *114*
12.3.10 Intravaskuläre Ultraschallsonographie (IVUS) und Angioskopie *115*
12.3.11 Untersuchungen des Venensystems *115*
12.4 Differenzialdiagnostische Aspekte *115*
12.5 Prognose und Therapie *115*
12.5.1 Medikamentöse Maßnahmen *116*
12.5.2 Inhalative Therapie *116*
12.5.3 Aderlass *116*
12.5.4 Chirurgische Therapie *116*

13 Nachbehandlung und Überwachung *119*

13.1 Nachbehandlung mit gerinnungsaktiven Substanzen *119*
13.1.1 Kumarinderivate *119*
13.1.2 Unfraktionierte Heparine, niedermolekulare Heparine, Heparinoide *123*
13.1.3 Thrombozytenfunktionshemmer *124*
13.2 Überwachung *125*

14 Sachverzeichnis *127*

1 Definition

Emboli (Singular: Embolus) sind in die Blutbahn geratene, mit dem Blutstrom verschleppte körpereigene oder körperfremde Stoffe (Fremdkörper), z. B. Blutgerinnsel, Fetttropfen, Gasblasen, Geschwulstzellen oder Parasiten. Solche Partikel heißen Emboli (griechisch ἡ εμβολή = das Hineinwerfen, Wurf, Schuss), weil sie wie ein „Geschoss" in den Gefäßbaum der arteriellen Strombahn des kleinen oder großen Kreislaufes oder des Portalkreislaufes der Leber geschleudert werden und darin verhaften, wenn die sich verzweigenden Blutgefäße zu eng werden. Dieser Vorgang wird Embolie genannt.

Ist es ein Thrombus (griechisch ὁ θρομβόσ = geronnene Masse, Klumpen, dicker Tropfen), der mit dem Blutstrom verschleppt wird, bezeichnet man ihn als Thromboembolus und den Vorgang als Thromboembolie. Wird im normalen klinischen Sprachgebrauch ohne weiteren Zusatz von einer Embolie gesprochen, ist damit im Allgemeinen die Thromboembolie gemeint, weil sie im Vergleich zu Embolien anderer Ursache viel häufiger vorkommt.

Bei der Lungenembolie gelangt ein Thrombus nach seiner Ablösung von einer Venenwand über eine der beiden Hohlvenen in das rechte Herz und von dort in die Lungenarterie bzw. einen ihrer Äste, wo er haften bleibt und somit das Gefäß ganz oder teilweise verschließt, sobald sein Umfang das Kaliber des Gefäßquerschnittes ausfüllt. Die überwiegende Mehrzahl (85–95%) der Thromben, die zu Lungenembolien führt, stammt aus der unteren Körperhälfte, vorwiegend aus der Region der Bein- und Beckenvenen. Seltener entspringen sie der oberen Körperhälfte oder viszeralen Venen, noch seltener dem rechten Herzen, wo sie entstanden sein oder auf dem Weg aus den Körpervenen vorübergehend Station gemacht haben können (sog. Transitthromben).

2 Ätiologie und Pathogenese

2.1 Venöse Thromboembolien

2.1.1 Einleitung, Übersicht, allgemeine prädisponierende Faktoren

Hauptursache einer akuten Lungenembolie ist in rund 95% der Fälle eine tiefe Beinvenenthrombose. Nichtthrombotische Ursachen sind dagegen selten. Die prädisponierenden Krankheiten und Faktoren für thromboembolische Komplikationen zeigt Tab. 2.1 [14]. Auf die hämostaseologisch bedeutsamen Zustände wird in Tab. 2.4 eingegangen.

Venöse Thrombosen sind bei Frauen etwas häufiger als bei Männern. Das Risiko einer venösen Thrombose steigt mit zunehmendem Alter (Abb. 2.1) [1]. Selbst bei Kindern können, wenn auch sehr selten und meist im Rahmen schwerer Erkrankungen, Lungenembolien auftreten (s. Abschnitt 11.2); auch Umbilikalvenenkatheter können die Ursache einer tödlichen Lungenembolie sein. Bei Venenthrombosen der oberen Gliedmaßen spielen häufig zentrale Venenkatheter oder Schrittmachersonden eine kausale Rolle [2].

Immobilisierung ist ein gesicherter prädisponierender Faktor. Beim Gehgips führt die Ausschaltung der Wadenmuskel- bzw. Sprunggelenkspumpe zu einem erhöhten Risiko. Thrombosen treten auch nach Langstreckenflügen oder längeren Busreisen auf (sogenanntes Economy class syndrome) [3]. Die Kombination von Alter und Immobilisierung bzw. Bettruhe erhöht das Thromboserisiko. Bei 60 von 539 Patienten (11%) mit Hirninsulten in einem Rehabilitationszentrum traten Venenthrombosen und Lungenembolien auf; diese Komplikationen waren häufiger, wenn Vorhofflimmern bestand (20/88 = 23% vs. 40/451 = 9%; $p < 0{,}001$) [31].

Vorausgegangene Thromboembolien sind ebenfalls ein wichtiger Risikofaktor für neue Thrombosen. Herzinsuffizienz und maligne Tumoren erhöhen das Risiko einer tiefen Venenthrombose beträchtlich. Akute Thrombosen ohne erkennbaren äußeren Anlass bei älteren Patienten sind häufig das erste Zeichen eines Malignoms.

Operationen steigern abhängig von Lokalisation und Dauer des Eingriffs (Tab. 2.2) [23] ebenso wie größere Verletzungen das Thromboserisiko [10]. Kurz vor der Geburt und im Wochenbett treten gehäuft Lungenembolien auf (s. Abschnitt 11.3). Auch die Einnahme von Kontrazeptiva in

Tab. 2.1 Prädisponierende Situationen, die thromboembolische Komplikationen begünstigen (modifiziert nach Grosser und Knoch 1984)

chirurgisch	internistisch
thromboembolische Vorerkrankungen	thromboembolische Vorerkrankungen
Varikosis	Varikosis
postoperative Zustände	lange Bettlägerigkeit
orthopädische Operationen – Hüftgelenkoperationen – Operationen an den unteren Extremitäten	Herzkrankheiten – Herzinfarkt, Herzinsuffizienz – apoplektischer Insult
Operationen im Bauch- oder Beckenbereich	chronische Lungenerkrankungen
Operationen an Blutgefäßen	maligne Tumoren
Unfälle, besonders Polytraumata und bei Beteiligung der unteren Extremitäten und des Beckens	Blutkrankheiten, insbesondere myeloproliferative Erkrankungen
Schwangerschaft, Geburt, Wochenbett	Einnahme oraler Antikonzeptiva plus Rauchen
	lange Flugreisen oder Autofahrten

2.1 Venöse Thromboembolien

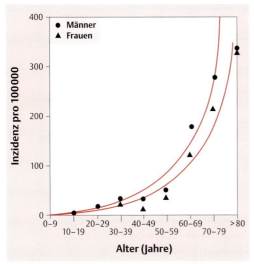

Abb. 2.1 Auftreten venöser Thrombosen und/oder Lungenembolien, objektiviert durch Phlebographie, Ultraschall und Pulmonalarterienangiographie, bezogen auf 100 000 Einwohner. Deutliche Zunahme mit zunehmendem Alter. Bei männlichen Patienten signifikant häufigeres Auftreten als bei weiblichen (modifiziert nach Anderson et al. 1991)

Tab. 2.3 Risikofaktoren einer Lungenembolie bei 40 jüngeren Patienten und 40 älteren Patienten (modifiziert nach Green et al. 1992)

Risikofaktoren	Alter < 40 J. n (%)	Alter > 40 J. n (%)
Trauma	11 (28)	1 (3)*
Neoplasma	1 (3)	18 (45)*
Immobilisierung	17 (43)	13 (33)
längere Reisen	4 (10)	1 (3)
frühere Lungenembolien	2 (5)	5 (13)
frühere tiefe Beinvenenthrombose	4 (10)	5 (13)
positive Familienanamnese	0 (0)	0 (0)
Schwangerschaft	0 (0)	0 (0)
chirurgischer Eingriff	8 (20)	11 (28)
Östrogene oder orale Antikonzeptiva	1 (5)	2 (5)
keine Risikofaktoren	11 (28)	6 (15)

* signifikanter Unterschied

Kombination mit Zigarettenrauchen erhöht das Thromboserisiko [2]. Zudem scheinen meteorologische Faktoren einen Einfluss zu haben; die Rate der Lungenembolien steigt mit sinkendem Luftdruck [34].

Die Risikofaktoren für eine Lungenembolie sind bei jüngeren Patienten anders verteilt als bei älteren. Bei Patienten unter 40 Jahren wird in 28 % der Fälle überhaupt kein, bei Patienten über 40 Jahren nur in 15 % ein definierbarer Risikofaktor gefunden. Bei jüngeren Patienten liegt signifikant häufiger ein Trauma, bei älteren Patienten signifikant häufiger ein Neoplasma vor (Tab. 2.3) [12].

2.1.2 Thrombophilie

Zahlreiche Gerinnungsstörungen gehen mit einer vermehrten Thrombose- und Lungenembolieneigung einher, man unterscheidet angeborene und

Tab. 2.2 Risikofaktoren und Thrombosehäufigkeit (nach Koppenhagen und Häring 1992)

Risiko niedrig:	unkomplizierte Operation, kein zusätzlicher Risikofaktor
mittelhoch:	Alter über 40 Jahre, Operationsdauer > 1 Stunde, 1 zusätzlicher Risikofaktor
hoch:	orthopädische Operationen, frühere Thrombose oder Lungenembolie, ausgedehnte Malignome, mehr als 1 zusätzlicher Risikofaktor

zusätzliche Risikofaktoren: Adipositas, höheres Alter, Karzinom, Immobilisation, hormonelle Kontrazeption, Varikosis, Nikotin, Herz-Kreislauf-Erkrankungen und andere

	Häufigkeit thromboembolischer Komplikationen % Thromboembolie-Risiko		
	niedrig	mittelhoch	hoch
distale Venenthrombose (Wade)	2	10–40	40–80
proximale Venenthrombose (iliofemoral)	0,4	2–8	10–20
klinische Lungenembolie	0,2	1–8	5–10
tödliche Lungenembolie	0,002	0,1–0,4	1–5

Tab. 2.4 Thrombophile Situationen (modifiziert nach Heinrich 1998)

angeborene Zustände	erworbene Zustände
Mangel an Gerinnungsinhibitoren	Exsikkose, Hämokonzentration
Antithrombin	Lupus-Antikoagulans
Protein C	Antiphospholipid-Syndrom
Protein S	Neoplasma
Heparin-Ko-Faktor II	myeloproliferative Erkrankungen
Mutationen von Gerinnungsfaktoren	nephrotisches Syndrom und andere erworbene Ursachen eines Mangels an Antithrombin III
Prothrombin	
Faktor V → Faktor-V-Leiden (= APC-Resistenz)	paroxysmale nächtliche Hämoglobinurie
	Östrogene, Schwangerschaft, Wochenbett
Störungen der Fibrinolyse	Eklampsie, Präeklampsie
Mangel an Plasminogen	chronisch-obstruktive Atemwegserkrankungen
Mangel an Gewebe-Plasminogen-Aktivator (PA)	chronisch-entzündliche Darmerkrankungen
Erhöhung des Gewebe-Plasminogen-Aktivator-Inhibitors (PAI)	Infektionskrankheiten, Sepsis
Hyper- oder Dysfibrinogenämie	Morbus Behçet
andere Störungen	
erhöhte Konzentration des Faktors VIII [25]	
Sichelzellanämie	
Klinefelter-Syndrom	
Hyperhomozysteinämie	

Tab. 2.5 Prävalenz hereditärer Inhibitordefekte bei Patienten mit Venenthrombosen (nach Hach-Wunderle und Scharrer 1993)

Autor	Jahr	Patienten n	Antithrombin %	Protein C %	Protein S %	gesamt %
Felez et al.	1987	578	2,6	2,6	3,5	8,7
Mannucci et al.	1987	95	7,5	7,5	5,0	20,0
Malm et al.	1987	241	1,2	3,3	0,8	5,3
Bertina et al.	1988	113	4,4	11,5	13,3	29,2
Ben-Tal et al.	1989	107	7,5	6,5	2,8	16,8
Hach-Wunderle	1991	612	2,0	3,3	2,6	7,9

erworbene Defekte i. S. einer thrombophilen Diathese (Tab. 2.4).

Hämostaseologisch bedingte thrombophile Situationen (Tab. 2.4 u. 2.5) führen auch zu Thrombosen außerhalb der Leitvenen der Gliedmaßen, z. B. in den Nieren- oder Lebervenen, und können von dort aus zu Lungenembolien führen [16, 19, 25].

Angeborene Störungen, wie ein Antithrombin-, ein Protein-C-, ein Protein-S-Mangel oder eine Resistenz gegen aktiviertes Protein C (APC-Resistenz), sind Risikofaktoren für eine Thrombose (Tab. 2.5). Menschen mit solchen Defekten leben allerdings viele Jahre lang, ohne eine Thrombose zu erleiden. Bei einem Teil der Betroffenen löst ein Triggerereignis wie z. B. eine Operation, eine Immobilisierung, ein Trauma oder die Einnahme oraler Antikonzeptiva eine Thrombose aus. Der Gerinnungsdefekt begünstigt die Thromboseentstehung. Die Frage offen bleibt, warum Thrombosen eher in den unteren als den oberen Extremitäten entstehen. Alle Bemühungen, mit Hilfe von Labormethoden das individuelle Risiko einer Thrombose vorherzusagen, z. B. vor oder nach einer Operation, sind bislang bei der Mehrzahl der Patienten erfolglos geblieben.

2.1.3 Tumorpatienten

Beinvenenthrombosen als paraneoplastisches Syndrom sind bereits 1865 von Trousseau beschrieben worden. Besonders häufig entstehen paraneoplastische Thrombosen beim Adenokarzinom der Lunge, der Mamma und der Eingeweide (Pankreas) [5]. Auch Karzinome des Urogenitaltraktes, des Uterus und der Prostata werden oft von Thrombosen begleitet (Tab. 2.**6**).

Die Häufigkeit von Thrombosen bei malignen Erkrankungen führt zu der Empfehlung, bei Thrombosen ohne erkennbare Ursache eine Tumordiagnostik durchzuführen. Sind weder anamnestisch noch klinisch Hinweise auf einen bestimmten Tumor vorhanden, wird das folgende „kleine Tumorsuchprogramm" empfohlen:
- Röntgenthorax in 2 Ebenen,
- Sonographie des Abdomens,
- Rektoskopie,
- bei Frauen eine gynäkologische Untersuchung einschließlich Mammographie,
- bei Männern eine urologische Untersuchung einschließlich PSA-Bestimmung.

Bei negativem Befund soll das Suchprogramm ein halbes bis ein Jahr nach dem Auftreten der tiefen Beinvenenthrombose oder Lungenembolie wiederholt werden. Nicht selten wird dann ein Tumor diagnostiziert.

Tab. 2.**6** Häufigkeit einer Lungenembolie bei Krebspatienten (nach Decrinis 1993)

befallenes Organ	Häufigkeit (%)
Pankreas	25–35
Urogenitaltrakt	21
Lunge	20
Kolon	5–19
Uterus, Zervix	18
Prostata	13–17
Magen	12–16
Mamma	15
Lymphome und Leukämien	8
ZNS	8
Primärtumor unbekannt	5–8

2.1.4 Kollagenosen

Bei Kollagenosen, insbesondere beim systemischen Lupus erythematodes, treten vermehrt Venenthrombosen und Lungenembolien auf. Die Inzidenz beträgt 0,4 bis 12%. Von 35 Patienten mit Nachweis eines sogenannten Lupus-Antikoagulans hatten 18 einen systemischen Lupus erythematodes, weitere 8 eine undefinierte Autoimmunerkrankung. 15 dieser 35 Patienten erlitten eine tiefe Beinvenenthrombose, 6 Patienten eine Lungenembolie. Insgesamt 6 Patienten hatten entweder eine Amaurosis fugax, eine transiente ischämische Attacke (TIA) oder einen Schlaganfall. 7 Patientinnen hatten eine Fehlgeburt [8]. Bei Auftreten der genannten Erkrankungen muss daher auch an Lupus-Antikoagulans gedacht werden. Laborhinweise sind eine unklar verlängerte partielle Thromboplastinzeit oder Thrombinzeit.

2.1.5 Bedeutung tiefer venöser Thrombosen

2.1.5.1 Lokalisation

Der Entstehungsort der Thrombose beeinflusst das Embolierisiko wesentlich (Tab. 2.**7**). Während Unterschenkelvenenthrombosen selten eine Lungenembolie verursachen, nimmt das Risiko bei Thrombosen proximaler Venen deutlich zu; setzt man es für krurale Thrombosen mit dem Faktor 1 an, steigt es bei Befall der Knieregion auf das Doppelte, bei Oberschenkelbeteiligung auf das Vierfache, bei Beckenbeteiligung auf das Achtfache [9]; bei Thrombosen der Vena cava inferior liegt es vermutlich noch höher: Bei 39 Patienten mit einer Thrombose in der Vena cava inferior traten 15 angiographisch bzw. szintigraphisch dokumentierte Lungenembolien auf [32], wobei

Tab. 2.**7** Entstehungsort einer akuten Lungenembolie (nach Meissner und Fabel 1990 bzw. 1999)

	Häufigkeit (%)
thrombotisch	ca. 95
– Oberschenkel	60
– Beckenvenen, Plexus prostaticus bzw. parauterinus	15–20
– Unterschenkel	<1
– obere Extremitäten, rechter Vorhof	<1
nicht thrombotisch	<5

das Risiko bei flottierendem, d.h. frischem Thrombusanteil höher war als bei komplett wandadhärenten Thromben (13/26 vs. 2/13).

2.1.5.2 Pathogenese

Zur Erklärung der Thrombogenese wird die Virchowsche Trias herangezogen. Sie besagt vereinfacht, dass Thromben durch Veränderungen der Blutzusammensetzung (s. Abschnitt 2.1.2), durch Veränderungen der Gefäßwand bzw. Gefäßwandschädigung und durch eine veränderte Hämodynamik (Stase) verursacht werden.

Gefäßwandschädigung

Vor allem nach Traumen bilden sich venöse Thromben direkt an der verletzten Gefäßwand. Postoperative Thromben, speziell nach Eingriffen an der Hüfte, entstehen offensichtlich durch eine lokale Gefäßwandschädigung während der Operation. Auffällig ist das vermehrte Auftreten von Thrombosen in der Vena poplitea nach kleinen Eingriffen, z.B. nach einer Arthroskopie [2]. In den letzten Jahren führte die vermehrte Verwendung von Venenkathetern auch zu einem Anstieg der Armvenenthrombosen. Hierbei sind Endothelschäden als Lokalisationsfaktoren verantwortlich.

Kleine Thromben haben ihren Ursprung oft in den Venenklappen von Femoralvenen, aber auch in den Venen der Wadenmuskulatur. Die Thrombusbildung beginnt mit einem Plättchenthrombus an der Gefäßwand. Ob jedoch immer ein Gefäßwandschaden vorhanden sein muss, um eine Plättchenadhäsion zu induzieren, ist noch nicht geklärt.

Hamer et al. (1981) vermuten einen niedrigen Sauerstoffdruck im Gebiet der Venenklappen als Ursache eines Gefäßwandschadens, der dann zu einer Thrombose führt [17]. Nawroth und Stern (1987) diskutieren die Aktivierung von Gerinnungsfaktoren durch biochemisch veränderte Endothelzellen bei geschädigter Gefäßwand [30].

Veränderte Hämodynamik

Umstritten ist die Frage, ob eine Stase oder ein stark verlangsamter Blutfluss direkt eine Thrombinaktivierung verursachen kann, was dann zu einer Plättchenanhaftung und Thrombusbildung in einem intakten Gefäß führen soll. Thomas (1988) misst der Stase in der Ätiologie von tiefen Beinvenenthrombosen eine bedeutende Rolle zu [36]. Doch schon Eberth und Schimmelbusch bestritten 100 Jahre zuvor, dass die Stase ein kausaler Faktor der Thrombogenese sei [6].

Klinisch ist zwar das Thromboserisiko bei immobilisierten Patienten erhöht, bei ihnen ist sicherlich auch die Fließgeschwindigkeit in den Venen vermindert. Jedoch tritt bei Immobilisation keine vollständige Stase auf, und der Blutfluss ist nicht nur in den Gebieten reduziert, wo sich bevorzugt Thromben bilden. Bei der Bewertung von hämodynamischen und rheologischen Faktoren kommt Schmid-Schönbein (1988) zur Auffassung, dass Stase oder ein reduzierter Blutfluss allein die Bildung von Thromben nicht erklärt. Diese entstehen besonders in Rezirkulationszonen, wo es zu einer Aktivierung von Blutplättchen und Gerinnungsfaktoren und zu einem biochemischen Endothelschaden kommt [33].

Fernthrombosen

An einem Hundemodell beobachteten Stewart et al. (1992) milde, vom Operationsort weit entfernte Endothelschäden nach abdominellen Operationen und viel stärkere Endothelschäden nach totalem Hüftgelenksersatz an der Einmündung kleiner venöser Seitenäste in größere Venen. Diese Risse reichten durch Endothel- und Basalmembran hindurch und legten subendotheliales Kollagen frei. Bei mikroskopischer Betrachtung enthielten sie Thrombozyten und Leukozyten [35].

Unter der Vorstellung, dass intraoperativ eine venöse Dilatation auftritt und diese die Ursache von multiplen Intimaschäden sein könnte, entwickelten Stewart et al. eine sonographische Methode zur nichtinvasiven Messung des Venendurchmessers und bestimmten damit die Weite der Jugularvene von Hunden während eines Hüftgelenksersatzes. Das Ausmaß der Dilatation der Jugularvene korrelierte eng mit der gesteigerten Inzidenz von Venenläsionen. Eine Venenerweiterung von 17–43% führte zu einer dreifachen Zunahme der lokalen Venenläsionen [35].

Comerota et al. (1989) untersuchten mit ähnlicher Technik die Vena cephalica bei Patienten mit totalem Hüftgelenksersatz [4] und Stewart et al. (1992) bei Patienten mit Hüft- oder Kniegelenksersatz [35]. Eine deutliche Dilatation der Vena cephalica korrelierte mit postoperativen, phlebographisch nachgewiesenen tiefen Beinvenenthrombosen. Stewart et al. [35] postulierten, dass an der Operationsstelle humorale Mediatoren entstehen, die in die Zirkulation geraten und auch entfernte Venen erweitern können. Diese vermuteten Mediatoren sind bisher nicht identifiziert.

Nach heutigem Verständnis kann die Thrombogenese der tiefen Venenthrombose demnach als dynamische Interaktion zwischen Plättchen, geschädigten Endothelzellen, Flussabnormalitäten, der lokalen Aktivierung von Gerinnungsfaktoren und der Venendilatation erklärt werden.

Durch das Zusammenspiel von latenter Gerinnung und latenter Fibrinolyse wird beim Gesunden eine Eukoagulabilität gewährleistet, die erst durch Hinzutreten eines, oft sogar mehrerer Störfaktoren in eine Hyperkoagulabilität (Thrombophilie) bzw. in eine hämorrhagische Diathese umschlägt, die latent bleiben oder manifest werden kann. Das Zusammenwirken mehrerer Faktoren bei der Entstehung einer Thrombose kann man in Analogie zur Synkarzinogenese mit dem Wort „Synthrombogenese" charakterisieren.

2.1.6 Tiefe Beinvenenthrombose und Risikofaktoren für eine Lungenembolie

Monreal et al. (1992) untersuchten bei 364 Patienten mit tiefer Beinvenenthrombose, welche verschiedenen Risikofaktoren in der Folge zu Lungenembolien führen (Tab. 2.8). Keine Rolle spielten das Alter, das Geschlecht sowie das Zeitintervall zwischen dem Beginn der Symptome und der Diagnose. Signifikant häufiger erlitten die Patienten eine Lungenembolie, die bereits früher eine thromboembolische Erkrankung hatten, und auch die Patienten, die nicht immobilisiert waren [29].

2.1.7 Seltene Ursachen venöser Thromboembolien

Thromboembolische Komplikationen treten bei Patienten mit Homozysteinurie gehäuft auf. In einer Studie kam es bei 4 von 7 Patienten mit Homozysteinurie zu thromboembolischen Komplikationen, die in zwei Fällen zum Tode führten. Außer Lungenembolien wurden autoptisch Sinus- und Hirnvenenthrombosen sowie Hirnerweichungsherde nachgewiesen [13].

Auch die heparininduzierte Thrombozytopenie Typ II, die 1958 erstmalig beschrieben wurde, kann mit Lungenembolien vergesellschaftet sein (s. Abschnitt 10.2). Diese Komplikation sollte immer erwogen werden, wenn es während einer Therapie oder Prophylaxe mit Heparin zu Verschlüssen oder Reverschlüssen im arteriellen oder venösen Gefäßsystem kommt [22].

2.2 Nichtthrombotische Lungenembolien

Insgesamt sind nichtthrombotische Ursachen einer Lungenembolie eher selten (unter 5%) [21, 28].

2.2.1 Fettembolien

Bei der Fettembolie wird in die Zirkulation geratenes flüssiges, tropfenförmiges Fett in Kapillaren des kleinen und großen Kreislaufes verschleppt. Die häufigste Quelle einer Fettembolie sind Knochenbrüche, jedoch auch stärkere Erschütterungen von Knochen oder orthopädisch-chirurgische Eingriffe. Geringgradige Fettembolien, wie sie bei jeder Fraktur vorkommen, werden ohne Organschaden vertragen. Im Allgemeinen verläuft die Fettembolie der Lungen letal,

Tab. 2.8 Inzidenz von Lungenembolien (LE) in Abhängigkeit verschiedener Risikofaktoren bei 364 Patienten mit tiefer Beinvenenthrombose (nach Monreal et al. 1992)

Risikofaktor	mit Risikofaktor			ohne Risikofaktor			
	n	LE	%	n	LE	%	p
chirurgischer Eingriff	126	50	39,7	238	114	47,9	ns
Tumor	82	34	41,5	282	130	46,1	ns
Varikosis	67	34	50,7	297	130	43,8	ns
vorangegangene venöse Thromboembolie	51	31	60,8	313	133	42,5	0,01
„idiopathisch"	64	35	54,7	300	129	43,0	ns
akuter Myokardinfarkt	10	4	40,0	354	160	45,2	ns
Schlaganfall	13	9	69,2	351	155	44,2	ns
Östrogene	12	5	41,7	352	159	45,2	ns
Immobilisation	97	32	33,0	267	132	49,4	0,005

ns = nicht signifikant

wenn etwa die Hälfte der Kapillaren verlegt ist. Auch durch ölhaltige Röntgenkontrastmittel, wie sie bei Lymphographien verwendet werden, können Lungenembolien auftreten [26].

2.2.2 Luftembolien

Eine venöse Luftembolie entsteht beim Eintreten von Luft in die Venen des großen Kreislaufes. Die Luft wird mit dem Blutstrom über den rechten Vorhof und über den rechten Ventrikel in die Lungengefäße verschleppt. Luftembolien können bei Operationen entstehen, wenn herznahe Venen eröffnet werden. Auch in die eröffneten Venen des Uterus kann nach einer Geburt Luft eindringen [20]. Beim Anlegen zentraler Venenkatheter ist immer an die Gefahr einer Luftembolie zu denken.

2.2.3 Gewebeembolien, Tumorembolien, Fruchtwasserembolien

Embolien durch Zellen werden besonders in den Lungenkapillaren gefunden. So können z.B. Leberzellen nach einer Leberquetschung und Plazentariesenzellen, Plazentazotten oder Trophoblastenzellen bei normalen Geburten in den Lungenkapillaren nachgewiesen werden. Ihre klinische Bedeutung ist meistens gering.

Klinisch bedeutsam dagegen kann die Fruchtwasserembolie durch Einstrom von Fruchtwasser in den mütterlichen Kreislauf sein. Sie kann bei Verletzungen im mütterlichen Genitaltrakt (z.B. hoher Scheidenriss, Zervixriss, Schnittentbindung, Uterusruptur), bei partieller Plazentalösung, bei Plazentaverletzung oder bei erhöhtem Fruchtwasserdruck, z.B. durch Wehenmittelmissbrauch, entstehen [7,20].

Eine Tumorembolie tritt auf, wenn ein infiltrierend wuchernder Tumor in eine Vene eingewachsen ist. Dann können sich kleinere oder größere Komplexe von Geschwulstzellen lösen und eine mitunter tödliche Lungenembolie verursachen. Dies kann auch bei gutartigen Tumoren des Herzens geschehen [38]. Nicht zu verwechseln ist die Tumorembolie mit dem paraneoplastischen Syndrom, welches nicht zu Tumorembolien, sondern zu Thromboembolien führt.

2.2.4 Bakterien, Parasiten

Eine Bakterienembolie liegt vor, wenn Bakterienhaufen oder mit Bakterien infizierte Thromben mit dem Blutstrom in die Lungenarterien verschleppt werden. Auch Pilzmyzele können auf diese Weise zu Embolien führen. Embolien durch tierische Parasiten sind zwar selten, aber prinzipiell möglich; so können z.B. Echinokokkusblasen der Leber in die Vena hepatica einbrechen und in die Lunge verschleppt werden. Mit dem Blut verbreiten sich auch einige Schistosoma-Arten, Trichinen und Bandwürmerlarven.

2.2.5 Fremdkörper

In den Körper eingedrungene Fremdkörper, z.B. Holzsplitter, Metallpartikel, Geschosse, können in den Blutkreislauf gelangen und in die verschiedensten Organe, auch in die Lunge, verschleppt werden. So können Projektile aus den unteren Extremitäten in der Lunge gefunden werden. Eine Therapie ist in solchen Fällen meistens nicht erforderlich [24]. Häufiger treten sogenannte Katheterembolien nach einem Abriss von Katheterteilen auf. Diese Fremdkörper können meistens mit einer Schlinge an einem in die Arteria pulmonalis eingeführten Katheter entfernt werden, so dass eine Operation nicht nötig ist [11].

Literatur

[1] Anderson F. A., Wheeler H. B., Goldberg R. J. et al.: A population-based perspective of the hospital incidence and case-fatality rates of deep vein thrombosis and pulmonary embolism. Arch. Intern. Med. 151, 933–938 (1991)

[2] Breddin H. K.: Thrombosis and Virchow's Trias: What is established? Semin. Thromb. Hemost. 15, 237–239 (1989)

[3] Bürki U.: Lungenembolien bei und nach Langstreckenflügen („Economy class syndrome"). Schweiz. Med. Wschr. 119, 287–289 (1989)

[4] Comerota A. J., Stewart G. J., Alburger P. D. et al.: Operative venodilation. A previously unsuspected factor in the cause of postoperative deep vein thrombosis. Surgery 106, 301–309 (1989)

[5] Decrinis M.: Lungenembolie – nach wie vor eine Herausforderung. Notfallmed. 19, 452–457 (1993)

[6] Eberth C. J., Schimmelbusch C.: Die Thrombose nach Versuchen und Leichenbefunden. Ferdinand Enke, Stuttgart 1888

[7] Eder M., Gedigk P.: Allgemeine Pathologie und Pathologische Anatomie. Springer Verlag Berlin, Heidelberg, New York 1990, S. 87–90

[8] Elias M., Eldor A.: Thromboembolism in patients with the „Lupus"-type circulating anticoagulant. Arch. Intern. Med. 144, 510–515 (1984)

[9] Engelmann, L.: Fibrinolysetherapie venöser Thrombosen. Medizin im Dialog 1, 12–16 (1997)

[10] Geerts W. H., Code K. I., Jay R. M. et al.: A prospective study of venous thromboembolism after major trauma. New Engl. J. Med. 331, 1601–1606 (1994)

[11] Geraci A. R., Sehnan M. W.: Pulmonary artery catheter emboli: Successful nonsurgical removal. Ann. Intern. Med. 78, 353–356 (1973)

[12] Green R. M., Meyer T. J., Dunn M., Glassroth J.: Pulmonary embolism in younger adults. Chest 101, 1507–1511 (1992)

[13] Gröbe H., v. Bassewitz D. B.: Thromboembolische Komplikationen und Thrombocytenanomalien bei Homocysteinurie. Z. Kinderheilk. 112, 309–323 (1972)

[14] Grosser K. D., Knoch K.: Thromboembolie der Lunge. Intensivmed. 21, 138–144 (1984)

[15] Haag S.: Risikostratifizierung, diagnostische Wertigkeit und Behandlungsergebnisse bei 286 Patienten mit Lungenembolien (274 pulmonalangiographisch graduiert) unter besonderer Berücksichtigung eines mehrzeitigen Auftretens. Inaug. Diss., Heidelberg, 1998

[16] Hach-Wunderle V., Scharrer I.: Prävalenz des hereditären Mangels an Antithrombin III, Protein C und Protein S. Dtsch. Med. Wschr. 118, 187–190 (1993)

[17] Hamer D. D., Malone P. C., Silver J. A.: The pO_2 in venous value pockets: Its possible bearing on thrombogenesis. Br. J. Surg. 68, 166–170 (1981)

[18] Heinrich F.: Klinik der Venenthrombose. Kassenarzt 38 (48), 30–39 (1998)

[19] Heinrich F.: Organbezogene Venenthrombosen. In: Hach-Wunderle, V. und Theiss, W: Die Venenthrombose – Kontroversen 1998. Springer-Verlag, Heidelberg, Berlin, New York, Tokyo (1998)

[20] Justus J.: Tödliche Luftembolie 3 Stunden post partum bei hochgradiger hypofibrinogenämischer Uterusblutung. Zentralbl. Gynäk. 91, 987–989 (1969)

[21] King M. B., Harmon K. R.: Unusual forms of pulmonary embolism. Clin. Chest Med. 15, 561–580 (1994)

[22] Klemp U., Bisler H.: Akuter Aortenverschluss, Reverschluss, Phlebothrombose mit Lungenembolie durch eine heparininduzierte Thrombozytopenie (HIT). Angio 14, 101–110 (1992)

[23] Koppenhagen K., Häring R.: Stationäre und ambulante Thromboembolieprophylaxe. Mitt. Dtsch. Ges. Chir. Heft 4 (1992)

[24] Kortbeek J. B., Clark J. A., Carraway R. C.: Conservative management of a pulmonary artery bullet embolism: case report and review of the literature. J. Trauma 33, 906–908 (1992)

[25] Koster T., Blann A. D., Briët E. et al.: Role of clotting factor VIII in effect of von Willebrand factor on occurrence of deep-vein thrombosis. Lancet 345, 152–155 (1995)

[26] Lameer C.: Lipiodolembolie, Lipodiärese und Lungenkapillaren. Fortschr. Röntgenstr. 119, 703–710 (1973)

[27] Martin M.: PHLEKO-/PHLEFI-Studie. Vasa Suppl. 49, 5–39 (1997)

[28] Meissner E., Fabel H.: Akute Lungenembolie. Arzneim. Ther. 8, 177–192 (1990)

[28a] Meissner E.: Lungenarterienembolie auf der Intensivstation. Intensivmed. 36, 126–137 (1999)

[29] Monreal M., Ruiz J., Olazabal A. et al.: Deep venous thrombosis and the risk of pulmonary embolism. Chest 102, 677–681 (1992)

[30] Nawroth P. P., Stern D. M.: Endothelial cell procoagulant properties and the host response. Sem. Thromb. Hemost. 13, 391–397 (1987)

[31] Noel P., Gregoire F., Capon A., Lehert P.: Atrial fibrillation as a risk factor for deep venous thrombosis and pulmonary emboli in stroke patients. Stroke 22, 760–762 (1991)

[32] Radomski J. S., Jarrell B. E., Carabasi R. A. et al.: Risk of pulmonary embolus with inferior vena cava thrombosis. Ann. Surg. 53, 97–101 (1987)

[33] Schmid-Schönbein H.: Thrombose als ein Vorgang im „strömenden Blut". Wechselwirkung fluiddynamischer, rheologischer und enzymologischer Ereignisse beim Ablauf von Thrombozytenaggregation und Fibrinpolymerisation. Hämostaseologie 8, 149–173 (1988)

[34] Scott J. A., Palmer E. L., Fischman A. J., Strauss H. W.: Meteorologic influences on the frequency of pulmonary embolism. Invest. Radiol. 27, 583–586 (1992)

[35] Stewart G. J., Lachmann J. W., Abburger P. D. et al.: Intraoperative venous dilation and subsequent development of deep vein thrombosis in patients undergoing total hip or total knee replacement. Ultras. Med. Biol. 16, 133–140 (1992)

[36] Thomas D. P.: Overview of venous thrombogenesis. Semin. Thromb. Hemost. 14, 1–8 (1988)

[37] Zahn F. W.: Untersuchungen über Thrombose, Bildung der Thromben. Virchows Arch. Path. Anat. 62, 81–124 (1875)

[38] Zamir D., Pelled B., Marin G., Weiner P.: Cardiac lipoma of the septum with systemic and pulmonary emboli. Harefuah 129, 179–181 (1995)

3 Einfluss der Thromboembolieprophylaxe auf die Lungenembolierate

3.1 Primärprophylaxe

Als Primärprophylaxe wird die Verhütung von Thrombosen und von Lungenembolien bei Patienten mit frei durchgängigem, d. h. nicht thrombotisch erkranktem Venensystem bezeichnet.

3.1.1 Übersicht, Allgemeinmaßnahmen

Tödliche Lungenembolien treten bei Patienten mit niedrigem Risiko in 0,002–0,01%, bei Patienten mit hohem Risiko in 1–5% der operativen Eingriffe auf (Tab. 3.1, s. auch Tab. 2.2) [13,25]. Prophylaxemaßnahmen sind daher unerlässlich.

Von großer Bedeutung ist die Wirksamkeit physikalischer Prophylaxemaßnahmen. Kompressionsstrümpfe senken das Thromboserisiko, wenn sie einen Druckgradienten von ca. 18 mmHg am Fußgelenk und 8 mmHg im Bereich des proximalen Oberschenkels aufweisen. Bei gutem Sitz der Kompressionsstrümpfe kann allein durch diese Maßnahme die Häufigkeit postoperativer tiefer Beinvenenthrombosen um 60% reduziert werden. In Kombination mit der intermittierenden pneumatischen Wadenkompression oder niedrig dosierter Heparingabe lässt sich das postoperative Thromboserisiko auf diese Weise um bis zu 85% senken [22]. Physikalische Maßnahmen haben den Nachteil, dass sie aufwendig und personalintensiv sind. Die postoperative Frühmobilisation ist eine unverzichtbare Maßnahme, die jedoch allein zur Thromboembolieprophylaxe nicht ausreicht.

Orale Antikoagulantien vom Kumarintyp sind wegen ihres verzögerten Wirkungseintrittes, wegen des notwendigen hohen Aufwandes an regelmäßigen Kontrollen und wegen des relativ hohen Anteils von Patienten mit Kontraindikationen für die peri- und postoperative Thromboembolieprophylaxe nicht gut geeignet. Sie haben aber ihren festen Platz in der Nachbehandlung von Patienten mit tiefen Beinvenenthrombosen und Lungenembolien (s. Abschnitt 13.1.1).

Thrombozytenfunktionshemmer wie Acetylsalicylsäure können trotz der positiven Resultate einzelner kleiner Studien nicht generell zur peri- und postoperativen Thromboembolieprophylaxe empfohlen werden (s. Abschnitt 13.1.3).

Dextrane haben in kontrollierten klinischen Studien die Rate tödlicher Lungenembolien signifikant vermindert. Die allgemeine Thromboserate wurde jedoch nicht ausgeprägt gesenkt. Dextrane beinhalten bei Nieren- oder Herzinsuffizienz das Risiko der Volumenbelastung. Außerdem treten in etwa 0,07% anaphylaktoide Reaktionen auf. Daher haben sich die Dextrane in der Thromboseprophylaxe gegenüber Heparin nicht durchsetzen können [13].

Tab. 3.1 Risikogruppen für postoperative Thromboembolien (nach Encke 1992)

Risiko	distale tiefe Venenthrombose	proximale tiefe Venenthrombose	tödliche Lungenembolie	klinische Beispiele
hoch	40–80%	10–20%	1–5%	– längerdauernde allgemeinchirurgische Eingriffe und zusätzliche Risikofaktoren – ausgedehnte Karzinomoperationen – Unfallchirurgie und operative Orthopädie insbesondere Hüftfrakturen und totaler Hüftersatz
mittel	20–40%	2–10%	0,1–1	– bauchchirurgische, gynäkologische und urologische Eingriffe bei Erwachsenen
niedrig	<10%	1%	0,01%	– Struma – allgemeinchirurgische Eingriffe bei Kindern

Tab. 3.2 Internationale randomisierte Multizenterstudie zur Vermeidung postoperativer tödlicher Lungenembolien durch niedrig dosiertes Heparin (modifiziert nach Kakkar et al. 1975)

	Kontrollgruppe n (%)	Heparin 3 × 5000 IE s.c. n (%)
Patientenzahl	2076	2045
Todesfälle	100 (4,8%)	80 (3,9%)
tödliche Lungenembolie	16 (0,8%)	2 (0,1%)
tödliche Blutung	6 (0,3%)	4 (0,2%)
mit Radiofibrinogentest untersuchte Patienten	667	625
tiefe Venenthrombose	164 (25%)	48 (8%)
tiefe Venenthrombose oberhalb des Knies	49 (7%)	5 (2%)

3.1.2 Unfraktioniertes Heparin (UFH) subkutan („low-dose-heparin")

Sharnoff beschrieb 1966, dass die prophylaktische Gabe von kleinen Dosen Heparin die postoperativ zu beobachtende Verkürzung der Vollblutgerinnungszeit verhindern konnte. Er schlug deshalb eine postoperative Thromboseprophylaxe durch präoperative Heparingaben vor [38].

Nach wegweisenden Studien von Kakkar (Tab. 3.2) [23] ist die postoperative Thromboseprophylaxe durch eine große Zahl klinischer Studien belegt (Übersichten bei Matt und Gruber 1977 sowie Rem et al. 1975 [28, 35]). Die postoperative Prophylaxe mit täglichen Heparingaben von 2 × 5000 IE oder 3 × 5000 IE nach einer präoperativen Gabe senkt das Thromboserisiko in der Allgemeinchirurgie von 28% auf ca. 8% [10]. Die Methode zur Beurteilung der Thromboseinzidenz in praktisch allen diesen Studien war der Jod-125-Fibrinogentest.

In der operativen Gynäkologie ließ sich die Rate der Thrombosen von ca. 24% auf 4% reduzieren. Bei Patienten mit Hüftgelenksersatz ist das Thromboserisiko sehr viel höher. Bei ihnen wurde eine Senkung der Thromboserate von 46 auf 22% erreicht; wegen des deutlich erhöhten Risikos erhielten diese Patienten in der Regel 3 × 5000 IE Heparin/Tag. Trotzdem sind die Erfolge noch unbefriedigend.

Die niedrig dosierte Heparinprophylaxe hat sich in der Allgemein-, Thorax- und Abdominalchirurgie sowie in der Gynäkologie und Urologie als sehr geeignet erwiesen. Sie wird deshalb bei den entsprechenden Patienten zur generellen Prophylaxe empfohlen [13].

3.1.3 Niedermolekulare Heparine (NMH)

Wiederum Kakkar et al. konnten zeigen, dass mit nur einer täglichen Injektion eines niedermolekularen Heparins ein vergleichbarer thromboseprophylaktischer Effekt wie mit mehreren täglichen Injektionen eines unfraktionierten Heparins erzielt werden kann [24]. Zahlreiche klinische Studien folgten [13].

Bei Patienten mit hohem Thromboserisiko, insbesondere nach Eingriffen am Hüftgelenk, liegt die Thromboseinzidenz auch unter dieser Form der Prophylaxe noch zwischen 12 und 20% [34]. Bei abdominellen Notfalloperationen konnte durch Tinzaparin die Rate der Venenthrombosen von 22 auf ca. 8% reduziert werden [6].

Bezüglich der Primärprophylaxe von Venenthrombosen wird inzwischen das Nutzen-Risiko-Verhältnis für die niedermolekularen Heparine günstiger beurteilt als für unfraktioniertes Heparin [14, 40, 41].

3.1.4 Kombination von UFH bzw. NMH mit Dihydroergotamin (DHE)

Aus theoretischer Überlegung und nach experimentellen Daten führt die Zugabe von DHE zu Heparinen zu einer Erhöhung des Venentonus, was die Effizienz einer Thromboseprophylaxe verbessern könnte. In der Mehrzahl der diesbezüglichen klinischen Studien wurde die Wirkung von 3 × 5000 IE Heparin plus 0,5 mg Dihydroergotamin (DHE) mit dem Effekt von 3 × 5000 oder 2 × 5000 IE Heparin pro Tag verglichen. Die Auswertung von 19 Studien führte zu dem Schluss, dass die Kombination von Heparin mit DHE wirksamer ist als die alleinige subkutane Gabe von 2 × oder 3 × 5000 IE Heparin täglich

Tab. 3.3 Empfehlungen zur medikamentösen Thromboembolieprophylaxe (nach Koppenhagen und Häring 1992)

Physikalische Therapie und Frühmobilisation sind unverzichtbare Basismaßnahmen und gelten für alle Risikogruppen. Sie reichen alleine nicht aus.

Thromboserisiko	effektive Prophylaxe
niedrig	Low-Dose-Heparin: 2 × 5000 IE *oder* niedermolekulares Heparin: Einmal-Applikation
mittel	Low-Dose-Heparin: 3 × 5000 IE *oder* niedermolekulares Heparin: Einmal-Applikation *oder* niedermolekulares Heparin in Kombination mit Dihydroergotamin: Einmal-Applikation *oder* 3 × 500 ml Dextran
hoch	niedermolekulares Heparin (wenige Präparate) *oder* dosiskontrolliertes unfraktioniertes Heparin *oder* niedermolekulares Heparin mit DHE *oder* orale Antikoagulantien

Wirksam sind auch: pneumatische Wadenkompression, Elektrostimulation der Muskulatur

[20]. Wegen des erhöhten Risikos vasospastischer Reaktionen darf die Kombination mit DHE nicht bei Patienten mit Schocksymptomen, Sepsis, Gefäßverletzungen oder koronarer Herzkrankheit bzw. arterieller Verschlusskrankheit im Stadium III und IV angewandt werden [10,17].

3.1.5 Empfehlung zur Thromboembolieprophylaxe

Nur bei Kindern oder Jugendlichen bis etwa zum 16. Lebensjahr sowie bei kleinen Eingriffen ohne nachfolgende Immobilisierung kann auf eine Prophylaxe verzichtet werden. In allen anderen Fällen sollte generell eine medikamentöse subkutan verabreichte Prophylaxe durchgeführt werden, sofern keine Kontraindikationen wie angeborene oder erworbene hämorrhagische Diathesen bestehen. Für Hochrisikopatienten ist den niedermolekularen Heparinen der Vorzug zu geben, die für die entsprechenden Operationen und Risikogruppen zugelassen sind. Im Ausnahmefall, z.B. im Bereich der Intensivmedizin, kann Heparin auch intravenös über Perfusor in einer Dosis von 20 000–25 000 IE pro Tag verabreicht werden (Tab. 3.3) [13, 25, 30a, 32a]. Die niedrig dosierte Prophylaxe mit UFH oder NMH hat mehrere Vorteile: Laborkontrollen entfallen, die Dosierung ist einfach und einheitlich, und es treten praktisch keine Blutungskomplikationen auf [17].

3.1.6 Primärprophylaxe bei internistischen und neurologischen Patienten

Tiefe Venenthrombosen treten bei ca. 30% der Patienten mit internistischen Erkrankungen auf, wobei Bettlägerige und Schwerkranke besonders gefährdet sind. Lungenembolien sind bei diesen Patienten eine häufige Todesursache.

Mit einer gut eingestellten oralen Antikoagulation kann die Häufigkeit von Lungenembolien deutlich reduziert werden. Die Rate der Lungenembolien nach Myokardinfarkt war in drei Studien bei den Patienten mit oraler Antikoagulation wesentlich geringer als bei denen ohne Antikoagulation. Nur 56 (4,4%) der insgesamt 1507 antikoagulierten internistischen Patienten, hingegen aber 173 (12,1%) von 1489 Kontrollpatienten erlitten eine Lungenembolie [36].

▬ Durch eine Low-dose-Heparin-Prophylaxe konnte die Frequenz tiefer Beinvenenthrombosen bei Patienten mit verschiedenen internistischen Erkrankungen von 30 auf 3 %, bei Herzinfarkt von 31 auf 7 % gesenkt werden, bei Patienten mit frischen ischämischen Hirninsulten von 56 auf etwa 25 % [11, 29], mit niedermolekularem Heparin-Dihydergot auf etwa 11 % [30].

3.2 Sekundärprophylaxe bei tiefer Beinvenenthrombose

Eine Sekundärprophylaxe oder antithrombotische Therapie wird vor allem durchgeführt, um Lungenembolien bei bereits eingetretener Venenthrombose zu verhüten. Letztere beweist eine Imbalance der pro- und antikoagulatorischen Systeme, d. h. den Verlust der Eukoagulabilität. Deshalb sind zur Verhütung einer weiteren Ausbreitung der Thrombose und wegen der damit größer werdenden Gefahr einer Lungenembolie höhere Dosierungen notwendig als bei der Primärprophylaxe. Sie sind weitgehend deckungsgleich mit den nach bereits eingetretener Lungenembolie notwendigen therapeutischen bzw. sekundärprophylaktischen Maßnahmen (s. Abschnitte 8.2 und 13.1).

3.2.1 Unfraktionierte Heparine (UFH)

Zur Wirkungsweise s. Abschnitt 8.2.1.1.

1946 publizierte G. Bauer erstmalig seine Erfahrungen mit der Heparintherapie bei Lungenembolie [4]. 1950 konnte er bereits über 9-jährige Erfahrungen mit der Heparintherapie bei Patienten mit thromboembolischen Ereignissen berichten. Seine Patienten erhielten 12 000 IE Heparin als Bolus intravenös alle 4 Stunden. Die Zahl der tödlichen Lungenembolien reduzierte sich dadurch von 18 auf ca. 1 % [5]. 1960 finden sich in einer Arbeit von Barritt und Jordan erste Hinweise zur Kontrolle der Heparintherapie und -dosierung mit Hilfe der partiellen Thromboplastinzeit (PTT) [3]. Die erste kontinuierliche intravenöse Verabreichung von Heparin über 8 bis 10 Tage publizierten O'Sullivan et al. 1968 [31].

In einer prospektiven Studie gaben Salzmann et al. (1975) Heparin entweder intermittierend intravenös alle 4 Stunden in Abhängigkeit von der PTT oder in einer fixen Dosierung von 100 IE/kg Körpergewicht alle 4 Stunden oder in einer dritten Gruppe kontinuierlich intravenös in Abhängigkeit von der PTT. Die kontinuierliche intravenöse Heparingabe reduzierte die Rate tödlicher Lungenembolierezidive gleich wirksam und führte zu weniger Blutungskomplikationen [37].

Wenn bei einer tiefen Beinvenenthrombose eine Operation oder eine Thrombolysetherapie nicht indiziert bzw. kontraindiziert ist [8], wird heute noch vielerorts unter stationären Bedingungen die automatisch gesteuerte Dauerinfusion von UFH durchgeführt. Nach einer initialen Bolusinjektion von 5000 IE i.v. erhält der Patient in der Folge 20 IE/kg Körpergewicht/Stunde intravenös. Zur Anpassung der Dosierung dienen die Thrombinzeit (TZ) oder die partielle Thromboplastinzeit (PTT) oder auch beide Parameter gleichzeitig. Die Zeiten sollten auf das Doppelte der Norm verlängert sein [9]. Dieses Vorgehen sollte vor allem bei Patienten mit Oberschenkel- oder Beckenvenenthrombose zur Anwendung kommen.

Seitdem hochkonzentrierte Heparinpräparate mit 20 000 bis 25 000 IE/ml verfügbar sind, ist eine wirksame Behandlung auch mit 2 × 10 000 bis 2 × 15 000 IE Heparin/Tag subkutan möglich. Diese Therapie kann bei Bedarf wochenlang fortgesetzt werden. Zur Steuerung dieser therapeutischen Heparindosierung sind ebenfalls PTT- oder PTZ-Kontrollen nötig [9]. Die Effektivität liegt nach derzeitigem Wissensstand niedriger als mit der intravenösen Verabreichung.

3.2.2 Niedermolekulare Heparine (NMH)

Beim Vergleich der Wirksamkeit niedermolekularer und unfraktionierter Heparine bei der Therapie frischer venöser Thrombosen zur Verhütung von Lungenarterienembolien waren die niedermolekularen Heparine in den meisten Studien gleich gut wirksam, in einigen zeigten sie eine überlegene Wirksamkeit [1, 2, 12, 15, 16, 18, 19, 21, 26, 27, 33, 39]. Die Behandlung dauerte überwiegend 5 bis 10 Tage (Tab. 3.**4** und Tab. 3.**5**).

Zur Zeit sind in Deutschland Nadroparin (Fraxiparin®) und Tinzaparin (innohep®) zur Therapie tiefer Beinvenenthrombosen zugelassen [40].

3.2.3 Bettruhe oder ambulante Behandlung

Die einfache Handhabung der niedermolekularen Heparine erleichtert die ambulante Behandlung frischer Venthrombosen, die von Blättler [7] und Partsch et al. [32] empfohlen wird und die nach den Erfahrungen dieser Autoren nicht mit einer erhöhten Rate von Lungenembolien einhergeht. Die Diagnosesicherung und Einleitung der Therapie sollten stationär erfolgen. Bettruhe senkt nach einer randomisiert durchgeführten Untersuchung an 125 Patienten mit Throm-

Tab. 3.4 Wirksamkeit niedermolekularer (NMH) und unfraktionierter Heparine (UFH) bei der Therapie tiefer venöser Thrombosen zur Verhütung von Lungenembolien

Medikament	Dosis NMH	Patienten (n)	Therapiedauer (Tage)	Zielkriterien	Ergebnisse
Fragmin® [1]	15 000 IE i.v.	194	5–10	Rethrombosen LE	NMH = UFH
Fragmin® [26]	1 × 200 IE/kg s.c.	204	5	Rek./Progr.	NMH = UFH
Fraxiparin® [12]	2 × 12 500–17 500 IE s.c.	166	10	Rek./Progr. LE	NMH > UFH
Fraxiparin® [27]	2 × 225 IE/kg s.c.	149	10	Rek./Progr.	NMH = UFH
Monoembolex® [15]	2 × 150 IE/kg s.c.	50	10	Rek./Progr.	NMH = UFH
Fragmin® [18]	1 × 200 IE/kg gegen 2 × 100 IE/kg s.c.	101	5	Rek./Progr.	1 × = 2 ×
Logiparin® [39]	1 × 150 IE/kg gegen 2 × 75 IE/kg s.c.	20	5	Rek./Progr.	1 × = 2 ×

LE   Auftreten von szintigraphisch verifizierten Lungenembolien
Rek./Progr. Rekanalisation/Progredienz von Thrombosen
=   gleichwertig
>   überlegen

Tab. 3.5 Wirksamkeit niedermolekularer (NMH) und unfraktionierter Heparine (UFH) bei der Therapie tiefer venöser Thrombosen zur Verhütung von Lungenembolien; Studien mit längerer Beobachtungsdauer

Medikament	Dosis NMH	Patienten (n)	Therapiedauer (Tage)	Beobachtungsdauer	Zielkriterien	Ergebnisse
Fraxiparin® [23]	1 × 12 500–17 500 IE s.c.	170	10	6 Monate	rezidivierende Thromboembolien	UFH = NMH
Logiparin® [12]	1 × 175 IE/kg s.c.	432	5–6	3 Monate	rezidivierende Thromboembolien	NMH > UFH

= gleichwertig
> überlegen

bosen tiefer Venen nicht die Inzidenz szintigraphisch neu nachgewiesener Lungenembolien [37a]. Unabdingbar für eine ambulante Behandlung ist ein straffer Kompressionsverband, der auch von den meisten Autoren bei Behandlung mit Bettruhe angelegt wird, ohne dass diese Maßnahme durch entsprechende Studien als gesichert wirksam bewiesen ist.

Literatur

[1] Albada J., Nieuwenhuis H. K., Sixma J. J.: Treatment of acute venous thromboembolism with low molecular weight heparin (Fragmin). Circulation 80, 935–940 (1989)
[2] Bachmann F.: Die Behandlung der tiefen Venenthrombose mit niedermolekularem Heparin. Schweiz. Med. Wschr. 124, 169–178 (1994)
[3] Barritt D. W., Jordan S. C.: Anticoagulant drugs in the treatment of pulmonary embolism, a controlled trial. Lancet 1, 1309–1312 (1960)
[4] Bauer G.: Heparin therapy in acute deep venous thrombosis. J. Am. Med. Ass. 131, 196–203 (1946)
[5] Bauer G.: Nine years experience with heparin in acute venous thrombosis. Angiology 1, 161–169 (1950)

[6] Bergqvist D., Flordal P. A., Friberg B. et al.: Thromboprophylaxis with a low molecular weight heparin (Tinzaparin) in emergency abdominal surgery. Vasa 25, 156–160 (1996)
[7] Blättler W.: Ambulatory care for ambulant patients with deep vein thrombosis. J. Malad. Vasc. 16, 137–141 (1991).
[8] Breddin H. K.: Spätergebnisse nach Fibrinolysetherapie von Venenthromben. Verh. Dtsch. Ges. Herz- und Kreislaufforsch. 49, 201–208 (1983)
[9] Breddin H. K.: Blutungen und Thrombosen. In: Rahn K. H. (Ed.): Erkrankungen durch Arzneimittel, Georg Thieme Verlag Stuttgart, New York, 3. Aufl., 1984, S. 310–332
[10] Breddin H. K.: Thromboseprophylaxe mit unfraktionierten und niedermolekularen Heparinen. Wien. Med. Wschr. 139, 555–559 (1989)
[11] Czechanowski B., Heinrich F.: Prophylaxe venöser Thrombosen bei frischem ischämischem zerebrovaskulärem Insult. Doppelblindstudie mit Heparin-Dihydergot®. Dtsch. Med. Wschr. 106, 1254–1260 (1981)
[12] Duroux P., Ninet J., Bacher Ph. et al.: A randomized trial of subcutaneous low molecular weight heparin (CY216) compared with intravenous unfractionated heparin in the treatment of deep vein thrombosis. Thromb. Haemost. 65, 251–256 (1991)
[13] Encke A.: Thromboembolieprophylaxe in der Allgemeinchirurgie. Chirurg 63, 264–270 (1992)
[14] Haas S., Haas P.: Klinische Erfahrungen mit niedermolekularen Heparinen bei der primären Thromboseprophylaxe. Derzeitiger Stand und offene Fragen. Hämostaseologie 14, 25–32 (1994)
[15] Harenberg J., Huck K., Bratsch H. et al.: Therapeutic application of subcutaneous low-molecular weight heparin in acute venous thrombosis. Haemostasis 20 (Suppl.), 205–219 (1990)
[16] Harenberg J., Schmitz-Huebner U, Breddin K. H. et al.: Treatment of deep vein thrombosis with low-molecular-weight-heparins: a consensus statement of the Gesellschaft für Thrombose- und Hämostaseforschung (GTH). Sem. Thromb. Hemost. 23, 91–96 (1997)
[17] Heinrich F.: Primäre Thromboseprophylaxe in der Inneren Medizin. In: Hach-Wunderle, V., Haas, S. (Hrsg.): Thromboembolie-Prophylaxe in der Inneren und operativen Medizin. Springer, Berlin, Heidelberg, New York, Tokyo 1997
[18] Holmström M., Berglund C., Granquist S. et al.: Fragmin once or twice daily subcutaneously in the treatment of deep venous thrombosis of the leg. Thromb. Res. 67, 49–55 (1992)
[19] Hull R. D., Raskob G. E., Pineo G. F. et al.: Subcutaneous low-molecular-weight heparin compared with continuous intravenous heparin in the treatment of proximal vein thrombosis. New Engl. J. Med. 326, 975–982 (1992)
[20] Immich H., Sonnemann E.: Heparin-Dihydroergotamin und Heparin: Ein Vergleich der Wirksamkeit und Verträglichkeit beider Verfahren. Klinikarzt 13, 763–773 (1984)
[21] Kirchmaier C. M., Lindhoff-Last E., Rübesam D. et al.: Regression of deep vein thrombosis by i.v.-administration of a low molecular weight heparin – results of a pilot study. Thromb. Res. 73, 337–348 (1994)
[22] Jefferey P. C., Nicolaides A. N.: Graduated compression stockings in the prevention of postoperative deep vein thrombosis. Br. J. Surg. 77, 380–383 (1990)
[23] Kakkar V. V., Corrigan T. P., Fossard D. P.: Prevention of fatal postoperative pulmonary embolism by low doses of heparin. Lancet II, 45–51 (1975)
[24] Kakkar V. V., Djazaeri B., Fok J. et al.: Low-molecular-weight heparin and prevention of postoperative deep vein thrombosis. Br. Med. J. 288, 375–379 (1982)
[25] Koppenhagen K., Häring R.: Stationäre und ambulante Thromboembolieprophylaxe. Grundlagen der Chirurgie/G 54, Heft 4, Demeter Verlag (1992)
[26] Lindmarker P., Holmström U., Granquist S. et al.: Comparison of once-daily subcutaneous Fragmin® with continuous intravenous unfractionated heparin in the treatment of deep vein thrombosis. Thromb. Haemost. 72, 186–190 (1994)
[27] Lopaciuk S., Meissner A. J., Filipecki S. et al.: Subcutaneous low molecular weight heparin versus subcutaneous unfractionated heparin in the treatment of deep vein thrombosis: a polish multicenter trial. Thromb. Haemost. 68, 14–18 (1992)
[28] Matt E. M., Gruber U. F.: Prophylaxe postoperativer thromboembolischer Komplikationen mit subkutan verabreichten kleinen Heparin-Dosen. Fortschr. Med. 95, 669–676 (1977)
[29] Mück A. O., Heinrich F.: Thromboembolieprophylaxe mit niedrigdosierten Heparinregimen bei frischem Schlaganfall. Med. Klin. 87, 422–427 (1992)
[30] Mück A. O., Hambrecht H., Heinrich F.: Thromboembolieprophylaxe bei frischem ischämischem Hirninsult. Wie effektiv ist niedermolekulares Heparin-Dihydergot? Krankenhaus Arzt 70, 359–363 (1997)
[30a] Nurmohamed M. T., ten Cate H., ten Cate J. W.: Low molecular heparin(oid)s. Clinical investigations and practical recommendations. Drugs 53, 736–751 (1997)
[31] O'Sullivan E. F., Hirsh J., McCarthy R. A., de Gruchy G. C.: Heparin in the treatment of venous throm-

boembolic disease: Administration, control and results. Med. J. Austr. 55, 153–159 (1968)

[32] Partsch H., Kechavarz B., Mostbeck A., Köhn H: Therapie der tiefen Beinvenenthrombose mit niedermolekularem Heparin, Kompressionsverbänden und Gehübungen. Med. Welt 48, 84–90 (1997)

[32a] Partsch H., Blättler W.: Leitlinien zur Thromboembolie-Prophylaxe. Phlebologie 25, 261–266 (1996)

[33] Prandoni P., Lensing A. W., Büller H. R. et al.: Comparison of subcutaneous low-molecular-weight heparin with intravenous standard heparin in proximal deep-vein thrombosis. Lancet 339, 441–445 (1992)

[34] Reilmann H., Bosch U., Barthels M.: Thromboembolieprophylaxe in der Chirurgie. Orthopäde 17, 110–117 (1988)

[35] Rem J., Duckert F., Fridrich R., Gruber U. F.: Subkutane kleine Heparindosen zur Thromboseprophylaxe in der allgemeinen Chirurgie und Urologie. Schweiz. Med. Wschr. 105, 827–835 (1975)

[36] Riedler G. F.: Thromboseprophylaxe in der Inneren Medizin. Ther. Umschau 34, 363–367 (1977)

[37] Salzmann E. W., Deykein D., Shapiro R. M., Rosenberg R. D.: Management of heparin therapy. New Engl. J. Med. 292, 1046–1050 (1975)

[37a] Schellong S. M., Schwarz T., Kropp J. et al.: Bettruhe in der Behandlung der TVT senkt die Inzidenz szintigraphisch neu auftretender Lungenembolien nicht. Vasa Suppl. 52, 95 (1998)

[38] Sharnoff J. G.: Results in the prophylaxis of postoperative thromboembolism. Surgery 123, 303–307 (1966)

[39] Siegbahn A., Y-Hassan S., Boberg J. et al.: Subcutaneous treatment of deep venous thrombosis with low molecular weight heparin. A dose finding study with LMWH-Novo. Thromb. Res. 55, 767–778 (1989)

[40] Stammler F., Diehm C.: Niedermolekulare Heparine bei venöser Thromboembolie. Dtsch. Med. Wschr. 123, 604–611 (1998)

[41] Wolf H.: Ist niedermolekulares Heparin der Low-dose-Heparinprophylaxe überlegen? Untersuchungen an großen Patientenzahlen. Hämostaseologie 13 (Suppl.) S40–S43 (1993)

4 Pathophysiologie

4.1 Tödliche Lungenembolie

Tierexperimente zeigen, dass eine thromboembolische Verlegung von 60–70% des Querschnitts der arteriellen pulmonalen Strombahn noch überlebt wird. Eine Verlegung von 85% ist tödlich. Beim Menschen sind die Leistungsreserven von Herz und Atmung von ausschlaggebender Bedeutung. Bei bestehender Herzinsuffizienz, vor allem Rechtsherzinsuffizienz, und/oder bei respiratorischer Insuffizienz genügt schon die Verlegung eines geringeren Anteils der Gefäße, um den Tod zu verursachen.

Der Tod kann perakut innerhalb von Sekunden oder Minuten („fulminante Lungenembolie"), akut nach Stunden oder subakut nach wenigen Tagen eintreten. Der Blutdruck in den Gefäßen der Pulmonalarterie vor dem Hindernis steigt (akute pulmonale Hypertonie) und der Tod wird durch die Insuffizienz des frustran gegen den Widerstand ankämpfenden, schließlich überlasteten und überdehnten rechten Herzens verursacht: „akutes Cor pulmonale".

Hinter dem Strombahnhindernis, in den Lungenvenen und im großen Kreislauf, fällt dagegen der Blutdruck ab. Der Organismus versucht, die Hypotonie durch Zentralisation des Kreislaufes zu kompensieren. Dies führt zu einem Schock mit Mangeldurchblutung der Körperperipherie und schließlich der Herzkranz- und Hirngefäße. Pathologisch-anatomisch nachweisbar sind zum Teil disseminierte, meist subendokardiale Herzmuskelnekrosen und kleine Hirnerweichungsherde [13].

4.2 Nichttödliche Lungenembolie

4.2.1 Hämodynamische Veränderungen

4.2.1.1 Gefäßobstruktion

Die Verlegung eines Hauptastes der Arteria pulmonalis oder vieler mittlerer und kleiner Lungenarterien führt zu einer Drucküberlastung des rechten Herzens sowie zu einer primär gefäßbedingten Störung der Ventilations-/Perfusionsverhältnisse. Die akute Blockierung eines der beiden Hauptäste der Arteria pulmonalis mittels Ballonsonde wird bei normalen Verhältnissen auf der Gegenseite im Allgemeinen gut toleriert. Bei ungünstigen Voraussetzungen führt eine solche schwere Druckbelastung aber oft zum plötzlichen Herzversagen.

Der Gefäßwiderstand in den Pulmonalarterien steigt bei einer Lungenembolie an. Bei Patienten ohne andere kardiopulmonale Erkrankungen korreliert der Druck gut mit dem Grad der pulmonalen Gefäßobstruktion (Abb. 4.1). Ein Druckanstieg setzt ein, wenn die Pulmonalarterien zu 25–30% verschlossen sind. Bei Verlegung von etwa ⅔ der Lungenstrombahn ist die Kreislaufsituation kritisch beeinträchtigt. Bei sonst gesunden Patienten übersteigt der pulmonalarterielle Mitteldruck aber 40 mm Hg nicht. Dies scheint der maximale Druck zu sein, den ein akut belasteter, nicht vorgeschädigter rechter Ventrikel aufbringen kann.

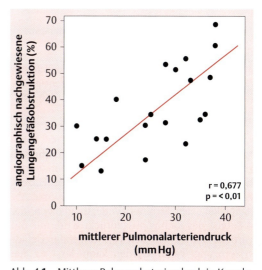

Abb. 4.1 Mittlerer Pulmonalarteriendruck in Korrelation zum Grad der Gefäßobstruktion der Pulmonalarterien, verifiziert durch Angiographie, bei Patienten ohne andere kardiopulmonale Erkrankungen (modifiziert nach McIntyre und Sasahara 1971)

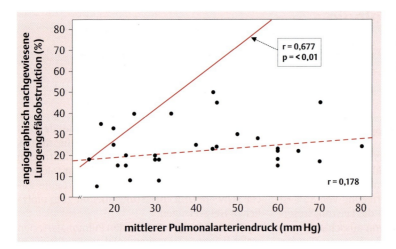

Abb. 4.2 Fehlende Korrelation zwischen Pulmonalarteriendrücken und dem Ausmaß der Gefäßobstruktion bei Patienten mit vorbestehenden Lungengefäßerkrankungen (modifiziert nach Elliott 1992)

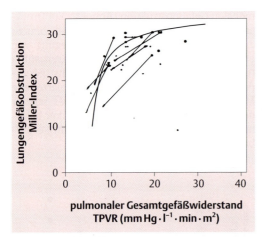

Abb. 4.3 Korrelation zwischen pulmonalem vaskulären Gesamtwiderstand (TPVR) und pulmonaler Gefäßobstruktion (Miller-Index) (modifiziert nach Petitpretz et al. 1984)

In Abb. 4.1, 4.2 und 4.3 sind die Beziehungen zwischen Gefäßobstruktion und pulmonal-arteriellem Druck dargestellt. Obwohl das Hagen-Poiseuillesche Gesetz, in dem die reziproke Abhängigkeit des Strömungswiderstands von der 4. Potenz des Radius ausgedrückt wird, nur mit Vorbehalten auf ein sich verzweigendes Gefäßsystem angewandt werden kann, lässt es den Schluss zu, dass bei einer Zunahme der Gefäßverlegung über 70% hinaus eine überproportionale Zunahme des pulmonalen Gefäßwiderstands eintritt. Das erklärt, warum bei hochgradiger Gefäßverlegung eine geringe weitere Zunahme zu einer akuten Dekompensation eines bis dahin kompensierten Zustands führt.

Bei schwerer Lungenembolie mit nachlassender Kraft des rechten Ventrikels stellt die Bestimmung des pulmonal-arteriellen Drucks kein zuverlässiges Maß zur Beurteilung des Schweregrades einer Lungenembolie dar. Besser geeignet in dieser Situation ist der pulmonale Gefäßwiderstand, dessen Bestimmung die Messung des Herzzeitvolumens voraussetzt.

Patienten mit vorbestehenden chronischen Pulmonalgefäßerkrankungen können dank einer rechtsventrikulären Hypertrophie höhere Pulmonalarteriendrücke (bis zu 100 mmHg systolisch) aufbringen. Bei diesen Patienten besteht keine Korrelation zwischen dem Druck und dem Ausmaß der Obstruktion (Abb. 4.2) [6,11].

Ein Pulmonalarterienmitteldruck über 40 mmHg zeigt an, dass die Lungenembolie nicht die alleinige Ursache der Drucksteigerung ist, sondern dass zusätzliche Faktoren beteiligt sind. Bei präembolischer Vorschädigung kommen die klinischen Symptome einer Lungenembolie stärker zum Ausdruck, als nach dem Okklusionsgrad zu erwarten wäre [8].

Eine schwere Lungenembolie führt sofort zu einer Verminderung des Herzzeitvolumens. Bei geringem Schweregrad kommt es initial häufig durch Anstieg der Herzfrequenz zu einer leichten Steigerung [11]. Später ist die Füllung des linken Ventrikels durch die Verminderung des pulmonalen Blutflusses und durch die Vergrößerung des rechten Ventrikels mit Linksverlagerung („bulging") des interventrikulären Septums bei nicht dehnbarem Perikard behindert. Dadurch sinken

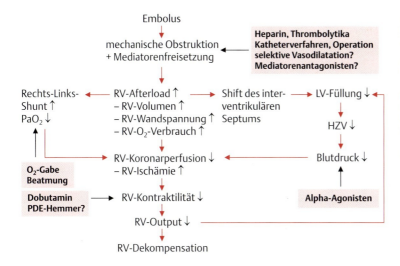

Abb. 4.4 Pathophysiologie der Lungenembolie sowie therapeutische Ansatzpunkte (modifiziert nach Böttiger et al. 1993)

RV rechter Ventrikel
LV linker Ventrikel
HZV Herzzeitvolumen
PaO_2 pulmonal-arterieller Sauerstoffdruck
PDE Phosphodiesterase-Hemmer

das linksventrikuläre Schlagvolumen, das Herzzeitvolumen und der Blutdruck. Die Erhöhung des rechtsventrikulären Druckes verringert den aorto-koronarvenösen Druckgradienten und verschlechtert damit auch die rechtsventrikuläre Koronarperfusion [2,7,15]. Dies führt schließlich zur Dekompensation des rechten Ventrikels und unter Umständen zu rechtsventrikulärer Infarzierung. Die Abb. 4.4 zeigt die hämodynamischen Veränderungen im Übersichtsschema [1].

4.2.1.2 Vasokonstriktorische Substanzen, Gerinnungssystem, Lungenendothel

Die pathophysiologische Antwort auf eine Lungenembolie hängt neben der mechanischen Verringerung des pulmonalen Gefäßquerschnittes auch vom Ausmaß der Freisetzung vasoaktiver Mediatoren wie Prostaglandine, Histamin, Thromboxan A_2, 5-Hydroxytryptamin und insbesondere Serotonin ab. Das reichlich in Thrombozyten enthaltene Serotonin führt im Tierexperiment zur Kontraktion von isolierten Pulmonalarterien. Durch Gabe des Serotoninantagonisten Ketanserin lässt sich ebenfalls im Tierexperiment der Pulmonalarteriendruck deutlich senken. Klinische Studien zur Wirksamkeit von Ketanserin beim Menschen liegen jedoch noch nicht vor [1,6].

Lungenembolien treten bevorzugt morgens auf. Als mögliche Ursachen dafür werden eine in den Morgenstunden verminderte körpereigene fibrinolytische Aktivität, ein Abfall von Antithrombin sowie eine Zunahme der Thrombozytenaggregation diskutiert. Die Thrombusmobilisierung kann durch die Muskeltätigkeit nach dem Aufstehen und in zweiter Linie durch die Zunahme des Sympathikustonus nach dem Aufwachen gefördert werden [3].

Das Endothel der Lunge hat eine hohe endogene fibrinolytische Kapazität. Angiographische Verlaufsstudien zeigen, dass nach 2 Wochen bereits mehr als die Hälfte pulmonaler Emboli nicht mehr nachweisbar ist. Aus pathophysiologischem Verständnis ist daher kritisch zu fragen, ob eine thrombolytische Therapie eine pulmonale Hypertonie vermeiden hilft [5].

4.2.2 Gasaustausch

4.2.2.1 Totraumhyperventilation

Der funktionelle Totraum beträgt in Ruhe 35%, bei gesteigertem Gasaustausch, z.B. während körperlicher Arbeit, etwa 20% des Atemzugvolumens. Bei einer Lungenembolie führt die Blockade der Pulmonalgefäße zu einer regionär ungleichmäßigen Lungendurchblutung mit „alveolären Toträumen". Sowohl bei akuter als auch bei chronischer Lungenembolie lassen sich oft eine (diskrete) arterielle Hypoxämie und meist eine deutliche Hypokapnie nachweisen. Die Hypoxämie ist hauptsächlich die Folge einer vermehrten Zumischung venösen Blutes (funktioneller Rechts-links-Shunt). Die alveoläre Hyperventilation mit Senkung des pCO_2 ist bei schweren Fällen vor allem während einer Belastung deutlich erkennbar. Die Folgen des erhöhten Lungengefäßwiderstandes auf die Atmung zeigt Abb. 4.5 schematisch.

4 Pathophysiologie

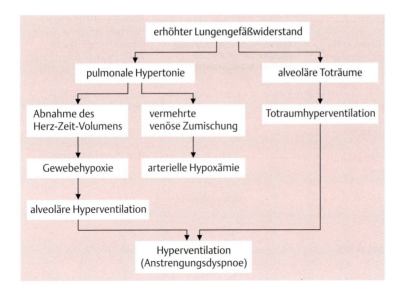

Abb. 4.5 Folgen der Lungengefäßobstruktion auf die Atmung

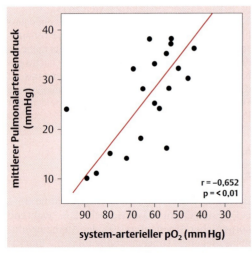

Abb. 4.6 Systemische arterielle Hypoxämie in Korrelation zum Grad der Gefäßobstruktion der Pulmonalarterien, verifiziert durch Angiographie, bei Patienten ohne andere kardiopulmonale Erkrankungen (modifiziert nach McIntyre und Sasahara 1971)

4.2.2.2 Hypoxämie

Eine akute Lungenembolie ist gewöhnlich von einem niedrigen pO_2 begleitet, bei rund ¼ der Patienten ist der pO_2 jedoch normal. Eine Reihe von Faktoren beeinflusst die Höhe des pO_2: vorbestehende kardiopulmonale Erkrankungen, die reflektorische Engstellung der Bronchien, Atelektasen, Infarktpneumonien, ein offenes Foramen ovale usw. Bei Patienten ohne vorbestehende kardiopulmonale Erkrankungen besteht eine direkte Korrelation zwischen der Hypoxämie und dem Grad der pulmonalen Gefäßobstruktion (Abb. 4.6) [11].

4.2.3 Atemregulation

Normalerweise wird die Atmung durch drei „Sensoren" kontrolliert:
- durch zentrale, im Hirnstamm lokalisierte Chemorezeptoren, die auf CO_2 und H^+ reagieren,
- durch periphere, an die Arteria carotis angrenzende Chemorezeptoren, die vorwiegend bei niedrigem pO_2 ansprechen, und
- durch Propriozeptoren im Lungenbindegewebe und in Muskelspindeln der Zwerchfell-, Interkostal- und Abdominalmuskeln, die auf Dehnung und Reizung reagieren.

Eine Lungenembolie äußert sich meistens mit einer Hyperventilation, die zur Hypokapnie und zur respiratorischen Alkalose führt. Der genaue Mechanismus der Atemregulation, der zur Hyperventilation führt, ist unklar. Die Korrektur einer Hypoxie mit Sauerstoff beseitigt jedoch selten die respiratorische Alkalose, so dass möglicherweise die Propriozeptoren eine große Rolle spielen [6].

4.2.4 Atemwegswiderstand

▬ Die Atemwegswiderstände bei Patienten mit Lungenembolie sind wahrscheinlich erhöht. Gut dokumentierte klinische Studien zu diesem Punkt sind allerdings nicht vorhanden. Im Tierversuch konnte die Erhöhung des Atemwegswiderstandes nachgewiesen werden. Möglicherweise führen Serotonin-Mediatoren zur Bronchokonstriktion. Die Lungenvolumina sind aber meistens nur wenig eingeschränkt [14]. ▬

4.2.5 Lungendehnbarkeit (Compliance)

▬ Wahrscheinlich führt eine Lungenembolie, vermutlich durch Verlust von Surfactant, zu einer Abnahme der Lungencompliance. Hierfür sprechen Ergebnisse tierexperimenteller Untersuchungen [14]. Als Folgen der verminderten Lungencompliance können Atelektasen und Ödeme distal des Verschlusses auftreten [6]. ▬

4.2.6 Lungeninfarkt

Im Versorgungsbereich der embolisierten Lungenarterien kann die zur Aufrechterhaltung des Basisstoffwechsels nötige Perfusion im Allgemeinen über Arteriae bronchiales und jenseits des Embolus gelegene bronchopulmonale Anastomosen aufrechterhalten werden. Dies ist um so eher möglich, je zentraler der Embolus liegt. Ein Lungeninfarkt entsteht, wenn infolge einer Linksherzinsuffizienz der pulmonal-venöse Druck erhöht und/oder der bronchial-arterielle Druck vermindert ist; bei Rechtsherzinsuffizienz kommt noch eine Erhöhung des bronchial-venösen Drucks hinzu. Außerdem begünstigen Pneumonien, interstitielle Lungenerkrankungen oder Pleuraergüsse das Auftreten von Lungeninfarkten. Lungeninfarkte entwickeln sich bei etwa 30–50% der Lungenembolien. Verlaufsbeobachtungen zeigten, dass die Infiltrate bei Infarktpneumonien verschwanden, wenn keine Herzerkrankungen vorlagen, jedoch persistierten, wenn Herzerkrankungen bestanden [4].

Die Lungeninfarkte bei Lungenembolie sind hämorrhagisch, weil eine geringe Blutströmung über die bronchopulmonalen Anastomosen zunächst besteht bleibt. Als Komplikationen können eine Infarktpneumonie, ein Infarktabszess oder bei Infektionen mit Anaerobiern eine Lungengangrän auftreten. An der Pleura kann sich eine fibrinöse Pleuritis entwickeln, Ergüsse von beträchtlicher Menge können auftreten und zu einem (jauchigen) Empyem führen [13].

4.3 Spontane Kompensationsmechanismen

Nach Eintritt einer Lungenembolie setzt eine Reihe spontaner Mechanismen ein, die das klinische Bild und den Verlauf einer Lungenembolie beeinflussen:
1. Fragmentation und distale Mobilisierung der Emboli mit Rekanalisation vordem embolisch verlegter Arterien;
2. Frank-Starling-Mechanismus;
3. Ausschüttung von Katecholaminen mit erwünschter positiv-inotroper, aber weitgehend unerwünschter positiv-chronotroper und gänzlich unerwünschter positiv-bathmotroper Wirkung am Herzen;
4. Steigerung der körpereigenen Fibrinolyse, deren Ausmaß und Effektivität im Einzelfall nicht vorhersehbar ist. Nur in seltenen Fällen ist der Organismus dazu nicht in der Lage;
5. Eröffnung pulmonaler arterio-venöser Shunts bzw. eines latent offenen Foramen ovale, wodurch zwar eine pulmonal-arterielle und rechtsventrikuläre Drucksenkung, aber auch eine Verstärkung der pulmonal-venösen Hypoxämie erfolgt. Ein nicht verschlossenes und unter rechtsatrialem Druckanstieg geöffnetes Foramen ovale lag in 27% obduzierter Patienten mit normalem Herzen vor [9].

Mit diesen Kompensationsmechanismen weist die Natur auch auf therapeutische Optionen hin:
Katheterfragmentation oder Ballon-„Zerpressung" der Emboli; therapeutisch gesteigerte Fibrinolyse; positiv-inotrope Pharmaka; Vasodilatantien (?); Sauerstoffzufuhr.

Literatur

[1] Böttiger B. W., Bach A., Böhrer H., Martin E.: Die akute Thromboembolie der Lunge. Anaesthesist 42, 55–73 (1993)
[2] Calvin J. E.: Acute right heart failure: pathophysiology, recognition and pharmacological management. J. Cardiothor. Cardiovasc. Anesth. 5, 507–513 (1991)
[3] Colantonio D., Casale R., Abruzzo B. P. et al.: Circadian distribution in fatal pulmonary thromboembolism. Am. J. Cardiol. 64, 403–404 (1989)
[4] Dalen J. E., Haffajee C. I., Alpert J. S. et al.: Pulmonary embolism, pulmonary hemorrhage and pulmonary infarction. New Engl. J. Med. 296, 1431–1435 (1977)

[5] Decrinis M.: Lungenembolie – nach wie vor eine Herausforderung. Notfall Med. 19, 452–457 (1993)

[6] Elliott C. G.: Pulmonary physiology during pulmonary embolism. Chest 101 (Suppl. 4), 163 S–171 S (1992)

[7] Goldhaber S. Z.: Pulmonary embolism. Chapter 46. In: Braunwald, E.: Heart Disease. A Textbook of Cardiovascular Medicine. Vol.2. W. B. Saunders Comp. 5. Ed. Philadelphia 1997

[8] Grosser K. D.: Lungenembolie. Internist 21, 273–282 (1980)

[9] Hagen P. T., Scholz D. G., Edwards W. D.: Incidence and size of patent foramen ovale during the first 10 decades of life: an autopsy study of 965 normal hearts. Mayo Clin. Proc. 59, 17–20 (1984)

[10] Kelley M. A., Abbuhl S.: Massive pulmonary embolism. Clin. Chest Med. 15, 547–560 (1994)

[11] McIntyre K. M., Sasahara A. A.: The hemodynamic response to pulmonary embolism in patients without prior cardiopulmonary disease. Am. J. Cardiol. 28, 288–294 (1971)

[12] Petitpretz P., Simmoneau G., Cerrina J. et al.: Effects of a single bolus of urokinase in patients with life-threatening pulmonary emboli: a descriptive trial. Circulation 70, 861–866 (1984)

[13] Rotter W.: Lehrbuch der Pathologie, Band II, 3. Auflage, Schattauer Stuttgart, New York, 1985, S. 203–208

[14] Thomas D., Stein M., Tanabe G. et al.: Mechanism of bronchoconstriction produced by thromboemboli in dogs. Am. J. Physiol. 206, 1207–1212 (1964)

[15] Vlahakes G. J., Turley K., Hoffman J. I. E.: The pathophysiology of failure in acute right ventricular hypertension: hemodynamic and biochemical correlations. Circulation 63, 87–95 (1981)

5 Klinik und Diagnostik

5.1 Anamnese

Der erste und wichtigste Schritt zur Diagnose einer Lungenembolie ist die Anamnese. Dazu gehört, bei entsprechender klinischer Symptomatik, an eine Lungenembolie zu denken [30,54]. Anamnestische Hinweise sind
- plötzlich auftretende Atemnot,
- plötzlich auftretender thorakaler oder epigastrischer Schmerz,
- akut einsetzende Kreislaufstörung (Tachykardie, Blutdruckabfall, Synkope), die sich beim älteren Menschen in psychischen Störungen äußern kann,
- Verschlechterung einer kardialen Symptomatik,
- jede Pneumonie, die perioperativ oder bei einem Immobilisierten auftritt
- nicht erklärbares Fieber.

Sofern diese Symptome nicht eindeutig durch andere Ursachen zu erklären sind bzw. so lange, bis eine zweifelsfreie Klärung erfolgt ist, muss eine Lungenembolie differenzialdiagnostisch mit einbezogen werden. Die Symptome können flüchtig vorhanden gewesen sein und sind mitunter nur retrospektiv bei gezielter Befragung zu eruieren. Verstärkt wird der Verdacht auf eine Lungenembolie, wenn eine Situation vorliegt, die das Auftreten einer tiefen Beinvenenthrombose begünstigt (s. Kap. 2). Die Medikamenteneinnahme (Östrogene) kann einen wichtigen Hinweis geben und muss anamnestisch ermittelt werden. Schließlich ist die paraneoplastische Genese von Thromboembolien zu berücksichtigen. In der Rekompensationsphase einer Rechtsherzinsuffizienz treten auf Grund der erhöhten Resynthese von Gerinnungsproteinen in der entstauten Leber nicht selten Lungenembolien auf.

❗ Einer Vorgeschichte mit venösen Thrombosen und/oder Embolien beim Patienten selbst oder bei seinen Blutsverwandten kommt ein sehr hoher Stellenwert zu.

5.2 Klinische Symptome

Die Symptome einer Lungenembolie sind unspezifisch, besonders wenn zusätzliche kardiopulmonale Erkrankungen vorliegen. Tab. 5.1 nennt die Häufigkeit der subjektiv angegebenen Symptome, Tab. 5.2 die Häufigkeit der klinisch erhobenen Befunde [49]. 20% der Patienten weisen die komplette Trias aus Dyspnoe, Hämoptyse und pleuritischem Schmerz auf. Es gibt keine spezifischen klinischen Symptome, die eine Lungenembolie ohne Zweifel diagnostizieren oder ausschließen lassen.

Symptome akuter arterieller Durchblutungsstörungen, auch mit (flüchtiger) neurologischer Symptomatik, können auf eine gleichzeitig abgelaufene paradoxe Embolie hinweisen [22].

Besonders schwierig ist eine Lungenembolie zu erkennen, wenn gleichzeitig andere Erkrankungen mit ähnlicher Symptomatik wie z.B. Herzinsuffizienz, Hirninsult oder ein postoperativer bzw. posttraumatischer Status vorliegen [21].

Symptome und klinische Befunde einer Lungenembolie bei Patienten unter und über 40 Jahren zeigt Tab. 5.3. Drei der 40 jüngeren Patienten (8%) wiesen überhaupt keine subjektiven Symptome auf. Rasselgeräusche der Lunge wurden bei 5 der 40 jüngeren (13%), jedoch bei 15 der 40 älteren Patienten (38%) auskultiert. Ein 3. Herzton lag nur bei älteren Patienten (in 18% der Fälle) vor. Keine klinischen Befunde konnten bei 58% der jüngeren und 28% der älteren Patienten erhoben werden [26].

Die in Tab. 5.3 genannten auskultatorischen Befunde sind infolge Dyspnoe umso schwieriger zu erheben, je eher sie aufgrund der hämodynamischen Situation zu erwarten wären. Infolge einer Tachykardie können 3. und 4. Herzton zu einem „Summationsgalopp" verschmelzen.

Häufig ist eine Halsvenenstauung, seltener sind ein Pulsus paradoxus oder ein Kussmaul-Zeichen (paradoxe exspiratorische Venenfüllung) zu beobachten. Die auf ungenügender O_2-Sättigung beruhende Zyanose wird bei eröffnetem Rechts-links-Shunt manifest und lässt sich dann durch Sauerstoffgabe nicht beheben.

5 Klinik und Diagnostik

Tab. 5.1 Symptome einer Lungenembolie. Zusammenstellung verschiedener Quellen (modifiziert nach Meissner und Fabel 1990)

Symptom	Häufigkeit (%)			
	UPET [73]	Stein [67]	Bell [4]	Sors [64]
Dyspnoe	81	84	85	69
Thoraxschmerz	–	–	88	–
– Pleuraschmerz	72	74	74	54
– nicht pleural	–	–	14	–
Angst	59	63	59	–
Husten	54	50	53	–
Hämoptysen	34	28	30	32
Schweißausbruch	26	27	27	–
Synkopen	14	13	13	15
Herzjagen	–	11	44	–
Bauchschmerzen	–	–	–	11

UPET Urokinase Pulmonary Embolism Trial
– keine Angabe

Tab. 5.2 Klinische Befunde einer Lungenembolie. Zusammenstellung verschiedener Quellen (modifiziert nach Meissner und Fabel 1990)

Befund	Häufigkeit (%)			
	UPET [73]	Stein [67]	Bell [4]	Sors [64]
Tachypnoe (> 16/min)	87	85	92	97
Rasselgeräusche	53	56	58	–
betonter 2. Herzton	53	57	53	–
Tachykardie (> 100/min)	44	58	44	–
Schock	–	–	–	14
Fieber (> 37,8 °C)	42	50	43	39
3. Herzton	34	–	34	–
Schweißausbruch	34	–	36	–
Thrombophlebitis	33	41	32	–
Ödeme	–	–	24	–
Herzgeräusche	–	–	23	–
Zyanose	18	18	19	–
Pleurareiben	–	18	–	–

UPET Urokinase Pulmonary Embolism Trial
– keine Angabe

Tab. 5.3 Symptome und klinische Befunde einer Lungenembolie bei jüngeren (unter 40 Jahren) und älteren Patienten (über 40 Jahre) (modifiziert nach Green et al. 1992)

	jüngere Patienten n (%)	ältere Patienten n (%)
Symptome		
pleuritischer Brustschmerz	27 (68)	19 (48)
nichtpleuraler Brustschmerz	29 (73)	29 (73)
Atemnot	5 (13)	7 (18)
Angstgefühl	0 (0)	3 (8)
Husten	6 (15)	4 (10)
Schwitzen	7 (18)	13 (33)
Hämoptyse	3 (8)	1 (3)
keine Symptome	3 (8)	1 (3)
klinische Befunde		
Rasselgeräusche	5 (13)	15 (38)*
3. Herzton	0 (0)	7 (18)+
betonter Pulmonalklappenton	2 (5)	7 (18)
4. Herzton	0 (0)	3 (8)
Herzgeräusche	5 (13)	6 (15)
Zyanose	0 (0)	2 (5)
Phlebitis	8 (20)	8 (20)
keine klinischen Zeichen	23 (58)	11 (28)+

* $p \leq 0{,}05$
+ $p \leq 0{,}01$

Bei ca. 43 % der Patienten stehen pulmonale, bei 37 % kardiale, bei 7 % abdominale, bei 4 % neurologische und bei 9 % andere Symptome im Vordergrund [52]. Eine differenzierte Zuordnung der Symptome und klinischen Befunde zu den einzelnen Schweregraden der Lungenembolie erfolgt im Abschnitt 5.15.

5.3 Laboruntersuchungen

5.3.1 Klinisch-chemische Befunde

Generell sind klinisch-chemische Laboruntersuchungen bei Verdacht auf Lungenembolie diagnostisch nicht sehr hilfreich. Die in Tab. 5.4 aufgeführten Laborbefunde sind alle, auch in Kombination, unspezifisch. dies gilt auch für eine oft vorhandene, meist nur mäßiggradige Leukozytose unter 15 000/mm^3. Eine beschleunigte BSG ist bei Fehlen eines Lungeninfarktes selten. Die isolierte Erhöhung des LDH-Isoenzyms 3 tritt zwar bei 30–50 % der Patienten mit Lungenembolie, aber z. B. auch bei einer Pneumonie oder bei einer kongestiven Kardiomyopathie [4] auf. Die CK bzw. das CK-MB-Isoenzym kann bei Lungenembolie erhöht sein, was durch eine emboliebedingte Hypoxämie des Myokards erklärbar ist. Bei massiven Lungenembolien mit Schock tritt eine Laktatazidose auf, die dem Schweregrad des Schocks entspricht. Troponin I korreliert bei submassiver Lungenembolie gut mit der hämodynamischen Beeinträchtigung [61 a].

Tab. 5.4 Pathologische klinisch-chemische und hämatologische Befunde bei Lungenembolie (modifiziert nach Meissner und Fabel 1990)

Befund	Häufigkeit (%)
LDH-Erhöhung	37
GOT-Erhöhung	26
Thrombozyten < 200 000/mm^3	18
Bilirubin > 1 mg/100 ml	10

5.3.2 Hämostaseologische Befunde

Hämostaseologische Untersuchungen verfolgen vier Ziele:
1. den Nachweis bzw. Ausschluss einer frischen Thromboembolie,
2. die Erstellung eines hämostaseologischen Laborprofils zur Eingrenzung der Differenzialdiagnosen,
3. die Aufdeckung hämostaseologischer Risikofaktoren im Sinne einer Thrombophilie für eine Thromboembolie unklarer Genese und
4. die Erstellung von hämostaseologischen Befunden als Grundlage für eine spezielle gerinnungsaktive Therapie.

5.3.2.1 Hämostaseologischer Nachweis bzw. Ausschluss einer frischen Thromboembolie

Eine intravasale Gerinnung führt zur proteolytischen Spaltung des Fibrinogenmoleküls und stimuliert gleichzeitig die körpereigene Fibrinolyse. Dabei entstehen die thrombininduzierten Abbauprodukte Fibrinopeptid A und B und Fibrinmonomere sowie die fibrinolytisch induzierten Fibrinogen-Spaltprodukte und D-Dimere. Der Nachweis erhöhter Konzentrationen beweist allerdings nicht eine Lungenembolie, da diese Produkte auch bei anderen Erkrankungen wie Verbrauchskoagulopathie oder Tumoren in erhöhter Konzentration vorliegen. Sind sie im Normbereich, kann andererseits eine frische Thromboembolie mit hoher Wahrscheinlichkeit ausgeschlossen werden. Ein besonderer Stellenwert kommt den D-Dimeren zu [10,12,17,20, 40,54, 61], deren Messung sich vielerorts als Screening-Methode bewährt hat (Tab. 5.5).

Zu berücksichtigen ist dabei, dass es sich bei der Bestimmung der D-Dimere um eine Labormethode mit technischen Fehlermöglichkeiten handelt, und dass in Einzelfällen eine Steigerung der körpereigenen Fibrinolyse mit Bildung von D-Dimeren nicht möglich ist [15]. Weiter ist bei nicht-thrombotischer Genese einer Lungenembolie nicht mit einem Anstieg der D-Dimere zu rechnen. Bei starkem klinischen Verdacht auf eine Lungenembolie darf man sich daher nicht auf einen normalen D-Dimer-Wert verlassen [1]. Die hohe Bedeutung des negativen prädiktiven Werts ist darin zu sehen, dass er bei geringem Verdacht auf Lungenembolie weitere invasive Untersuchungen überflüssig macht.

	ELISA-Technik	Latex-Test	Fibrin-Abbau-Produkte
Grenzwert	500 ng/ml		900 ng/ml
Sensitivität (%)	96	93	96
Spezifität (%)	42	29	26
positiver prädiktiver Wert (%)	49	43	42
negativer prädiktiver Wert (%)	96	89	93

Tab. 5.5 Stellenwert der D-Dimer-Bestimmung bei Verdacht auf Lungenembolie (nach Flores et al. 1995)

5.3.2.2 Hämostaseologischer Nachweis einer Thrombophilie

Bei jüngeren Patienten unter 40 Jahren mit erstmaliger tiefer Beinvenenthrombose und/oder Lungenembolie wie auch bei älteren Patienten über 40 Jahren, bei denen diese Erkrankungen rezidivierend auftreten, sollte ein sogenanntes „Thrombophilieprogramm" durchgeführt werden. Dies gilt umso mehr, wenn keine „typischen" Risikofaktoren vorliegen. Die Tab. 5.6 zeigt die entsprechenden Laborparameter und deren Normbereiche. Die Interpretation der Ergebnisse sollte kritisch erfolgen. Bevor man sich z.B. zur Diagnose einer hereditären Erkrankung und ggf. lebenslangen oralen Antikoagulation entschließt, sollten die betreffenden Laborparameter bei der ersten und bei zwei Kontrolluntersuchungen eindeutig pathologisch sein. Funktionelle Tests sollten frühestens sechs Wochen nach dem akuten Ereignis durchgeführt werden, da ansonsten möglicherweise falsche Resultate erhalten werden. Zu berücksichtigen sind ferner evtl. Medikamenteneinnahmen. So sind z.B. Protein C und Protein S unter Einnahme eines oralen Antikoagulans vermindert und sollen erst nach dessen Absetzen bewertet werden [7,25,49]. Die spezielle Diagnostik und hämostaseologische Betreuung ist dem Spezialisten vorbehalten.

5.3.3 Blutgasanalyse

Die Kombination von Hypoxämie und Hypokapnie kann als typischer Befund und wertvolle diagnostische Hilfe bei Lungenembolie angesehen werden [45]. Allerdings werden selbst bei den Schweregraden III und IV bis zu 10% Normalbefunde beobachtet. Ein Normalbefund schließt also eine Lungenembolie nicht aus. Andererseits können die Werte im Einzelfall beim Schweregrad II pathologisch sein und unterstützen dann die Verdachtsdiagnose. Die Sauerstoffsättigung kann auch schon durch vorbestehende chronische Lungen- und Herzerkrankungen reduziert sein. Eine weitere Absenkung der Werte bei diesen Kranken stützt den klinischen Verdacht einer Lungenembolie [28].

5.4 Elektrokardiographie (EKG)

Die bei Lungenembolie im EKG auftretenden Veränderungen beruhen auf einer erhöhten Druckbelastung (after-load) des rechten Ventrikels, der unter ischämischen Bedingungen arbeiten muss (akutes Cor pulmonale) und unter erhöhtem Sympathikotonus steht. Demzufolge hängt die Ausprägung der EKG-Symptome vom Schweregrad der Lungenembolie ab [59]. Eine Synopsis aller möglichen Befunde gibt die Abb. 5.1.

11–29% der Patienten mit Lungenembolie haben normale EKG-Befunde. Bei Patienten unter 40 Jahren sind sogar 45% der EKG-Befunde unauffällig ($p < 0,05$) [26]. In nur 10–20% der Fälle zeigt das EKG eindeutige Veränderungen. Die meisten Lungenembolie-Patienten haben nur Tachykardien, vorübergehende Rhythmusstörungen und unspezifische Repolarisationsstörungen [45].

5.4.1 Detailbefunde

1. Das McGinn-White-Syndrom ist Ausdruck rechtsventrikulär betonter Ischämie in Verbindung mit einer Rotation des Herzens um seine Längsachse und besteht in pathologischen Q-Zacken in Abl. III und S-Zacken in Abl. I, Hebung der ST-Strecke und terminal-negativer T-Welle in Abl. III; die ST-Strecken in Abl. I und II weisen dabei im Allgemeinen Senkungen auf [34,37].
2. Die Abweichung der elektrischen Herzachse nach rechts führt zur Änderung des Lagetyps mit Vergrößerung des Winkels α der QRS-Gruppe.

Tab. 5.6 „Thrombophilieprogramm" des Klinikums der J. W. Goethe-Universität Frankfurt am Main zur Abklärung des klinischen Verdachts einer thrombophilen Diathese (modifiziert nach E. Lindhof-Last, Stand März 2000)

Basisthrombophiliescreening (erfasst > 90 % der bekannten Störungen)
bei Thrombose/Embolie und klinischem Verdacht auf Thrombophilie nach dem 60. Lebensjahr
(unter oraler Antikoagulation möglich)

- ☐ Thromboplastinzeit (TPZ)
- ☐ partielle Thromboplastinzeit (aPTT)
- ☐ Thrombinzeit
- ☐ Fibrinogen
- ☐ Thrombozytenzahl
- ☐ Antithrombin
- ☐ APC-Resistenz (funktioneller Test)
- ☐ Faktor VIII-C (frühestens 2 Monate nach stattgehabter Thrombose, nicht während der Schwangerschaft)
- ☐ Faktor II-Genanalyse
- ☐ Antiphospholipidantikörper (lupussensitive PTT, DRVVT-Test; bei verlängerter aPTT: aPTT-Tauschtest, Anticardiolipin IgG und IgM)

Erweitertes Thrombophiliescreening
bei Thrombose/Embolie und klinischem Verdacht auf Thrombophilie vor dem 60. Lebensjahr
(nicht unter oraler Antikoagulation möglich)

zusätzlich zur Basisthrombophilie:

- ☐ Protein C-Aktivität
- ☐ Protein S-Aktivität (nicht während der Schwangerschaft)
- ☐ Protein C-Antigen (nur bei erniedrigter Protein C-Aktivität)
- ☐ freies und gesamtes Protein S (nur bei erniedrigter Protein S-Aktivität)
- ☐ Faktor V-Genanalyse (nur bei APC-Resistenz im funktionellen Test)

Spezielle Thrombophilieindikatoren
nach Rücksprache und klinischer Visite durch
die ärztliche Leitung des Spezialgerinnungslabors

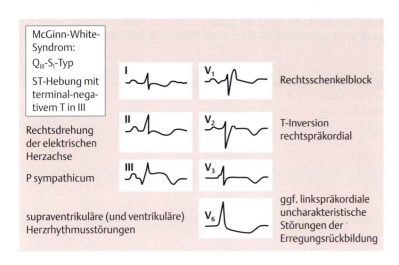

Abb. 5.1 Synopsis der EKG-Befunde bei Lungenembolie (nach Heinrich 1993).

3. Rechtsschenkelblockierungen unterschiedlichen Grades sind auf eine Dilatation des Ausflusstraktes des rechten Ventrikels, ggf. unterstützt durch Hypoxie, zurückzuführen.
4. Verlagerungen der R/S-Umschlagszone nach links werden mit der Dilatation des rechten Ventrikels erklärt.
5. Rechtspräkordial (Abl. V1 – V3) zentrierte terminal-negative T-Wellen (T-Inversionen) sind der häufigste „spezifische" Hinweis auf eine Lungenembolie [18], treten meist nach 1 – 2 Tagen auf, bleiben bis zu 2 – 3 Wochen bestehen und lassen mitunter retrospektiv eine unklare Synkope richtig deuten.
6. Überhöhungen der P-Wellen können im akuten Stadium nicht mit einer rechtsatrialen Hypertrophie erklärt werden, sondern dürften eher Ausdruck eines „P sympathicum" sein und durch die Rotation des gesamten Herzens akzentuiert werden.
7. Als häufigste Rhythmusstörung tritt eine Sinustachykardie auf; ihr Fehlen muss Zweifel an der Diagnose Lungenembolie aufkommen und intensiv nach einer AV-Blockierung 2. Grades mit Vortäuschung eines normofrequenten Sinusrhythmus suchen lassen. Rechtsventrikuläre Extrasystolen, die in Allorhythmien und schließlich Kammerflimmern übergehen können, sind als Folge einer akuten Dilatation des rechten Ventrikels zu verstehen. Supraventrikuläre Extrasystolen und das daraus entstehende Vorhofflimmern bzw. -flattern sind auf eine Dilatation des rechten Vorhofs zurückzuführen. Atrioventrikuläre Blockierungen weisen auf eine schwerwiegende koronare Hypoxie hin.
8. Bei (latenten) Vorschäden des linksventrikulären Koronarsystems können uncharakteristische Störungen der Erregungsrückbildung, unter Umständen auch ein links- oder rechtsventrikulärer Herzinfarkt als Folge einer Lungenembolie auftreten.
9. Ein elektrischer Alternans stellt eine Rarität dar [72].

5.4.2 Stellenwert

Wesentlich sind bei der EKG-Interpretation folgende Gesichtspunkte:
1. Die EKG-Veränderungen bei Lungenembolie sind, wenn überhaupt auftretend, flüchtig und erfordern engmaschige Kontrollen.
2. Diskrete Veränderungen sind oft nur zu erkennen, wenn Vorbefunde zum Vergleich vorliegen.
3. Die Charakteristika eines akuten Cor pulmonale, das grundsätzlich auch durch andere Ursachen einer akuten Rechtsherzbelastung (foudroyante Pneumonie u.a.) bedingt sein kann, können sich bei kardialen Vorschäden nicht gegen bereits bestehende EKG-Veränderungen durchsetzen.

Der Wert der bei jedem Verdacht auf Lungenembolie vorzunehmenden EKG-Registrierung besteht somit einerseits im Nachweis bzw. Ausschluss differenzialdiagnostisch anderer Ursachen gestörter Herztätigkeit (Infarkt, Perikarditis, paroxysmale Tachykardie), andererseits im Ge-

5.5 Röntgenbild des Thorax

Tab. 5.7 EKG-Veränderungen bei Lungenembolie (modifiziert nach Meissner und Fabel 1990)

EKG-Veränderungen	Wenger [75] (%)	UPET [73] (%)	Stein [67] (%)	Sreeram [65] (%)
Sinusrhythmus	–	–	80	–
QRS-Veränderungen	–	65	–	72
Rechtsschenkelblock	17	–	8	66
Niedervoltage (zentral)	21	–	–	20
T-Inversion	42	–	40	58
ST-Senkung	40	–	25	–
ST- und T-Veränderungen	–	64	–	–
Rhythmusstörungen	–	11	25	–
– supraventrikuläre Extrasystolen	–	–	10	4
– ventrikuläre Extrasystolen	–	–	10	–
– Vorhofflimmern	–	–	5	18
Leitungsstörungen	–	–	10	–
QRS-Achsendrehung	–	–	15	32
– $S_I Q_{III}$-Typ	15	11	–	48
– $S_I S_{II} S_{III}$-Typ	12	–	–	–
P dextroatriale	4	4	–	8

UPET = Urokinase Pulmonary Embolism Trial; – = keine Angabe

winn eines Mosaiksteins für die non-invasive Diagnostik der Lungenembolie. Ein Normalbefund schließt jedoch eine Lungenembolie keineswegs aus [11].

Die Tab. 5.7 zeigt orientierend die Häufigkeit der EKG-Veränderungen bei Lungenembolie, wobei ein Vergleich wegen unterschiedlicher Definition der einzelnen EKG-Kriterien und unterschiedlich zusammengesetzter Patientenkollektive schwer möglich ist.

5.5 Röntgenbild des Thorax

5.5.1 Vaskuläre und kardiale Zeichen

Direkte Zeichen einer Lungenembolie (Abb. 5.2) können Gefäßabbrüche oder eine Hilusamputation (Westermarksches Zeichen) sein ①. Erweiterungen der präokklusiven großen Pulmonalarterien, auch wurstförmige Veränderungen der Arteria pulmonalis descendens [45], sind Folge der pulmonal-arteriellen Drucksteigerung, Dilatationen der nicht-okkludierten Arterien sind Ausdruck der kompensatorischen Gefäßerweiterung ②. Eine Dilatation des Pulmonalkonus, des rechten Ventrikels und des rechten Vorhofs ③ sowie der Venae cava superior und azygos ④ ist Folge

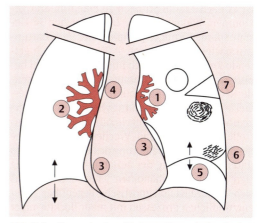

Abb. 5.2 Synopsis der Röntgen-Thoraxbefunde bei Lungenembolie (nach Heinrich 1993).

der Rechtsherzbelastung bzw. -dekompensation und keineswegs pathognomonisch für eine Lungenembolie.

Bei gesicherter Lungenembolie ist die Messung des Durchmessers der absteigenden Pulmonalarterie im 8. Interkostalraum zur Beurteilung des Therapieerfolges von diagnostischem Wert: Bei einem Durchmesser von > 16 mm rechts bzw.

17 mm links besteht der Verdacht auf eine pulmonale Hypertonie.

5.5.2 Pulmonale Zeichen

Als pulmonale Zeichen (Abb. 5.2) finden sich Aufhellungen des Lungenparenchyms, verminderte Beweglichkeit oder Hochstand des Zwerchfells (infolge herabgesetzter Gewebscompliance) ⑤, uni- oder bilaterale Pleuraergüsse ⑥ (ggf. Aufnahme in Seitenlage!) und, besonders nach kleineren Embolien, die sogenannten Fleischnerschen Linien (meist basal gelegene Plattenatelektasen), die durch vermehrte Sekretion und hämorrhagische Exsudation in die kleinen Bronchien und/oder durch den Verlust der Oberflächenspannung der Alveolen entstehen. Bei Projektion parallel zum Strahlengang imponieren sie als lineare Schatten, die stets bis zur Pleura reichen und nie die Interlobärspalten kreuzen. Diese Linien sind im Allgemeinen nur zu sehen, wenn Aufnahmen in mehreren Projektionen angefertigt werden [31].

5.5.3 Lungeninfarkt

Ist es nach 12–48 Stunden zu einem Infarkt gekommen, können direkte Infarktzeichen in Gestalt spindelförmiger parapleuraler Verschattungen nachweisbar werden ⑦. Die als typisch geltende Keilform ist jedoch nur selten (10%) zu beobachten; der meist stumpfe zum Hilus weisende Kegel („Hampton's hump") weist typischerweise einen Zwischenraum zwischen Infarktspitze und Hilus auf. Bei regelmäßigen Röntgenkontrollen über Tage und Wochen ist meist eine gleichmäßige Verkleinerung des Infarktschattens unter Beibehaltung der äußeren Form („melting sign", „Eiswürfelphänomen") festzustellen, was sich differenzialdiagnostisch gegenüber akut entzündlichen Prozessen mit mehr fleckförmiger Rückbildung verwerten lässt.

5.5.4 Stellenwert

Die in zwei Ebenen angefertigte Thorax-Röntgenaufnahme weist einen sehr begrenzten diagnostischen Stellenwert auf. Ein normaler Röntgenbefund schließt eine Lungenembolie nicht aus! Normale Befunde haben 18% der Patienten über 40 Jahren, dagegen 49% der Patienten unter 40 Jahren [26]. Vorbestehende Herzinsuffizienz, Lungenstauung, Bronchopneumonie oder Atelektase erschweren die Interpretation des Röntgenbefundes. Dennoch sollte bei Verdacht auf Lungenembolie aus differenzialdiagnostischen Erwägungen immer eine Röntgenaufnahme des Thorax durchgeführt werden [78]. Näheres hierzu s. Kapitel 6. Erleichtert wird die Deutung der Befunde, wenn Thoraxaufnahmen in gleicher Technik vor dem Embolieereignis zum Vergleich herangezogen werden können. Die Aussagekraft von Röntgenaufnahmen bleibt generell begrenzt, da nur 33% der Lungenembolie-Patienten radiologische Veränderungen aufweisen, die vom Befunder als embolietypisch interpretiert werden. Zudem zeigen 20% der Patienten ohne Lungenembolie ähnliche röntgenmorphologische Befunde. Die Tab. 5.8 fasst die Röntgen-Thorax-Befunde und ihre Häufigkeit bei Lungenembolie zusammen [55, 64, 73].

Tab. 5.8 Röntgen-Thorax-Befunde bei Lungenembolie (modifiziert nach Meissner und Fabel 1990)

radiologische Veränderungen	UPET [73] (%)	Moses [55] (%)	Sors [64] (%)
Zwerchfellhochstand	41	40–60	36
Infiltrat	41	40	48
Pleuraerguss	28	30	37
plumpe Pulmonalgefäße	23	40	–
Atelektase	20	20	–
Linksherzverbreiterung	16	–	–
regionale Minderperfusion	15	15	–
Herzgrößenänderung	–	10	–
Rechtsherzverbreiterung	5%	–	–
Normalbefund (bei angiographisch nachgewiesener Lungenembolie)	–	–	16

UPET Urokinase Pulmonary Embolism Trial
– keine Angaben

5.6 Lungenfunktion

Lungenfunktionstests können bei Patienten mit Lungenembolie abnormal sein. Sie sind aber unspezifisch und eignen sich vor allem zur Beurteilung der Erholung der Lungenfunktion nach einer Lungenembolie. Das Totraumvolumen und das Verhältnis Totraumvolumen zu Atemvolumen sind bei 40% der Patienten mit Lungenembolien erhöht, jedoch auch bei 40% der Patienten, bei denen eine Lungenembolie ausgeschlossen werden konnte. Die „Restriktion" in den Lungenvolumina wird durch eine Schonatmung vorgetäuscht, die durch die häufig vorhandenen pleuralen Schmerzen entsteht [25, 49].

5.7 Echokardiographie

Die Echokardiographie hat als nicht-invasives, weithin verfügbares Verfahren in den letzten Jahren zu einer entscheidenden Verbesserung der Diagnostik der Lungenembolie geführt [41].

5.7.1 Transthorakale Echokardiographie

Als Folge einer pulmonal-arteriellen Drucksteigerung kann man die folgenden, in Abb. 5.3 synoptisch zusammengestellten Befunde erheben [31]:
1. Dilatation und eingeschränkte Wandbeweglichkeit der Arteria pulmonalis. Mit suprasternalem Zugang können die Durchmesser von Aorta, Arteria pulmonalis und linkem Vorhof verglichen werden;
2. Dilatation und Hypo- bis Akinesie des rechten Ventrikels;
3. hypokinetische bis paradoxe Bewegung des interventrikulären Septums;
4. Verminderung des enddiastolischen Durchmessers des linken Ventrikels. Der Quotient aus dem Durchmesser des rechten und linken Ventrikels liefert ein brauchbares Maß zur Beurteilung der Schwere der kardialen Beeinträchtigung;
5. Regurgitation über die insuffiziente Trikuspidalklappe, die mit Anwendung der Doppler-Technik quantifiziert werden kann und eine Abschätzung des pulmonal-arteriellen bzw. rechtsventrikulären Druckes erlaubt;
6. Dilatation des rechten Vorhofs und evtl. der Koronarvenen [3];
7. Dilatation und aufgehobene Atemschwankungen der Vena cava inferior;
8. Thrombemboli, die in der Vena cava inferior sichtbar sind, im rechten Vorhof oder rechten Ventrikel flottieren (sog. Transit-Thromben), in einem offenen Foramen ovale eingeklemmt oder bereits in den proximalen Anteil der Lungenarterie gelangt sind;
9. unter Verwendung eines geeigneten Kontrastmittels lässt sich ein offenes Foramen ovale darstellen [42].

Zur Sensitivität und Spezifität der Echokardiographie im Vergleich mit anderen bildgebenden Verfahren s. Tab. 5.12 S. 34 [77]. Die genannten Zeichen eines akuten Cor pulmonale sind nur dann eindeutig auf eine frische Lungenembolie zu beziehen, wenn Vorerkrankungen mit chronischer Rechtsherzbelastung (chronisches Cor pulmona-

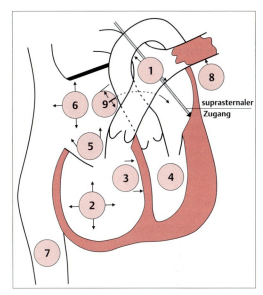

Abb. 5.3 Synopsis der echokardiographischen Befunde bei Lungenembolie (nach Heinrich 1993).

le) ausgeschlossen werden können. Echokardiographisch schwierig abzugrenzen sind verschiedene chronische Erkrankungen des Herzens wie z. B. ein kongenitales Vitium, eine rechtsventrikuläre Kardiomyopathie, eine kardiale Sarkoidose oder eine primäre pulmonale Hypertonie. Insbesondere ist die Unterscheidung zwischen einem akuten Cor pulmonale und einem rechtsventrikulären Infarkt von Bedeutung. Die entsprechenden echokardiographischen Kriterien zeigt Tab. 5.9 [6,25,33,49].

5.7.2 Transösophageale Echokardiographie

Alternativ oder wenn ein transthorakales Schallfenster nicht zur Verfügung steht (z. B. intraoperativ), bietet die transösophageale Echokardiographie als semi-invasive Methode die Möglichkeit, die im vorangegangenen Abschnitt genannten Befunde zu erheben. Dabei ist insbesondere die Beurteilung der Pulmonalarterien besser, allerdings auch nicht komplett möglich.

5.7.3 Stellenwert

Die Vorteile der transthorakalen Echokardiographie liegen in ihrer fast überall und jederzeit gegebenen Verfügbarkeit und Wiederholbarkeit und in der Erkennung differenzialdiagnostisch

Tab. 5.**9** Echokardiographische Kriterien zur Differenzierung zwischen akuter und chronischer pulmonaler Hypertonie sowie akutem rechtsventrikulären Infarkt (nach Hofmann et al. 1992)

pulmonale Hypertonie		rechtsventrikulärer Infarkt
akut	chronisch	
– rechtsventrikulärer enddiastolischer Diameter (RVEDD) > 30 mm (16 mm/m^2) – oder rechter Ventrikel (RV) > linker Ventrikel (LV) – paradoxe Septumbewegung – inspiratorischer Kollaps der Vena cava inferior (Δ VCI$_{insp}$) < 40% – maximale systolische Flussgeschwindigkeit des Regurgitations-Jets der Trikuspidalinsuffizienz (V$_{max(TI)}$) > 2,8 m/s – Akzelerationszeit der Flussgeschwindigkeit in der Pulmonalarterie (ACT$_{PA}$) < 90 ms – diastolischer Diameter der rechten Pulmonalarterie (RPA) > 12 mm/m^2 – Hypo-/Akinesie rechter Ventrikel (RV)	– Dicke rechter Ventrikel (RV) > 5 mm – maximale systolische Flussgeschwindigkeit des Regurgitations-Jets der Trikuspidalinsuffizienz (V$_{max(TI)}$) > 3,8 m/s – Normo-/Hyperkinesie rechter Ventrikel (RV) – maximale diastolische Flussgeschwindigkeit des Regurgitations-Jets der Pulmonalinsuffizienz (V$_{max(PI)}$) > 1,6 m/s	– Hypo-/Akinesie rechter Ventrikel (RV) – rechtsventrikulärer enddiastolischer Diameter (RVEDD) > 30 mm (16 mm/m^2) – oder rechter Ventrikel (RV) > linker Ventrikel (LV) – diastolischer Diameter der rechten Pulmonalarterie (RPA) < 12 mm/m^2 – inspiratorischer Kollaps der Vena cava inferior (Δ VCI$_{insp}$) < 40% – maximale systolische Flussgeschwindigkeit des Regurgitations-Jets der Trikuspidalinsuffizienz (V$_{max(TI)}$) < 2,8 m/s

wichtiger Erkrankungen wie einer akuten Kontraktionsinsuffizienz des linken Ventrikels, eines rechtsventrikulären Infarkts, eines akuten Ventrikelseptumdefekts (Septumruptur), einer Perikardtamponade oder eines Aneurysma dissecans aortae sowie eines offenen Foramen ovale [57]. Ihre Nachteile bestehen in
1. der Tatsache, dass kleinere, als Signalembolien wichtige Lungenembolien, die noch nicht zu einem akuten Cor pulmonale geführt haben, damit nicht erkannt werden können,
2. einem nicht immer vorhandenen transthorakalen Schallfenster,
3. eingeschränkter Bildqualität bei Atemnot und
4. starker Abhängigkeit der Aussagen von der Erfahrung des Untersuchers.

Bei jedem Verdacht auf Lungenembolie ist heutzutage eine echokardiographische Untersuchung zu fordern. Bei ungenügender Aussage der transthorakalen ist eine transösophageale Echokardiographie anzustreben. Der eindeutige Nachweis eines akuten Cor pulmonale genügt bei entsprechender Anamnese und klinischer Symptomatik zur Einleitung einer Therapie. Ein Ausschluss kleiner oder submassiver Emboli ist jedoch mit dieser Methode nicht möglich, so dass bei Verdacht andere diagnostische Methoden einzusetzen sind.

5.8 Lungensonographie

Mit interkostalem Zugang können sonographisch (5,0 oder 7,5 MHz) als Zeichen einer Lungenembolie keilförmige Defekte in den Lungen mit/ohne lokalem Erguss aufgedeckt werden [43, 46]. Lungeninfarkte stellen sich als echoarme, oft trianguläre Herde dar, deren hiluswärts gerichtete Spitze abgerundet sein kann. Zur belüfteten Lunge ist das Infarktareal immer scharf begrenzt. Meist lässt sich im Zentrum des Dreiecks ein luftdichter Reflex nachweisen [44]. Bei einem Perfusionsausfall in Segment- oder Lappengröße ist die Szintigraphie der Sonographie überlegen; bei kleineren Signalembolien im Subsegmentbereich und darunter stellt die Sonographie eine oft ergiebigere Untersuchungsmethode dar [43], die sich auch zur Verlaufskontrolle peripherer Lungenembolien und zur frühzeitigen Erfassung komplizierter Verläufe, wie Infarktpneumonie und Einschmelzung, eignet [42 a]. Kleinere Lun-

genembolien ohne Kontakt zur Lungenoberfläche werden nicht erfasst. Beim Lungeninfarkt wird die Sensitivität mit 96% und die Spezifität mit 66% angegeben [46]. Zum Screening müssen sämtliche Interkostalräume am sitzenden Patienten untersucht werden. Als spezielle Indikationen für diese Untersuchung sind zu nennen [43]:
- nicht verfügbares Lungenszintigramm bei Verdacht auf Lungenembolie,
- weiterbestehender Verdacht trotz normalem Szintigramm,
- unklarer thorakaler Schmerz,
- Verdacht auf Infarktpneumonie (Belüftungsdefekte außerhalb des Pneumoniegebietes?),
- Verdacht auf Lungenembolie in der Schwangerschaft.

5.9 Lungenszintigraphie

Die Lungenperfusions- und die Lungeninhalations- bzw. -ventilationsszintigraphie sind wahrscheinlich die am häufigsten eingesetzten Methoden zur Diagnostik einer vermuteten Lungenembolie. Sie sollten möglichst frühzeitig durchgeführt werden, auch um eine Vergleichsbasis für Kontrollen mit der Frage nach Rezidiv-Embolien zu haben [1].

5.9.1 Perfusionsszintigraphie

Beim Perfusionsszintigramm wird mit ^{99m}Technetium markiertes aggregiertes Albumin intravenös injiziert, das jede millionste präkapillare Arteriole vorübergehend verlegt. Es erfasst Perfusionsdefekte ab einer Größe von 3×2 cm. Bei normalem Lungenperfusionsszintigramm ist eine Lungenembolie zwar unwahrscheinlich, aber nicht ausgeschlossen. Weil diese Methode nur regionale Änderungen des Blutflusses erfasst, ist es möglich, dass eine Teilverlegung des Truncus pulmonalis oder gleich starke partielle Verlegungen beider Hauptstämme ohne zusätzliche periphere Embolien nicht erfasst werden. Ein abnormales Perfusionsszintigramm tritt nicht nur bei Lungenembolie, sondern aufgrund des sogenannten v. Euler-Liljestrand-Mechanismus (pulmonal-arterioläre Vasokonstriktion infolge alveolärer Hypoxie) auch bei anderen Erkrankungen auf (Tab. 5.**10**). Die eingeschränkte Aussagekraft kann durch Kombination mit einer Inhalationsszintigraphie verbessert werden. Perfusionsszintigraphien sind schwierig zu interpretieren, wenn bereits in der Röntgenaufnahme Zeichen einer Lungen- oder Herzerkrankung vorliegen. Dann kann der Nachweis von Perfusionsdefekten in röntgenologisch normalen Lungenarealen einen Hinweis auf eine Lungenembolie liefern.

Tab. 5.**10** Ursachen für regionale Perfusionsdefekte (modifiziert nach Meissner und Fabel 1990)

- intraluminale Okklusion
 (Thromboembolie, Fett, Tumor, Gefäßstenose)
- extraluminaler Verschluss
 (Mediastinaltumor)
- erhöhter Gefäßwiderstand
 (Linksherzinsuffizienz, Pneumonie, Infarkt)
- regionale Hypoxie/Reflexvasokonstriktion
 (chronisch obstruktive Lungenerkrankung, Asthma)
- bronchopulmonale Anastomosen
 (Bronchiektasen, Tumor)

5.9.2 Inhalations- bzw. Ventilationsszintigraphie

Beim Inhalationsszintigramm wird ein radioaktiv markiertes Gasgemisch (^{133}Xe-, ^{81m}Kr-Aerosole) eingeatmet und dessen Verteilung mit einer Szintigraphiekamera innerhalb von Sekunden registriert. Die Speicherung und Auswertung der Ergebnisse erfolgt mittels Datenverarbeitung. Wegen einer erforderlichen Apnoephase von 10–20 Sekunden kann diese Untersuchung nur bei guter Kooperation des Patienten erfolgen. Die Interpretation der Befunde erfolgt nach den PIOPED-Kriterien [24] (Tab. 5.**11**).

Bei 86% der Patienten, bei denen szintigraphisch mit hoher Wahrscheinlichkeit eine Lungenembolie diagnostiziert wird, kann sie dann auch angiographisch verifiziert werden. Besteht szintigraphisch eine mittlere Wahrscheinlichkeit, wird die Lungenembolie angiographisch in 32% der Fälle bestätigt, bei geringer Wahrscheinlichkeit nur in 16%. Bei grenzwertig normalem Szintigramm zeigte sich in 9% der Fälle ein positiver angiographischer Befund. Umgekehrt wiesen nur 41% der Patienten mit angiographisch gesicherter Lungenembolie einen hoch wahrscheinlichen szintigraphischen Befund auf, die übrigen 59% hatten einen Befund mit geringerer Wahrscheinlichkeit. Die szintigraphischen Befunde, die auf eine Lungenembolie hindeuten, zeigen im Vergleich zur Angiographie eher einen niedrigeren Schweregrad bzw. ein geringeres Ausmaß der hämodynamischen Störung an.

Tab. 5.11 Modifizierte PIOPED-Kriterien für die Interpretation von Perfusions-Ventilationsszintigrammen der Lungen (nach Gottschalk et al. 1993)

Kriterien	Wahrscheinlichkeit einer Lungenembolie
– > 1 großer V/Q-Mismatch – 1 großer und > 1 mäßiger V/Q-Mismatch – > 3 mäßige V/Q-Mismatch	hoch
– 1 großer V/Q-Mismatch – < 4 mäßige V/Q-Mismatch – 1 „matched" V/Q-Defekt und normales Röntgen-Thorax-Bild	intermediär (unbestimmt)
– 1 V/Q-Mismatch und normales Röntgen-Thorax-Bild – > 1 „matched" V/Q-Defekte und einige normale Perfusionsareale und normales Röntgen-Thorax-Bild – kleine(r) Perfusionsdefekt(e) und normales Röntgen-Thorax-Bild – nicht-segmentale Perfusionsdefekte (z. B. durch kleinen Pleuraerguss, Kardiomegalie, vergrößerte Mediastinalstrukturen, einseitigen Zwerchfellhochstand)	niedrig
– kein Perfusionsdefekt; die Perfusion überschreitet das Areal der röntgenologischen Lungenveränderung	nicht gegeben

V/Q-Mismatch = Inkongruenz zwischen perfundiertem und belüftetem Lungenareal

Tab. 5.12 Diagnostik der Lungenembolie – Sensitivität und Spezifität bildgebender Verfahren (zusammengestellt von Woitas et al. 1998)

	Szintigraphie	Angiographie	Spiral-CT	Echokardiographie
Sensitivität (%)	41–98	≥ 95	86–100	59–82
Spezifität (%)	10–97	100	76–95	77–92

5.9.3 Direkte radioaktive Markierung von Thromben

Entsprechende Techniken, z. B. mit [111]Indium markierte Thrombozyten [39] oder monoklonale Antifibrin-Antikörper, eignen sich eher zur Diagnose einer tiefen Beinvenenthrombose als zur Diagnose einer Lungenembolie [7, 25, 49]. Sie haben sich als Routineverfahren bisher noch nicht durchgesetzt.

5.9.4 Stellenwert

Sowohl die Perfusions- als auch die Inhalationsszintigraphie sind risikolos und schnell wiederholbar und somit ideale Screening- bzw. Kontrollmethoden [32]; sie haben aber hinsichtlich Sensitivität und Spezifität ihre Grenzen. Nach nuklearmedizinischen Kriterien ist eine Lungenembolie sehr wahrscheinlich, wenn bei normalem Röntgen-Thoraxbefund mehrere segmentale oder lobäre Perfusionsausfälle ohne Ventilationsstörungen (Mismatch) abgebildet werden. Ein normales Perfusionsszintigramm schließt eine Lungenembolie mit hoher Wahrscheinlichkeit aus. Zur Sensitivität und Spezifität dieser Untersuchung s. Tab. 5.12.

5.10 Pulmonalisangiographie

5.10.1 Indikation

Die Pulmonalisangiographie ist die zuverlässigste Methode, eine Lungenembolie zu diagnostizieren. Sie erfordert jedoch ein invasives Vorgehen und ist in vielen Krankenhäusern nicht verfügbar. Es ist daher unrealistisch zu fordern, bei allen Patienten mit Verdacht auf Lungenembolie eine Angiographie durchzuführen. Ist eine Pulmonalisangiographie nicht verfügbar, ist ein alternatives Vorgehen erforderlich, was unter bestimmten Annahmen klinisch durchaus vertretbar ist. So etwa ist es unwahrscheinlich, dass Patienten mit einem normalen Perfusionsszintigramm eine Lungenembolie haben. Wenn der klinische Ver-

Schweregrad I	keine	Tab. 5.**13** Indikationen zur Pulmonalisangiographie in Abhängigkeit vom vermuteten Schweregrad (modifiziert nach Grosser und Knoch 1984)
Schweregrad II	bei fraglich positivem Szintigramm bei fehlendem Szintigramm bei kardialen oder pulmonalen Vorerkrankungen	
Schweregrad III	wie bei Stadium II bei großem szintigraphischen Ausfall – vor Thrombolysetherapie – vor Embolektomie	
Schweregrad IV	Angiographie, wenn es die Zeit erlaubt. Bei Herzstillstand sofort Behandlung! Keine Szintigraphie	

dacht auf eine Lungenembolie hoch, die Röntgenuntersuchung des Thorax unauffällig ist und das Perfusionsszintigramm die Lungenembolie sehr wahrscheinlich macht, kann die Diagnose als gesichert gelten.

Besteht jedoch nur ein geringer klinischer Verdacht und ist das Ergebnis des Szintigramms nicht eindeutig, hat der Patient kardiopulmonale Vorschädigungen und sind bereits im Röntgen-Thoraxbild Veränderungen erkennbar, die einen pathologischen Perfusionsausfall erklären können, sollte eine Angiographie durchgeführt werden. Ist der Angiographiebefund negativ, wird der Patient vor einem längeren Krankenhausaufenthalt und einer längeren Antikoagulationstherapie bewahrt. Bei positivem Befund zeigt die Angiographie das Ausmaß und den Schweregrad der Lungenembolie, was für die Therapieentscheidung von großer Bedeutung ist. Die Tab. 5.**13** gibt eine Übersicht zur Angiographie-Indikation in Abhängigkeit von den verschiedenen Schweregraden [13, 25, 28, 28 a, 49]. Weiteres zur diagnostischen Strategie siehe Abschnitt 5.16.

5.10.2 Technik

5.10.2.1 Konventionelle Pulmonalisangiographie

Die Kontrastmittelinjektion sollte über einen Pigtail-Katheter direkt in den Hauptstamm der Arteria pulmonalis erfolgen. Eine Injektion in den Vorhof oder in die peripheren Venen (in beide Venae cubitales je 40–50 ml in 2 Sekunden) führt nicht regelhaft zu einer ausreichenden Darstellung der Pulmonalarterien und sollte nur vorgenommen werden, wenn eine transkardiale Katheterpassage nicht möglich ist. Der Katheter soll über eine Armvene gelegt werden. Bei Einführung durch die Vena femoralis können Embolien aus eventuell vorliegenden Beckenvenenthrombosen abgelöst werden; nach der Untersuchung könnten sich an der Punktionsstelle (weitere) Thrombosen entwickeln.

Anstelle eines Übersichtsangiogramms kann die getrennte Darstellung der rechten und linken Pulmonalarterie sinnvoll sein. Routinemäßig sollten 3 Aufnahmen pro Sekunde über 4 Sekunden und 2 Aufnahmen pro Sekunde über weitere 4 Sekunden angefertigt werden. Eine bessere Übersicht über das linksseitige Gefäßsystem (insbesondere die Hilusgefäße) bietet die rechtsposteriore Schräglage, für die rechte Lunge ist die linksposteriore Schräglage geeigneter.

Vor und nach der Untersuchung sollte eine Druckmessung in der Arteria pulmonalis erfolgen. Die am Ende der Untersuchung gemessenen Druckwerte sind häufig etwas höher als die Ausgangswerte, da das injizierte Kontrastmittel zu einer zusätzlichen Volumenbelastung des rechten Ventrikels führt.

5.10.2.2 Digitale Subtraktionsangiographie (DSA)

Bei dieser Technik werden die Bildsignale kontinuierlich in digitale Werte umgesetzt, verstärkt und gespeichert. Das zuerst aufgenommene Bild ohne Kontrastmittel (Maskenbild) wird von einem Bild desselben Untersuchungsgebietes nach Kontrastmittelgabe (Füllungsbild) subtrahiert. Im Idealfall zeigt das Subtraktionsbild nur die Kontrastdifferenz, nämlich die kontrastmittelgefüllten Gefäße, die hier weniger als im konventionellen Angiogramm von störenden Strukturen überlagert sind.

Bei Injektion des Kontrastmittels über einen zentral gelegenen Katheter steht die DSA der konventionellen Angiographie in der Sensitivität des Embolusnachweises kaum nach, wenngleich letztere ein höheres Auflösungsvermögen hat. Nach selektiver Katheterisierung können mit konventioneller Technik noch Thromben in 1–2 mm großen Gefäßen nachgewiesen werden, während die DSA lediglich Subsegmentarterien bis minimal etwa 3 mm Durchmesser darstellen kann.

Ein Vorteil der DSA-Technik ist, dass zur Injektion in die Pulmonalarterie nur 5–10 ml Kontrastmittel benötigt werden. Dadurch können Komplikationen besonders bei Patienten mit schwerer pulmonaler Hypertonie, Niereninsuffizienz oder Plasmozytom deutlich reduziert werden. Bei Injektion des Kontrastmittels in eine periphere Vene ist das Untersuchungsrisiko höher, weil dabei 30–40 ml Kontrastmittel benötigt werden. Eine aussagefähige bildgebende Darstellung der DSA zu erhalten, ist oft schwierig, da Atmungs- bzw. Bewegungsartefakte und niedriges Herzzeitvolumen interferieren können. Ein prinzipieller Nachteil der DSA ist der hohe apparative Aufwand, der einer weiten Verbreitung dieser Untersuchungstechnik entgegensteht. Die DSA ist zum Nachweis größerer, zentral gelegener Thromben gut, für peripher gelegene Perfusionsausfälle jedoch weniger geeignet. Sie ist weniger invasiv und risikoärmer als die konventionelle Angiographie [76].

5.10.2.3 Spezielle Techniken

Die (super)selektive Katheterdarstellung einzelner Gefäßareale, ggf. mit Vergrößerungstechnik, und die Ballon-Okklusionstechnik bleiben speziellen Fragestellungen vorbehalten. Sie bieten den Vorteil, mit geringen Kontrastmittelmengen auszukommen und bei Problempatienten, z.B. mit Niereninsuffizienz oder Plasmozytom, in Regionen szintigraphisch oder sonographisch geäußerten Verdachts („region of interest") doch noch eine Klärung erreichen zu können.

5.10.3 Komplikationen und Kontraindikationen

Die Pulmonalisangiographie gilt heute immer noch als eine risikobehaftete Methode, wahrscheinlich weil in früheren Zeiten einige Todesfälle auftraten. Durch Fortschritte in der Untersuchungstechnik und Verbesserungen des Kathetermaterials und dank neuer nicht-ionischer Kontrastmittel ist das Nebenwirkungsprofil heute jedoch gering. Das Risiko einer schwerwiegenden Komplikation liegt zwischen 1–2%, wobei tödliche Komplikationen bei weniger als 1% der Patienten auftreten; leichte Komplikationen (Herzrhythmusstörungen, Hypotension, Übelkeit, Erbrechen etc.) werden bei etwa 5% der Patienten beobachtet [77]. Bei 755 untersuchten Patienten trug die Angiographie mit zum Tode von zwei schwer erkrankten Patienten (0,3%) bei. In geübter Hand ist die Angiographie auch bei Patienten mit pulmonaler Hypertonie infolge chronischer Thromboembolien ein sicheres Verfahren.

Mögliche Komplikationen der Angiographie können im untersuchten Gefäßbereich durch Intimaverletzung, Gefäßperforation oder Katheterknoten, als Arrhythmien bis zum Herzstillstand, als Tachykardien und durch Perforation des rechten Ventrikels auftreten (Tab. 5.**14** und 5.**15**).

Die Kontraindikationen für eine Pulmonalisangiographie sind in Tab. 5.**16** aufgeführt.

Bei Niereninsuffizienz und Plasmozytom ist größte Vorsicht geboten. Eine Angiographie ist nur nach Absprache mit den jeweiligen Experten erlaubt; sie wird heute bei diesen Patienten durch andere Verfahren ersetzt.

Tab. 5.**14** Komplikationen der konventionellen Pulmonalisangiographie bei 4209 Patienten (nach Meissner und Fabel 1990)

	Patienten n (%)
Herz-Kreislauf-Stillstand	9 (0,2)
Intimainjektion	6 (0,1)
Perforation (Gefäß)	18 (0,4)
Arrhythmien	29 (0,7)
Tod	10 (0,2)

5.10.4 Ergebnisse

Die Angiographie sollte innerhalb von 48 Stunden nach Beginn der klinischen Symptomatik durchgeführt werden. Ein negativer angiographischer Befund später als 48 Stunden nach dem Ereignis schließt eine Lungenembolie nicht aus. Die Kriterien für ein positives Angiogramm sind (synoptisch dargestellt in Abb. 5.**4**) [31]:
1. Ein kompletter Gefäßverschluss mit scharfer Kaliberunterbrechung und fehlender Darstellung distaler Abschnitte,
2. die direkte Darstellung umflossener Thromben („trailing edge"),
3. unregelmäßige Füllungsausfälle im Verlauf der Pulmonalarterienäste.

Tab. 5.**15** Schwerwiegende Komplikationen der Pulmonalisangiographie. Vergleich zweier großer Serien aus dem gleichen Institut vor 1980 und nach 1986 (zusammengestellt von Fleischmann et al. 1997)

Autor Untersuchungszeitraum Pulmonalisangiographien (n)	Mills et al. 1980 [51] 1969–1980 1350		Hudson et al. 1996 [35] 1986–1995 1434	
	n	(%)	n	(%)
nicht-tödliche schwerwiegende Komplikationen	40	(3)	4	(0,3)
– Herzperforation	14		0	
– Endo/Myokardverletzung	6		0	
– bedeutsame Herzrhythmusstörungen	11		5	
– Herzstillstand	5		0	
– Atemstillstand	k.A.		1	
– bedeutsame Kontrastmittelreaktionen	4		1	
Todesfälle	3*	(0,2)	0	
insgesamt	43	(3,2)	4	(0,3)

* alle Todesfälle infolge Cor pulmonale

Tab. 5.**16** Kontraindikationen für eine Pulmonalisangiographie (nach Meissner und Fabel 1990)

– Kontrastmittelallergie
– schwere pulmonale Hypertonie
  (mittlerer Pulmonalarteriendruck > 50 mmHg)
– Myokardinfarkt < 4 Wochen
– Linksschenkelblock
– Schwangerschaft
– Endokarditis
– schwere Hypoxie (p_aO_2 < 50 mmHg)
– nicht kooperativer Patient

4. Eine verlängerte arterielle Füllungsphase oder eine bilateral verminderte Füllung beider Unterfelder sind nicht pathognomonisch. Solche Befunde können aber in Verbindung mit den Zeichen der pulmonalen Hypertonie auf eine Lungenembolie hinweisen.

Pathologische Angiographiebefunde können durch Füllungsdefekte oder eine Minderdurchblutung anderer Genese vorgetäuscht werden. Daher ergeben 5–10% der Angiographien keinen eindeutigen Befund. In diesen Fällen ist eine Röntgenaufnahme des Thorax hilfreich, um indirekte Zeichen einer Embolie besser interpretieren zu können.

Bei 1111 Patienten der PIOPED-Studie mit Verdacht auf Lungenembolie [68,69] lag in 35% ein positiver, in 61% ein negativer und in 3% ein diagnostisch nicht verwertbarer Befund der Angiographie vor. Zu Sensitivität und Spezifität der Befunde s. Tab. 5.**12**, S. 34.

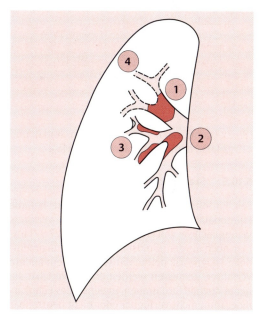

Abb. 5.**4** Synopsis der pulmonalangiographischen Befunde bei Lungenembolie (nach Heinrich 1993).

Die Befunde sollten mit dem Miller-Score (Abb. 5.**5**) oder nach dem Walsh-Index [74] quantifiziert werden. Nach dem Miller-Score [50] gilt eine Lungenembolie als fulminant (Grad IV) bei Score-Werten > 24, als massiv (Grad III) bei 18–24, als submassiv (Grad II) bei 10–17 und als klein (Grad I) bei < 10 Score-Punkten. Von den 496 zwischen 1975 und 1995 am Krankenhaus Bruchsal angiographisch nachgewiesenen Lungenembolien waren 125 (25,2%) dem Grad I, 115

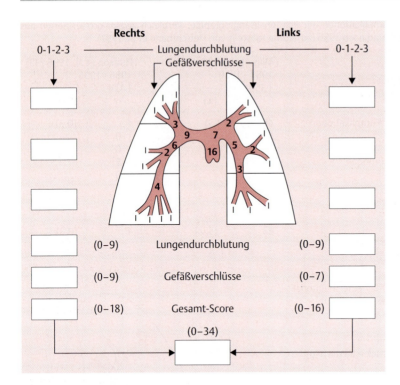

Abb. 5.**5** Miller-Score zur Quantifizierung der pulmonalangiographischen Befunde bei Lungenembolie (nach Heinrich 1993).

(23,2%) dem Grad II, 137 (27,6%) dem Grad III und 119 (24,0%) dem Grad IV zuzuordnen [8].

5.10.5 Stellenwert

Seit Einführung der Echokardiographie hat die Pulmonalangiographie an Bedeutung verloren, wenngleich sie von vielen Autoren [19, 27, 77] immer noch als der „Goldstandard" der Lungenembolie-Diagnostik betrachtet wird, an dem andere Verfahren gemessen werden. Ihren Wert hat sie heute noch in Situationen, in denen das Echokardiogramm nicht verfügbar oder nicht beurteilbar ist, insbesondere bei kleinen Signalembolien, die sich noch nicht in einem akuten Cor pulmonale äußern, bzw. bei denen die Szintigraphie wegen gleichzeitiger kardiopulmonaler Veränderungen keine Entscheidung liefert. Auch der Ausschluss venöser Thrombosen gewährt dann keine absolute Sicherheit, da in den Becken-Beinvenen keine Reste embolisierter Thromben mehr nachweisbar sein müssen.

Das Risiko einer Pulmonalangiographie wird als geringer eingeschätzt als jenes einer nicht indizierten Antikoagulation oder Thrombolysetherapie oder pulmonalen Embolektomie. Wahrscheinlich wird die Pulmonalangiographie in den nächsten Jahren aber zunehmend von der Spiral-Computertomographie abgelöst werden.

5.11 Computertomographie (CT), Spiral-CT und Magnetresonanztomographie (MRT)

Mit der konventionellen CT können bei einer Lungenembolie Gefäßveränderungen (präokklusiv erweitert, postokklusiv schmal) als Zeichen der Embolie und Dichteveränderungen des Lungenparenchyms als Zeichen eines Infarkts nachgewiesen werden.

Bei der CT-Angiographie werden 100–150 ml nicht-ionischen Kontrastmittels (3–6 ml/s) zur Erhöhung des Gefäßkontrastes injiziert. Bei der Spiral-CT wird der Patient kontinuierlich unter der rotierenden Aufnahmeröhre hindurchbewegt, wobei moderne Scanner Tischvorschubgeschwindigkeiten von 5–10 mm/s gestatten, was die Untersuchung der Pulmonalgefäße mit einmaligem Atemanhalten (10–20 Sekunden) erlaubt. Damit lassen sich Füllungsdefekte in Gefäßen bis zur 4. Ordnung der Gefäßaufzweigung nachweisen.

Als sichere Zeichen einer Lungenembolie gelten partielle Füllungsdefekte oder eine komplette Ausfüllung des Gefäßes durch Emboli sowie das sogenannte Schienenstrangzeichen (umflossene langgestreckte Aussparungen) und wandständige Irregularitäten. Die Befunde der Spiral-CT stimmen exakt mit jenen der Pulmonalangiographie überein. Die Spiral-CT ermöglicht bessere Aussagen als die konventionelle CT und erlaubt eine gute Darstellung hilärer und mediastinaler Raumforderungen, die als Ursache von Perfusionsdefekten differenzialdiagnostisch in Frage kommen [5,17,38,61 b]. Beim Vergleich mit dem Perfusions-/Ventilations-Szintigramm ist die Spiral-CT sensitiver und spezifischer [9,58].

Der MRT (Kernspintomographie) ohne oder mit Gabe paramagnetischer Kontrastmittel wird zur Erkennung der Lungenembolie eine hohe Sensitivität (90–100%), jedoch nur eine geringe Spezifität (60–80%) zugesprochen [5]. Die Magnetresonanz-Angiographie (MR-Angio) kann Emboli > 1 cm mit ausreichender Sicherheit nachweisen [63]. Sie bietet den Vorteil, keine ionisierende Strahlung und keine jodhaltigen Kontrastmittel zu benötigen und auch das Venensystem mit darzustellen [48]. Mit dem Lungenszintigramm besteht gute Übereinstimmung [2].

Insbesondere der Spiral-CT wird in den nächsten Jahren mit weiterer Verbreitung dieser Methode voraussichtlich ein zunehmend höherer Stellenwert in der Diagnostik der Lungenembolie zukommen [61a,62,71,77].

5.12 Hämodynamische Messungen

Mit einem Mikrokatheter oder dem Angiographiekatheter kann vor der Kontrastmittelinjektion der pulmonal-arterielle Druck gemessen werden. Ein Swan-Ganz-Katheter ermöglicht die Messung des pulmonal-kapillären Druckes, ein Thermodilutionskatheter die Bestimmung des Herzzeitvolumens; daraus lässt sich unter Einbeziehung der Druckwerte der pulmonal-arterielle Gefäßwiderstand („pulmonary vascular resistance" = PVR) berechnen. Außerdem ist die Messung des rechtsventrikulären, rechtsatrialen, zentralvenösen und peripher-arteriellen Druckes (letzterer in kritischen Fällen über eine Radialiskanüle) wünschenswert. Die Norm- und Grenzwerte sind in Tab. 5.17 zusammengestellt [47]. Ähnliche Aussagen sind auch mit quantitativer Radiokardiographie zu gewinnen [16]. Schwierigkeiten beim Legen des Katheters können durch Dilatation des rechten Ventrikels und Trikuspidalinsuffizienz entstehen [14].

Eine pulmonale Gefäßverlegung von > 30% erhöht den PVR auf > 400 dyn × s × cm^{-5} und vermindert den Cardiac-Index. Bei massiver Lungenembolie steigt der pulmonal-arterielle Mitteldruck auf etwa 30 mm Hg; wesentlich höhere Werte bzw. systolische Werte > 60 mm Hg weisen auf eine chronische Drucksteigerung mit Adaptation des rechten Ventrikels hin. Lässt die Kraft des rechten Ventrikels nach, sinkt der pulmonal-arterielle Druck. Er ist deshalb für sich allein kein zuverlässiges Maß für die Schwere der hämodynamischen Beeinträchtigung.

Tab. 5.**17** Hämodynamische Befunde bei Patienten mit Lungenembolie (modifiziert nach McDonald et al. 1972)

Parameter	Dimension	Normalwert	Patient ohne Schock	Patient mit Schock
Herzfrequenz	Schläge/min	60–90	gering ↑	stark ↑
Mitteldruck in der Brachialarterie	mm Hg	um 100	gering ↓	stark ↓
Mitteldruck in der Pulmonalarterie	mm Hg	10	gering ↑ um 20 mm Hg	mäßig ↑ um 25 mm Hg
Gesamt-Lungengefäßwiderstand	mm Hg/l/min/m^2	3	um 6	um 12
Mitteldruck im rechten Vorhof	mm Hg	0	um 9	um 12
Cardiac Index	l/min/m^2	> 2,5	um 2,5	um 1,4
Schlagvolumenindex	ml/m^2	35	um 24	um 12
systemischer Gefäßwiderstand	mm Hg/l/min/m^2	20	um 17	um 27

5.13 Intravasale Ultraschall-Sonographie (IVUS) und Angioskopie

Beide genannten Verfahren sind speziellen Situationen vorbehalten. Die Untersuchung von 168 pulmonal-arteriellen Segmenten (2–14 mm Durchmesser) bei elf Patienten mit akuter Lungenembolie nach Thrombolysetherapie ergab, dass die IVUS mehr partielle Okklusionen aufdecken konnte als die Angiographie [23]. Die Angioskopie der Pulmonalgefäße wurde bisher nur intraoperativ zur Kontrolle der Embolektomie eingesetzt [53].

5.14 Untersuchungsverfahren des tiefen Venensystems

Die alleinige klinische Beurteilung des Venensystems ist für die Diagnostik von Thromben im tiefen Venensystem völlig unzureichend! Können mit den im Folgenden genannten Methoden Thromben in den Körpervenen nachgewiesen werden, verstärkt dies bei entsprechenden klinischen Befunden den Verdacht auf eine abgelaufene Lungenembolie thrombotischer Provenienz erheblich.

5.14.1 Phlebographie

Immer noch gilt die Phlebographie als Standardmethode zur Diagnose einer tiefen Beinvenenthrombose. Sie ist zuverlässig auch vom weniger routinierten Untersucher durchführbar und gut dokumentierbar. Allerdings beinhaltet sie die Anwendung von Röntgenstrahlen und jodhaltigem Kontrastmittel, so dass es Kontraindikationen wie Schwangerschaft, Hyperthyreose, Jodallergie oder Niereninsuffizienz zu beachten gilt.

5.14.2 Sonographie

Seit einigen Jahren hat die Kompressionssonographie die Phlebographie als Routinemethode zur Diagnostik frischer Venenthrombosen weitgehend abgelöst [29, 66]. Proximal, d. h. popliteo-femoro-iliakal lokalisierte Thrombosen können mit ihr zuverlässig nachgewiesen werden. Für den Unterschenkelbereich gilt dies nicht uneingeschränkt. Hier kann die farbkodierte Duplexsonographie, eine Kombination von Dopplerflussmessung und Ultraschallbild, das Auffinden der Venen erleichtern. Ihre Zuverlässigkeit hängt sehr von der Erfahrung des Untersuchers ab. Ein sicherer Ausschluss von Thromben gelingt im kruralen Bereich nur phlebographisch.

5.14.3 Andere apparative Untersuchungen am Venensystem

Die Venenverschlussplethysmographie oder die Impedanzrheographie, die im angloamerikanischen Bereich häufiger angewandt werden, liefern gegenüber der Sonographie keine besseren Resultate. Zudem ist ihre Anwendung apparativ komplizierter und schwerfälliger. Der Radiofibrinogen- bzw. Technetium-Plasmin-Test ist für wissenschaftliche Fragestellungen gut, für die Routine jedoch nicht geeignet [25, 30]. Die Radionuklidvenographie kann vorteilhafterweise ohne großen Mehraufwand mit einer Lungenperfusionsszintigraphie kombiniert werden [56].

5.14.4 Stellenwert

Cum grano salis gilt das Paradoxon: Je schwerer die Lungenembolie, desto weniger Thromben sind in der venösen Peripherie zu erwarten (und vice versa). Bei schwerer Lungenembolie wird das diagnostische und therapeutische Vorgehen von der Lungenembolie diktiert, bei kleiner Lungenembolie oder nur Verdacht darauf wird es vom Befund am Venensystem wesentlich mitbestimmt. Die Kompressionssonographie ist die Methode der Wahl bei der Suche nach frischen Venenthrombosen. Bei fehlendem Nachweis venöser Thromben im Bein- und Beckenbereich ist eine Lungenembolie keineswegs ausgeschlossen, denn die Thromben können restlos embolisiert sein. Auch können die Lungenembolien anderen Regionen wie den Venen der oberen Körperhälfte, den Venae iliacae internae, den Eingeweidevenen oder dem rechten Herzen entstammen, die routinemäßig einer phlebographischen Untersuchung nicht unterzogen werden. In einer entsprechenden Untersuchung hatten nur 43% der Patienten mit autoptisch nachgewiesener Lungenembolie Thromben im tiefen Venensystem [52].

5.15 Symptomatik und Schweregradeinteilung

Zur Differenzierung der verschiedenen Verlaufsformen und der daraus resultierenden Behandlung wird in der klinischen Praxis im Allgemeinen die von Grosser beschriebene Einteilung der Lungenembolie in 4 Schweregrade (Tab. 5.**18**) vorgenommen [13, 28].

Tab. 5.18 Schweregradeinteilung und davon abhängige Prognose der Lungenembolien (modifiziert nach Grosser 1980 und Decrinis 1993)

	Grad I	Grad II	Grad III	Grad IV
Klinik	kurzfristige Symptome	anhaltende Symptome	akute schwere Dyspnoe, Tachypnoe, Tachykardie, Angst	Schock
systemischer Blutdruck	normal	normal (leicht vermindert)	vermindert	stark vermindert mit kleiner Amplitude
pulmonaler Blutdruck	normal	normal (leicht erhöht)	25–30 mm Hg	über 30 mm Hg
pO_2 (mm Hg)	normal	etwa 80	unter 70	unter 60
Gefäßobliteration	periphere Äste	Segmentarterien	Lappenarterien	Hauptstamm
Miller-Score	< 10	10–16	17–24	> 24
Prognose und Verlauf	nicht tödlich ohne Reduktion der kardiopulmonalen Reserven	nicht tödlich mit Reduktion der kardiopulmonalen Reserven	oft letal innerhalb von Stunden durch Rechtsherzversagen	meist letal innerhalb von Minuten durch Rechtsherzversagen bzw. zerebrale Anoxie

5.15.1 Grad I der Lungenembolie

Die in Tab. 5.19 aufgelisteten klinischen Symptome sind oft nur für Minuten vorhanden und keineswegs alle obligat. Bei 80 % der Patienten verläuft eine kleine Lungenembolie stumm. Die richtige Deutung vorhandener Symptome ist jedoch wichtig, da kleine embolische Episoden (Signalembolien) nicht selten einer schweren Lungenembolie vorausgehen. Die Tab. 5.20 nennt eine Reihe von Hinweisen, bei denen an kleine Lungenembolien gedacht werden sollte.

Hämodynamische Folgen treten bei Lungenembolien Grad I nicht oder nur ganz kurzfristig auf. Kleine Embolien, die sehr weit in die Peripherie vordringen, äußern sich nicht selten in flüchtigen, lokal begrenzten pleuralen Reaktionen [28].

5.15.2 Grad II der Lungenembolie

Die klinische Symptomatik der Lungenembolie Grad II (submassive Lungenembolie) ist außerordentlich vielfältig und vieldeutig. Fast immer, oft aber erst nach Belastung, tritt eine Dyspnoe auf. Meistens kommt es zu einer Tachypnoe bzw. unterschiedlich stark ausgeprägten Hyperventilation. Schweißausbrüche, eine Tachykardie, passagere Rhythmusstörungen und ein leichter Blut-

Tab. 5.19 Symptome der Lungenembolie Grad I (nach Grosser 1980)

plötzliches bzw. kurzfristiges Einsetzen von
– Atemnot
– Hyperventilation
– Angstgefühl
– Schwindel

oder später
– Husten
– Hämoptyse
– Pleuraschmerz

Tab. 5.20 Hinweisende Zeichen auf kleine Lungenembolien (nach Grosser 1980)

– eine plötzlich auftretende Pleuritis bei bettlägerigen Kranken
– Pleuraerguss ohne erkennbare Ursache
– postoperativ Fieber oder Tachykardie
– röntgenologisch festgestellte rezidivierende „wandernde" Pneumonie
– plötzlich auftretende Schmerzen in Thorax, mitunter auch epigastrisch
– Bluthusten
– Hinweise auf eine periphere Thrombose

druckabfall, der gelegentlich bis zum Kollaps führt, sind nicht selten.

Die hämodynamischen Folgen sind jedoch gering ausgeprägt. Kurzfristig kann der Pulmonalarterienmitteldruck erhöht sein. Die arteriellen Blutgaswerte können unter die Normalbereiche abfallen; es sind jedoch auch Normalbefunde möglich.

Bei zerebralsklerotischen Patienten können neurologische und psychiatrische Krankheitsbilder entstehen. Besonders bei älteren Patienten mit vorgeschädigtem Herzen verläuft eine Lungenembolie gelegentlich unter dem Bild eines Lungenödems, das bei fehlenden Thrombosehinweisen große differenzialdiagnostische Schwierigkeiten bereiten kann, da die Lungenembolie zu koronaren Durchblutungsstörungen mit pektanginösen Beschwerden, in seltenen Fällen auch zum Myokardinfarkt, führen und so auch eine Linksherzinsuffizienz verursachen kann.

Als typische Symptome eines Lungeninfarkts gelten atemabhängige Pleuraschmerzen und schwer lokalisierbare Schmerzen in der Brust sowie eine quälende innere Unruhe. Bei einigen Patienten wird Pleurareiben festgestellt. Eine begleitende, leichte Bronchokonstriktion ist häufig, aber auch regelrechte Asthmaanfälle kommen vor. Hämoptysen sind vergleichsweise selten und erscheinen oft erst in den folgenden Tagen. Fieber tritt in der Regel nur bei superinfiziertem Lungeninfarkt auf. Eine Übersicht über die Häufigkeit der einzelnen Symptome und klinischen Befunde gibt die Tab. 5.21 [7,28].

Tab. 5.21 Häufigkeit der Symptome und klinischen Befunde bei einer Lungenembolie Grad II (modifiziert nach Grosser 1980)

Symptome	Häufigkeit (%)
plötzliches Eintreten von	
Pleuraschmerz	84
Dyspnoe	83
Husten	65
Unruhe – Angstgefühl	56
Hämoptyse	24
Schwitzen	24
Synkopen	4
klinische Befunde	
Tachypnoe	83
Tachykardie	63
Pleurareiben	17

5.15.3 Grad III der Lungenembolie

Die „massive Lungenembolie ohne Schock" (Grad III) führt zur akuten Dekompensation des rechten Herzens. Die im Vordergrund stehende Symptomatik enthält die Tab. 5.22. Patienten mit Lungenembolie Grad III erleben oft panikartige Angstzustände, die das Vernichtungsgefühl beim Myokardinfarkt noch übertreffen können. Die Herzfrequenz liegt meist über 120/min. Häufiger als beim Schweregrad II wird die Symptomatik durch eine Synkope eingeleitet.

Tab. 5.22 Häufigkeit der Symptome und klinischen Befunde bei einer Lungenembolie Grad III (modifiziert nach Grosser 1980)

Symptome	Häufigkeit (%)
plötzliches Eintreten von	
Dyspnoe	95
Pleuraschmerz	62
Unruhe, Angst	61
Schwitzen	27
Synkopen	22
später Bluthusten	27
klinische Befunde	
Tachypnoe	95
Zyanose	74
Tachykardie	70
Rasselgeräusche	30
Pleurareiben	20

Der Pulmonalklappenschlusston ist verstärkt und verspätet, was zur Spaltung des zweiten Herztones führen kann; ein 3. und 4. Herzton bzw. ein Galopprhythmus können auftreten. Die Dilatation des rechten Ventrikels und der Arteria pulmonalis kann als deutliche Pulsation im zweiten und dritten Interkostalraum links parasternal sichtbar sein. Gelegentlich besteht ein Diastolikum als Ausdruck der Pulmonalinsuffizienz. Zur Einschränkung der Aussage auskultatorischer Befunde s. Abschnitt 5.2. Der zentrale Venendruck ist erhöht. Infolge der retrograden Fortleitung der Ventrikelkontraktionen durch die insuffiziente Trikuspidalklappe kommt es zum positiven Venenpuls. Auch Rhythmusstörungen können auftreten. Durch eine herznahe Embolie, vielleicht auch durch die Überdehnung der Pulmonalarterie und des rechten Ventrikels, kann ein Perikardreiben entstehen.

Insgesamt hält die Symptomatik länger als beim Schweregrad II an. Die Patienten erscheinen klinisch schwerkrank. Der Blutdruck kann niedrig sein, ohne dass Zeichen des Schocks bestehen. Ein Pulsus paradoxus ist möglich. Der Pulmonalarteriendruck bleibt mehrere Tage lang erhöht. Die arteriellen Blutgaswerte sind im Grad III nur selten normal. Typisch sind pO_2-Werte um oder unter 70 mm Hg [6, 7, 28].

5.14.4 Grad IV der Lungenembolie

Unmittelbar nach Eintritt einer fulminanten Lungenembolie (Grad IV) können Kammerflimmern bzw. Asystolie auftreten, wahrscheinlich verursacht durch die plötzliche, ausgeprägte Überdehnung der rechten Herzkammer. Ansonsten weisen Patienten mit Schweregrad IV die gleiche klinische Symptomatik wie bei Grad III auf. Bei Unterschreiten des kritischen Herzzeitvolumens von etwa 2 l/min entwickelt sich ein kardiogener Schock mit stark abgefallenem bzw. nicht mehr messbarem Blutdruck, deutlicher Tachykardie und Zeichen der Zentralisation [7, 28].

5.16 Diagnostische Strategie

Aufgrund der Anamnese unter besonderer Berücksichtigung prädisponierender Erkrankungen, aufgrund der Symptome und der klinischen Befunde kann die Verdachtsdiagnose gestellt werden. Der diagnostische Weg bis zum Beweis der Lungenembolie kann schwierig sein. In dieser Phase der Diagnostik sollte großer Wert auf die Untersuchung der Bein- und Beckenvenen gelegt werden, da der Nachweis einer Phlebothrombose die Verdachtsdiagnose einer Lungenembolie ganz erheblich stützt (Abb. 5.**6**).

Das diagnostische Vorgehen wird im Einzelfall wesentlich vom Grad der Beeinträchtigung des Patienten, d.h. vom vermuteten Schweregrad der Lungenembolie bestimmt [36], hängt aber de facto entscheidend von den örtlich gegebenen diagnostischen Möglichkeiten ab, deren Wertigkeit in Tab. 5.**23** dargestellt ist.

Mit einem Entscheidungsmodell (Abb. 5.**7**), das Lungenperfusions- und -ventilationsszintigraphie, klinische Wahrscheinlichkeit, D-Dimere, Sonographie der Venen und Pulmonalisangiographie in der genannten Reihenfolge einschließt, konnten von 308 Fällen mit Verdacht auf Lungenembolie 109 (35,4 %) bestätigt werden [61], davon 63 mit der Lungenszintigraphie, sieben mit hoher klinischer Wahrscheinlichkeit, 17 mit venöser Sonographie und 22 mit pulmonaler Angiographie.

Vereinfacht lässt sich sagen: Der Verdacht auf eine Lungenembolie ergibt sich zumeist aus dem Beschwerdebild des Patienten und dem Vorliegen prädisponierender Faktoren. Die klinischen Befunde erlauben in Verbindung mit den Blutgaswerten, vor allem aber mit dem UKG, die Abschätzung des Schweregrades, der das weitere Procedere diktiert. Einen weitgehenden Ausschluss ermöglichen die D-Dimer-Bestimmung und die Lungenperfusionsszintigraphie, wenn diese Untersuchungen normale Befunde ergeben. EKG und Röntgenbild des Thorax sind aus differenzialdiagnostischen Gründen wichtig, die Befunde am Venensystem zur Beurteilung des Rezidivrisikos ist entscheidend. Der Beweis einer Lungenembolie kann – bei hämodynamischer Beeinträchtigung – durch die Echokardiographie, am sichersten durch eine Pulmonalisangiographie geführt werden, die voraussichtlich in

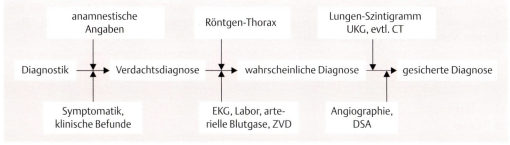

Abb. 5.**6** Diagnostisches Vorgehen bei einer akuten Lungenembolie in Abhängigkeit von den technisch-apparativen Möglichkeiten (modifiziert nach Grosser 1980).

Tab. 5.23 Wertigkeit der klinischen Zeichen und Untersuchungsmethoden (modifiziert nach Windler et al. 1983)

klinische Zeichen
Pleuraschmerz *
Dyspnoe *
Hyperventilation *
Tachykardie *
Husten *
Rechtsherzbelastung *
im Verlauf
Infiltrat *
Pleuraerguss *
Pleurareiben *
Hämoptysen *
Elektrokardiogramm
Rechtsherzbelastung *
Blutgasanalyse
verminderter p_aO_2 *
$p_aO_2 > 90$ mmHg x
verminderter pCO_2 *
Pulmonalarteriendruck
systolisch > 25 mmHg *
mittel > 15 mmHg *
Röntgenaufnahme des Thorax
Aufhellung (Westermark-Zeichen) *
prominenter Hilus *
Atelektase *
Zwerchfellhochstand *
keilförmiges Infiltrat
(„Hampton's hump") *
Pleuraerguss *

Echokardiographie
Dilatation des rechten Herzens und der rechten Pulmonalarterie, paradoxe Bewegung des interventrikulären Systems, chronische Rechtsherzbelastung ausgeschlossen **
kardiale Thromben **
unauffälliger Befund xx
Perfusionsszintigramm
Ausfall *
kein Ausfall xxx
Ventilationsszintigramm
Ausfall im Gebiet des Perfusionsausfalls („matching") xx
kein Ausfall im Gebiet des Perfusionsausfalls („mismatching") **
pulmonale und digitale Subtraktionsangiographie
direkte Zeichen
– Füllungsdefekt ***
– Gefäßabbruch ***
indirekte Zeichen
– Minderperfusion *
– asymmetrische Füllung *
– regional verlängerte arterielle Phase *
– regional verminderter venöser Abfluss *
Computertomographie des Thorax *
Spiral-Computertomographie ***
Magnetresonanztomographie ***

* möglich, ** wahrscheinlich, *** sicher
x unwahrscheinlich, xx sehr unwahrscheinlich, xxx ausgeschlossen

nächster Zeit durch die Spiral-CT abgelöst werden wird (Abb. 5.**8**).

Oudkerk et al. [60] untersuchten ökonomische Aspekte der Diagnostik und Therapie einer Lungenembolie. Erfolgte bei allen Patienten mit pathologischem Lungenperfusionsszintigramm eine Antikoagulation, wurde zwar die niedrigste Letalität erreicht, es entstanden aber auch die höchsten Kosten, da 55–70% der Patienten überflüssigerweise behandelt wurden. Eine ähnliche Letalität trat auf, wenn die Patienten nach dem Resultat einer Angiographie therapiert wurden, die Behandlungskosten lagen hierbei jedoch insgesamt um 40% niedriger. Wurden nur Patienten behandelt, die perfusionsszintigraphisch mit hoher Wahrscheinlichkeit eine Lungenembolie aufwiesen, stieg die Letalität deutlich [28,60,76].

Verdacht auf Lungenembolie n = 308
Ventilations-Perfusions-Szintigraphie
normal 43
nicht eindeutig 202
pathologisch 63
klinische Wahrscheinlichkeit
niedrig 48
unbestimmt 147
hoch 7
D-Dimere
< 500 µg/l 53
> 500 µg/l 94
venöse Kompressions-Sonographie
keine TVT 77
TVT 17
pulmonale Angiographie
negativ 55
positiv 22
Lungenembolie Summe
Ø 199
+ 109

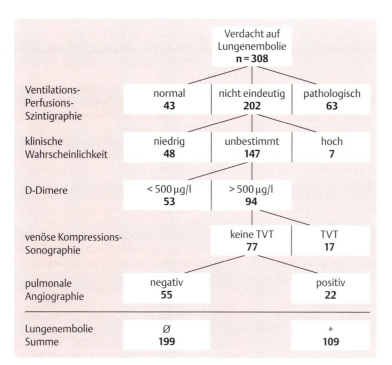

Abb. 5.**7** Algorhithmus zur Diagnostik der Lungenembolie (nach Perrier 1996).

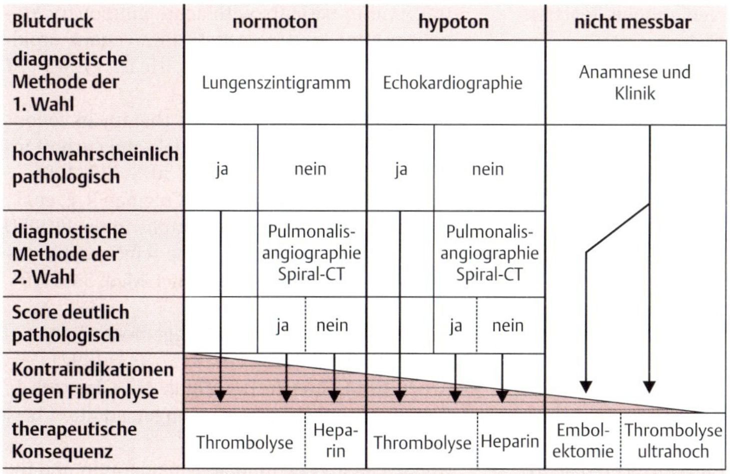

Blutdruck
normoton
hypoton
nicht messbar
diagnostische Methode der 1. Wahl
Lungenszintigramm
Echokardiographie
Anamnese und Klinik
hochwahrscheinlich pathologisch
ja
nein
ja
nein
diagnostische Methode der 2. Wahl
Pulmonalis-angiographie Spiral-CT
Pulmonalis-angiographie Spiral-CT
Score deutlich pathologisch
ja
nein
ja
nein
Kontraindikationen gegen Fibrinolyse
therapeutische Konsequenz
Thrombolyse
Hepa-rin
Thrombolyse
Heparin
Embol-ektomie
Thrombolyse ultrahoch

Abb. 5.**8** Vereinfachtes Diagnoseschema bei Verdacht auf Lungenembolie mit Darstellung der therapeutischen Konsequenzen (in Anlehnung an Goldhaber 1995).

Literatur

[1] ACCP Consensus Committee on Pulmonary Embolism. Opinions regarding the diagnosis and management of venous thromboembolic disease. Chest 109, 233–237 (1996)

[2] Amundsen T., Kværness J., Jones R. A. et al.: Pulmonary embolism: Detection with MR perfusion imaging of lung – A feasibility study. Radiology 203, 181–185 (1997)

[3] Andersen R. L., Mogtader A. H.: Coronary sinus dilatation in acute pulmonary embolism. Am. Heart J. 118, 1346–1348 (1989)

[4] Bell W. R., Simon T. L.: Current status of pulmonary thromboembolic disease: Pathophysiology, diagnosis, prevention, and treatment. Am. Heart J. 103, 239–262 (1982)

[5] Bergus G. R., Barloon T. S., Kahn D.: An approach to diagnostic imaging of suspected pulmonary embolism. Am. Fam. Physician 53, 1259–1266 (1996)

[6] Böttiger B. W., Bach A., Böhrer H, Martin E.: Die akute Thrombembolie der Lunge. Anaesthesist 42, 55–73 (1993)

[7] Breddin K., Riemann H., Schepping M.: Beziehungen zwischen Angiologie und Pneumologie unter besonderer Berücksichtigung der Lungenembolie. Therapiewoche 26, 8342–8357 (1976)

[8] Braun, M.: Bruchsaler Lungenembolie-Register. Med. Welt 48, 308–312 (1997)

[9] Cauvain O., Rémy-Jardin M., Rémy J. et al.: Tomodensitométrie par balayage spirale volumique dans le diagnostic de l'embolie pulmonaire centrale: comparison avec l'angiographie pulmonaire et la scintigraphie pulmonaire. Rev. Mal. Resp. 13, 141–153 (1996)

[10] Christiansen F.: Diagnostic imaging of acute pulmonary embolism. Acta Rad. 38, Suppl. 410, 1–33 (1997)

[11] Cieslinski G., Jesse K., Jensch-Schick C. et al.: Die Bedeutung des Elektrokardiogramms in der Diagnose der fulminanten Lungenembolie – Ein Vergleich zwischen EKG und Pulmonalangiographie. Herz/Kreisl. 29, 82–84 (1997)

[12] Corris P., Ellis D., Foley N., Miller A. (Brit. Thorac. Soc. Standards of Care Comm.): Suspected acute pulmonary embolism: a practical approach. Thorax 52 (Suppl.4), S1–S24 (1997)

[13] Decrinis M.: Lungenembolie – nach wie vor eine Herausforderung. Notfall Med. 19, 452–457 (1993)

[14] Dehring D. J., Arens J. F.: Pulmonary thromboembolism: disease recognition and patient management. Anesthesiology 73, 146–164 (1990)

[15] Deitcher S. R., Lucore C. L., Eisenberg P. R.: Impaired resolution of massive pulmonary embolism associated with an inhibited fibrinolytic response. Am. J. Med. 96, 483–484 (1994)

[16] Ellis J. H., Steele P. P.: Quantitative radiocardiography in major pulmonary embolism. Chest 69, 575–581 (1976)

[17] Erdman W. A., Peshock R. M., Redman H. C. et al.: Pulmonary embolism: comparison of MR images with radionuclide and angiographic studies. Radiology 190, 499–508 (1994)

[18] Ferrari E., Imbert A., Chevalier T. et al.: The ECG in pulmonary embolism. Predictive value of negative T waves in precordial leads – 80 case reports. Chest 111, 537–543 (1997)

[19] Fleischmann D., Bankier A. A., Aram L., Herold C. J.: Pulmonary embolism. Radiological diagnosis. Hämostaseologie 17, 5–13 (1997)

[20] Flores J., Lancha C., Perez Rodriguez E. et al.: Efficacy of D-dimer and total fibrin degradation products evaluation in suspected pulmonary embolism. Respiration 62, 258–262 (1995)

[21] Frisbie J. H., Sharma G. V.: Pulmonary embolism manifesting as acute disturbance of behavior in patients with spinal cord injury. Paraplegia 32, 570–572 (1994)

[22] Frisoni G. B., Di Monda V., Bariselli M.: Stroke due to paradoxical embolism. Ital. J. Neurol. Sci. 11, 61–64 (1990)

[23] Görge G., Schuster S., Ge J. et al.: Intravascular ultrasound in patients with acute pulmonary embolism after treatment with intravenous urokinase and high-dose heparin. Heart 77, 73–77 (1997)

[23a] Goldhaber S. Z.: Thrombolytic therapy in venous thromboembolism. Clinical trials and current indications. Clin. Chest Med. 16, 307–320 (1995)

[24] Gottschalk A., Sostman H. D., Coleman R. E. et al.: Ventilation-perfusion scintigraphy in the PIOPED study. Part II: Evaluation of the scintigraphic criteria and interpretations. J. Nucl. Med. 34, 1119–1126 (1993)

[25] Gray H. H., Firoozan S.: Management of pulmonary embolism. Thorax 47, 825–832 (1992)

[26] Green R. M., Meyer T. J., Dunn M., Glassroth J.: Pulmonary embolism in younger adults. Chest 101, 1507–1511 (1992)

[27] Greenspan R. H.: Pulmonary angiography and the diagnosis of pulmonary embolism. Progr. Cardiovasc. Dis. 37, 93–106 (1994)

[28] Grosser K. D.: Lungenembolie. Internist 21, 273–282 (1980)

[28a] Grosser K. D., Knoch K.: Thromboembolie der Lunge. Intensivmed. 21, 138–144 (1984)

[29] Habscheid W.: Diagnostik akuter Beinvenenthrombosen. Bildgebende Sonographie führt meist zum Ziel. Krankenhaus Arzt 68, 563–569 (1995)

[30] Heinrich F., Klink K.: Lungenembolie. 2. korr. Aufl., Springer. Berlin, Heidelberg, New York, Tokyo 1984

[31] Heinrich F.: Klinik, Diagnostik und Therapie der Lungenembolie. Inn. Med. 48, 518–524 (1993)

[32] Hoffman J. M., Lee A., Scott T. et al.: Clinical signs and symptoms in pulmonary embolism. A reassessment. Clin. Nucl. Med. 19, 803–808 (1994)

[33] Hofmann T., Meinertz T., Kasper W. et al.: Echokardiographie in der Diagnostik der Lungenembolie. Dtsch. Med. Wschr. 117, 21–26 (1992)

[34] Hubloue I., Schoors D., Diltoer M. et al.: Early electrocardiographic signs in acute massive pulmonary embolism. Eur. J. Emerg. Med. 3, 199–204 (1996)

[35] Hudson E. R., Smith T. P., McDermott V. G. et al.: Pulmonary angiography performed with iopamidol: complications in 1434 patients. Radiology 198, 61–65 (1996)

[36] Janata-Schwatczek K., Weiss K., Riezinger I. et al.: Pulmonary embolism. II. Diagnosis and treatment. Sem. Thromb. Hemostas. 22, 33–52 (1996)

[37] Jesse K.: Das McGinn-White-Syndrom und andere ausgewählte elektrokardiographische Veränderungen in der Diagnostik der akuten Lungenembolie. Inaug. Diss. Frankfurt am Main, 1997

[38] Kauczor H. U., Ries B. G., Heussel C. P., Schmidt H. C.: Spiral-CT in der Diagnostik der Lungenembolie. Röntgenpraxis 49, 195–200 (1996)

[39] King A. D., Bell S. D., Stuttle A. W. et al.: Platelet imaging of thromboembolism. Natural history of postoperative deep venous thrombosis and pulmonary embolism illustrated using the ^{111}In-labelled platelet-specific monoclonal antibody, P256. Chest 101, 1597–1600 (1992)

[40] Knecht M., Heinrich F.: Clinical evaluation of an immunoturbidometric D-dimer assay in the diagnostic procedure of deep vein thrombosis and pulmonary embolism. Thromb. Research 88, 413–417 (1997)

[41] Konstantinides S., Geibel A., Kasper W. et al.: Role of cardiac ultrasound in the detection of pulmonary embolism. Semin. Respir. Crit. Care Med. 17, 39–49 (1996)

[42] Konstantinides S., Geibel A., Kasper W. et al.: Patent foramen ovale is an important predictor of adverse outcome in patients with major pulmonary embolism. Circulation 97, 1946–1951 (1998)

[42a] Kroegel C., Reißig A., Hengst U.: Diagnostik parenchymatöser Lungenerkrankungen. Möglichkeiten und Grenzen der thorakalen Sonographie. Dtsch. Med. Wschr. 124, 765–772 (1999)

[43] Kroschel U., Seitz K., Reuß J., Rettenmaier G.: Sonographische Darstellung von Lungenembolien. Ergebnisse einer prospektiven Studie. Ultraschall Med. 12, 263–268 (1991)

[44] Lechleitner P., Mathis G.: Sonographische Lungenemboliediagnostik. Dtsch. Med. Wschr. 117, 682 (1992)

[45] Manganelli, D., Palla A., Donnamaria V., Giuntini C.: Clinical features of pulmonary embolism: doubt and certainties. Chest 107 (Suppl.), 25–32 (1995)

[46] Mathis G., Metzler J., Feurstein M. et al.: Lungeninfarkte sind sonographisch zu entdecken. Ultraschall Med. 11, 281–283 (1990)

[47] McDonald I. G., Hirsh J., Hale G. S., O'Sullivan E. F.: Major pulmonary embolism, a correlation of clinical findings, hemodynamics, pulmonary angiography, and pathological physiology. Br. Heart J. 34, 356–364 (1972)

[48] Meany J. F. M., Weg J. G., Chenevert T. L. et al.: Diagnosis of pulmonary embolism with magnet resonance angiography. New Engl. J. Med. 336, 1422–1427 (1997)

[49] Meissner E., Fabel H.: Akute Lungenembolie. Arzneimitteltherapie 8, 177–192 (1990)

[50] Miller G. A. H., Sutton G. C., Kerr I. H. et al.: Comparison of streptokinase and heparin in treatment of isolated acute massive pulmonary embolism. Br. Med. J. 1971/I, 681–684.

[51] Mills S. R.; Jackson D. C., Older R. A. et al.: The incidence, etiologies, and avoidance of complications of pulmonary angiography in a large series. Radiology 136, 295–299 (1980)

[52] Morpurgo M, Schmid C.: The spectrum of pulmonary embolism. Chest 107 (Suppl), 18–20 (1995)

[53] Morshius W. J., Jansen E. W., Vincent J. G. et al.: Assessment of the results of pulmonary embolectomy by intraoperative fiberoptic angioscopy. J. Thorac. Cardiovasc. Surg. 98, 455–460 (1989)

[54] Moser K. M.: Pulmonary embolism. Clinical features and diagnostic strategies. Hämostaseologie 17, 1–4 (1997)

[55] Moses D. C., Silver T. M., Bookstein J. J.: The complementary roles of chest radiography, lung scanning and selective pulmonary angiography in the diagnosis of pulmonary embolism. Circulation 49, 179–188 (1974)

[56] Mostbeck A., Partsch H., Köhn H., König B.: Lungenembolie bei Bein-Beckenvenenthrombose. Ergebnisse einer prospektiven Studie. Wien. Klin. Wschr. 92, 464–471 (1980)

[57] Nazeyrollas P., Metz D., Jolly D. et al.: Use of transthoracic Doppler echocardiography combined with clinical and electrocardiographic data to predict acute pulmonary embolism. Eur. Heart J. 17, 779–786 (1996)

[58] Neumann S. M., Freyschmidt J., Holland B. R. et al.: Vergleich der Ventilations-/Perfusions-Szintigraphie mit der Spiral-CT bei akuter Lungenembolie. Med. Klin. 92, 635–641 (1997)

[59] Nielsen T. T., Lund O., Ronne K., Schifter S.: Changing electrocardiographic findings in pulmonary embolism in relation to vascular obstruction. Cardiology 76, 274–284 (1989)

[60] Oudkerk M., van Beek J. R., van Putten W. L. J., Büller H. R.: Cost-effectiveness analysis of various strategies in the diagnostic management of pulmonary embolism. Arch. Intern. Med. 153, 947–954 (1993)

[61] Perrier A., Bounameaux H., Morabia A. et al.: Diagnosis of pulmonary embolism by a decision analysis-based strategy including clinical probability, D-dimer levels, and ultrasonography: a management study. Arch. Intern. Med. 156, 531–536 (1996)

[61a] Post F., Mertens D., Voigtländer T. et al.: Troponin I zur Beurteilung des Schweregrades bei submassiver Lungenembolie. Z. Kardiol. 88, Suppl. I, 945 (1999)

[61b] Rademaker J., Galanski M.: Wert der Spiral-Computertomographie in der Diagnostik der akuten Lungenembolie. Dtsch. Med. Wschr. 124, 153–157 (1999)

[62] Rauber K.: Stellenwert von CT und Spiral-CT in der Lungenemboliediagnostik. Med. Welt 48, 313–316 (1997)

[63] Schiebler M. L., Holland G. A., Hatabu H. et al.: Suspected pulmonary embolism: prospective evaluation with pulmonary MR angiography. Radiology 189, 125–131 (1993)

[64] Sors H., Afran D., Stern M. et al.: An analysis of the diagnostic methods for acute pulmonary embolism. Intens. Care Med. 10, 81–83 (1984)

[65] Sreeram N., Cheriex E. C., Smeets J. L. R. M. et al.: Value of the 12-lead electrocardiogram at hospital admission in the diagnosis of pulmonary embolism. Am. J. Cardiol. 73, 298–303 (1994)

[66] Stammler F., Diehm C.: Stellenwert der Thrombose-Diagnostik bei Lungenembolie. Med. Welt 48, 317–324 (1997)

[67] Stein P. D., Terrin M. I., Hales C. A. et al.: Clinical, laboratory, roentgenographic, and electrocardiographic findings in patients with acute pulmonary embolism, and no pre-existing cardiac or pulmonary disease. Chest 100, 598–603 (1991)

[68] Stein P. D., Athanasoulis C., Alavi A. et al.: Complications and validity of pulmonary angiography in acute pulmonary embolism. Circulation 85, 462–468 (1992)

[69] Stein P. D.: Diagnosis and management of pulmonary embolism. Curr. Opin. Cardiol. 11, 543–549 (1996)

[70] Steiner P., Lund G. K., Debatin J. F. et al.: Acute pulmonary embolism: value of transthoracic and transesophageal echocardiography in comparison with helical CT. Am. J. Roentgenol. 167, 931–936 (1996)

[71] Tapson V. F. Pulmonary embolism – New diagnostic approach. New Engl. J. Med. 336, 1449–1451 (1997)

[72] Tighe D. A., Chung E. K., Park C. H.: Electric alternans associated with acute pulmonary embolism. Am. Heart J. 128, 188–190 (1994)

[73] UPET: Circulation, Suppl. II, Vols. XLVII and XLVIII (1973)

[74] Walsh P. N., Greenspan R. H., Simon M. et al.: An angiographic severity index for pulmonary embolism. Circulation, Suppl. II to Vol. XLVII and XLVIII, II-101–108 (1973)

[75] Wenger N. K.: Pulmonary embolism – Strategy for evaluation and treatment of patients at increased risk. Postgrad. Med. 84, 107–115 (1988)

[76] Windler E., Witte G., Grabbe E. et al.: Diagnostik der akuten Lungenembolie. Dtsch. Med. Wschr. 108, 1558–1561 (1983)

[77] Woitas R. P., Wilhelm K., Hortling N. et al.: Diagnostik der akuten Lungenembolie. Dtsch. Med. Wschr. 123, 225–228 (1998)

[78] Worsley D. F., Alavi A., Aronchick J. M. et al.: Chest radiographic findings in patients with acute pulmonary embolism: observations from the PIOPED study. Radiology 189, 133–136 (1993)

6 Differenzialdiagnostik

Ziel differenzialdiagnostischer Erwägungen ist es einerseits, bei Verdacht auf Lungenembolie keine anderen Erkrankungen mit ähnlicher Symptomatik zu übersehen (Abschnitt 6.1), andererseits – was noch häufiger sein dürfte und daher im Vordergrund der nachfolgenden Überlegungen steht – unter der Annahme anderer Erkrankungen keine Lungenembolie zu übersehen (Abschnitt 6.2). Dass diese oft als Komplikation zu einer anderen Erkrankung hinzutritt, von der sich ihre Symptome kaum unterscheiden, verstärkt die differenzialdiagnostische Schwierigkeit. Auch relativ geringfügige, für sich allein nicht bedrohliche Symptome bedürfen einer konsequenten Klärung, da sie Ausdruck einer Signalembolie sein können, die eine lebensbedrohliche Katastrophe ankündigen kann.

6.1 Differenzialdiagnose nach dem Schweregrad der Lungenembolie

Die Symptome massiver Lungenembolien (Grad III) lassen an andere akut auftretende thorakale Erkrankungen wie Herzinfarkt, Aortendissektion, Perikardtamponade oder Pneumothorax denken. Bei weniger schweren Lungenembolien (Grad II) und bei Ausbildung einer Infarktpneumonie sind differenzialdiagnostisch Pleuropneumonien und Neoplasien mit poststenotischen Atelektasen zu erwägen. Chronisch obstruktive Lungenerkrankungen mit großen Emphysemblasen können insbesondere im Szintigramm segmentale Perfusionsausfälle vortäuschen (Tab. 6.1).

6.2 Differenzialdiagnose nach Leitsymptomen

Für die differenzialdiagnostischen Überlegungen sind die Leitsymptome der Lungenembolie [3,4] hilfreich (Tab. 6.2).

Tab. 6.1 Differenzialdiagnose der Lungenembolie nach Schweregrad (modifiziert nach Meissner und Fabel 1990)

massive Embolie (Grad III)	submassive Embolie (Grad II)
– Myokardinfarkt – Aortendissektion – Perikardtamponade – Pneumothorax	– Pneumonie – Atelektase – Neoplasma – chronisch-obstruktive Lungenerkrankung – Pleuritis

6.2.1 Akute Atemnot

Ein Patient mit Lungenembolie kann im Gegensatz zu einem Patienten mit Atemnot infolge kardialer Insuffizienz meistens flach liegen. Anamnese und klinische Befunde erlauben rasch eine Unterscheidung. Ein Lungenödem ist meist auf Distanz hörbar oder leicht auskultierbar; sehr selten ist eine Lungenembolie dessen einzige Ursache [6]. Bei kardial bedingter Ruhedyspnoe besteht eine Tendenz zur globalen respiratorischen Insuffizienz mit Erhöhung des pCO_2. Zur Diagnose einer Linksherzinsuffizienz hilft das Röntgenbild des Thorax weiter. Allerdings kann eine Linksherzinsuffizienz auch durch eine Lungenembolie ausgelöst sein. Bei jeder nicht offensichtlich erklärbaren Verschlechterung einer kardialen Situation muss an eine Lungenembolie als auslösende Ursache gedacht werden!

Einzelheiten der Differenzialdiagnose zur Pneumonie sind in Tab. 6.3 dargestellt. Aus ihr geht hervor, wie wenig sich die potenziell lebensgefährliche Lungenembolie unter Umständen in ihrer Symptomatik von häufig vorkommenden, meist harmloseren Erkrankungen der Atmungsorgane, wie z. B. der Pneumonie, unterscheidet [5,8,12].

Selbst hinter einem Asthmaanfall [17] oder einer akuten Bronchiolitis kann sich eine Lungenembolie verbergen. Ein sonographischer Befund an den Venen lenkt dann den Verdacht in die

Tab. 6.2 Differenzialdiagnose der Lungenembolie nach Leitsymptomen (modifiziert nach Strauer 1988)

I. akute Luftnot
- Pneumothorax
- Lungenödem
- Pneumonie
- Asthma bronchiale
- Pleuritis
- Perikarditis
- Atelektasen (Bronchusstenose)
- Pleura- und Lungentumoren
- ARDS (= adult respiratory distress syndrome)

II. akuter Thoraxschmerz
- Angina pectoris, Myokardinfarkt
- Pleuritis
- Perikarditis
- Aortenaneurysma (dissezierend)
- Interkostalneuralgie
- akutes Abdomen
- Milzinfarkt
- Gallenkoliken, Pankreatitis

III. Hämoptyse
- Bronchialkarzinom
- Tuberkulose
- Bronchiektasen
- Goodpasture-Syndrom
- Angiodysplasie

IV. unklarer Schock
- Myokardinfarkt
- Perikardtamponade
- Herzrhythmusstörungen (brady-tachykard)
- Aortenaneurysma (dissezierend)
- septischer, anaphylaktischer Schock
- Myokarditis, Kardiomyopathie
- Vorhofmyxom
- Endocarditis lenta
- akute interne Blutverluste

V. Synkopen
- zerebrales Krampfleiden
- Hypoglykämien
- zerebrale Embolien (bei Endokarditis u. a.)
- Intoxikationen
- Karotissinus-Syndrom
- Hysterie
- vagovasale Synkopen

VI. Tachykardie
- Herzrhythmusstörungen
- Hochdruckkrisen (Phäochromozytom)
- schwere orthostatische Dysregulation
- vagovasale Synkopen

richtige Richtung. Typische Befunde im Echokardiogramm bestätigen die Diagnose.

Ein großer, Atemnot erklärender Pleuraerguss beruht meist nicht auf einer Lungenembolie, die eher kleine, keineswegs immer hämorrhagische Pleuraergüsse hervorruft. Ein Pneumothorax ist, wenn Perkussion und Auskultation keine klaren Befunde liefern, röntgenologisch zweifelsfrei nachzuweisen. Die Ursachen für Atelektasen bzw. pleurale oder pulmonale Prozesse deckt meist die (Spiral-)CT auf. Wie das ARDS tritt die Lungenembolie als Komplikation einer zu Grunde liegenden Erkrankung auf; Fälle von ARDS infolge Lungenembolie sind beschrieben [13]. Beim Hyperventilationssyndrom, das rezidivierende Lungenembolien täuschend nachahmen kann, ist der pO_2-Wert nicht erniedrigt.

6.2.2 Akuter Thoraxschmerz

Ein Thoraxschmerz tritt zwar bei Lungenembolie häufig auf, ist aber als Leitsymptom von geringer Wertigkeit, da nur maximal 20% der Patienten, die mit Thoraxschmerzen eine Notaufnahme aufsuchen, eine Lungenembolie aufweisen [2, 3, 14].

Ein Myokardinfarkt ist in der Frühphase meist anhand der EKG-Veränderungen zu beweisen. Beim Hinterwandinfarkt zeigt auch die Ableitung II – im Gegensatz zum akuten Cor pulmonale – infarkttypische Auslenkungen der ST-Strecke und T-Welle, oft liegt zusätzlich eine Senkung der ST-Strecken in den rechtspräkordialen Ableitungen vor. Allerdings sollte an die Möglichkeit eines Herzinfarkts infolge einer Lungenembolie gedacht werden [1].

Eine Angina pectoris gravis respektive ambulatoria geht nicht mit Veränderungen im Ruhe-EKG einher. Vor Durchführung einer Ergometrie sollte im Zweifelsfall eine Untersuchung des Venensystems erfolgen, um keine Embolisierung zu provozieren.

Eine Perikardtamponade, deren klinisches Leitsymptom eines Pulsus paradoxus auch bei Lungenembolie auftritt, lässt sich echokardiographisch klar erkennen. Relativ geringe Dyspnoe bzw. Tachypnoe spricht bei präkordialen Schmerzen mehr für eine Perikardtamponade, die den Bluteinstrom in den rechten Vorhof stark, in den linken Vorhof kaum behindert, als für eine Lungenembolie. Eine neu hinzugetretene Niederspannung im EKG oder ein elektrokardiographi-

Tab. 6.3 Differenzialdiagnose zwischen Lungenembolie und bakterieller Pneumonie (modifiziert nach Herzog 1977)

	Lungenembolie	Pneumonie
Symptome		
Einsetzen	meist plötzlich	plötzlich oder allmählich
Charakter	oft pleuritisch	immer pleuritisch
Lokalisation	meist einseitig	meist einseitig
Intensität	unterschiedlich	unterschiedlich
Husten	ungewöhnlich ohne Infarkt	meist vorhanden
Dyspnoe	wenig bis schwer	wenig bis schwer
Sputum	eher blutig	eher eitrig bis rostfarben
Fieber	keines bis wenig	meist hoch
Schüttelfrost	selten	regelmäßig
Begleitumstände und -krankheiten	– immobilisierende Erkrankung oder Behandlung – vorbestehende Thrombose im Anschluss an Operation an Bein, Hüfte, Becken – Antikonzeptiva – Polyzythämie – maligner Tumor – Lungenstauung – frühere Lungenembolien	– chronische Atemwegsobstruktion – chronischer Alkoholismus – Bronchiektasen – Diabetes mellitus – Schwäche des Immunsystems
Klinische Befunde		
Atemfrequenz	hoch	hoch
Pulsfrequenz	hoch	hoch
Perkussion	oft normal, besonders im Frühstadium	Dämpfung
Pleurareiben	manchmal vorhanden	manchmal vorhanden
Pleuraerguss	manchmal vorhanden	manchmal vorhanden
Herzbefund	normal bis schwere Insuffizienz	meist normal
Beine	Wadendruckschmerz	normal
Labor- bzw. technische Befunde		
Leukozytose	mäßig	stark (15 000/mm^3 und mehr)
Angiogramm	Gefäßabbrüche, Füllungsdefekte	meist normal
Perfusionsszintigramm	Ausfälle vorhanden	Ausfälle vorhanden
Inhalationsszintigramm	zu Beginn normal	Ausfälle im Bereich des Infiltrates
p_aO_2, p_aCO_2	Hypoxämie, Hypo- oder Normokapnie	Hypoxämie, Hypo- oder Normokapnie
EKG	zunehmende Rechtsachse	oft normal
Pleuraerguss	oft blutig	selten blutig
Thorax-Röntgenbild	zu Beginn normal	Infiltrat

scher Alternans können die Diagnose Perikardtamponade stützen, allerdings gelegentlich auch bei Lungenembolie auftreten.

Ein Aneurysma dissecans aortae, das sich in heftigen retrosternalen Schmerzen ohne sonstige Herzinfarktsymptome, in akuten arteriellen Durchblutungsstörungen und/oder in einer Schocksymptomatik unklarer Genese äußern kann, ist am sichersten mit (transösophagealer) Echokardiographie zu beweisen. Dass ein Aortenaneurysma durch Kompression einer Pulmonalarterie eine Lungenembolie vortäuscht, dürfte eine Rarität sein [5 a, 9], ebenso die Vortäuschung einer Lungenembolie durch eine hypoplastische Lungenarterie [16].

Für eine Interkostalneuralgie ist der streng segmentale Schmerzcharakter typisch.

6.2.3 Hämoptyse

Die Klärung dieses bei Lungenembolie relativ seltenen, meist auf eine Infarzierung hinweisenden Symptoms erfordert eine umfassende pneumologische Diagnostik.

6.2.4 Schockzustand

Für einen perakut sich entwickelnden, beim Eintreffen des Arztes bereits eingetretenen Herzstillstand kommen außer der Lungenembolie differenzialdiagnostisch Kammerflimmern (meist bei koronarer Herzkrankheit mit Infarkt) oder eine Perikardtamponade durch Aorten- oder Herzwandruptur in Frage. Die Kenntnis der Anamnese und thrombosebegünstigender Umstände ist in dieser Situation zur Entscheidung hilfreicher als weitere zeitraubende Untersuchungen. Während der sofort eingeleiteten Reanimationsmaßnahmen können EKG und Echokardiographie bettseitig weitere Klärung bringen.

Als Ursachen eines Schocks kommen außer einer Lungenembolie ein kardiogener, d.h. myokard- oder rhythmusbedingter Schock, eine Perikardtamponade, ein rupturierendes Aneurysma aortae, ein hämorrhagischer, septischer oder anaphylaktischer Schock in die differenzialdiagnostische Erwägung. Die drei erstgenannten Ursachen lassen sich mit Hilfe der Echokardiographie meist rasch klären; wie auch bei den anderen Schockursachen ist der rechte Ventrikel meist klein, wenn nicht andere – meist bekannte – Ursachen einer chronischen pulmonalen Hypertonie vorliegen. Wie der septische Schock tritt die Lungenembolie meist auf der Basis einer Grundkrankheit auf. Ein Vorhofmyxom bzw. -thrombus mit plötzlicher Verlegung einer der Segelklappen als weitere Ursache eines Schocks ist eine Rarität.

6.2.5 Synkopen

Ätiologisch unklare Synkopen [15], die außer auf einer Lungenembolie auf einer in der Tab. 6.2 genannten Ursachen beruhen können, müssen durch sorgfältige Analyse des Synkopenablaufs und evtl. Provokationstests wie Elektroenzephalographie, Hungertest, Orthostase-Test, Karotis-druckversuch u. a. geklärt werden. In diesem Zusammenhang sollte zu Beginn eine Untersuchung des Venensystems und ggf. der Lunge durch Sonographie und Perfusionsszintigraphie vorgenommen werden, um eine auch nur entfernt in Frage kommende Lungenembolie auszuschließen. Lungenembolien können sich auch als Adams-Stokes-Attacken [10] und bei älteren Patienten als akuter Verwirrungszustand äußern. Insbesondere bei perioperativ erstmals auftretenden Synkopen muss an eine Lungenembolie gedacht werden.

6.2.6 Tachykardien

Fast jede Lungenembolie mit hämodynamischer Auswirkung ist mit einer Sinustachykardie vergesellschaftet. Es ist jedoch daran zu denken, dass ein normofrequenter Sinusrhythmus durch einen atrioventrikulären Block 2. Grades, bei dem jede zweite P-Welle in der vorangehenden T-Welle verborgen ist, vorgetäuscht werden kann. Differenzialdiagnostisch müssen bei einer Sinustachykardie extrakardiale Ursachen wie Volumenmangel, Pharmaka und Genussgifte erwogen werden. Zur Erkennung einer primär kardialen Genese der Tachykardie stellen Echokardiogramm und Langzeit-EKG-Registrierung die entscheidenden Maßnahmen dar. Endokrine Ursachen wie eine Hyperthyreose oder ein Phäochromozytom werden durch Hormonanalysen, orthostatische bzw. vasovagale Ursachen durch Funktionstests aufgedeckt. Auch bei belastungsinduzierter Hypotonie ist an eine Lungenembolie zu denken [11].

! Eindringlich zu warnen ist davor, einen beim ersten Aufstehen nach längerer Bettruhe auftretenden, mit passagerer Tachykardie einhergehenden „Kreislaufkollaps" kurzerhand als einfache Kreislaufregulationsstörung abzutun!

6.3 Fehldiagnosen

Die Nichterkennung und daraus resultierend eine Nichtbehandlung einer Lungenembolie kann für den betroffenen Patienten vital bedrohliche Folgen haben, wenn ein Rezidiv der Lungenembolie, das bei etwa 30% der nicht behandelten Patienten eintritt, Arzt, Patienten und Angehörige gleichermaßen überrascht. Auch die falsche Diagnose einer Lungenembolie kann obsolet sein, wenn sich darauf eine risikobehaftete antithrombotische Therapie mit Heparinen, Thrombolytika oder oralen Antikoagulantien oder eine Embolektomie gründet. Bei 42 unter der Annahme einer massiven Lungenembolie Operierten wurden drei Fehldiagnosen gefunden: zwei Herzinfarkte und ein Hämoperikard [7]. Deshalb ist eine Lungenembolie rasch und zuverlässig mit den im Kap. 5 beschriebenen Methoden nachzuweisen bzw. auszuschließen. Die adäquaten Wege hierfür zu finden, stellt bei Vorliegen komplexer Erkrankungen [1] hohe Anforderungen an das Wissen und die Entschlusskraft des Arztes.

Literatur

[1] Adhout D. J., Damani P. M., Ultan L. B.: Recurrent acute pulmonary emboli in association with acute myocardial infarction. Chest 96, 682–684 (1989)

[2] Decrinis M.: Lungenembolie – nach wie vor eine Herausforderung. Notfall Med. 19, 452–457 (1993)

[3] Grosser K. D., Knoch K.: Thromboembolie der Lunge. Intensivmed 21, 138–144 (1984)

[4] Heinrich F., Klink K.: Lungenembolie. 2. korr. Aufl., Springer, Berlin, Heidelberg, New York, Tokyo, 1984

[5] Herzog H.: Erkrankungen der Lunge und der Pleura. In: Gross R., Schölmerich P. (Eds.): Lehrbuch der Inneren Medizin. F. K. Schattauer, Stuttgart, New York, 1977, 5. Auflage, 435–502

[5a] Jacka M., Oxorn D. C.: Pulmonary artery obstruction by aortic aneurysm mimicking pulmonary embolism. Anesth. Analg. 80, 185–187 (1995)

[6] Jobe R. L., Forman M. B.: Focal pulmonary embolism presenting as diffuse pulmonary edema. Chest 103, 644–646 (1993)

[7] Kieny R., Eisenmann B., Jeanblanc B. et al.: Chirurgische Behandlung der massiven Lungenembolie. Bericht über 45 erfolgreiche Operationen, hiervon 10 Eingriffe nach Trendelenburg. Thoraxchirurgie 26, 259–265 (1978)

[8] Meissner E., Fabel H.: Akute Lungenembolie. Arzneimitteltherapie 8, 177–192 (1990)

[9] Preston D. S., Colletti P. M., Raval J. K., Radin D. R.: Compression of pulmonary artery by syphilitic thoracic aortic aneurysm: imaging. Clin. Nucl. Med. 14, 610–613 (1989)

[10] Ryder R. E. J., Collins P., Griffiths B. E.: Pulmonary embolism masquerading as Stokes-Adams attacks. J. Royal Soc. Med. 80, 460–461 (1987)

[11] Sigal S. L., Kolansky D. M., Hughes S. et al.: Pulmonary embolism presenting as exercise-induced hypotension. Chest 99, 500–502 (1991)

[12] Strauer B. E.: Lungenembolie und Lungeninfarkt. In: Riecker G. (Ed.): Therapie innerer Krankheiten. Springer Verlag, Berlin, Heidelberg, New York, London, Paris, Tokyo, 1988, 6. Aufl., 162–165

[13] tenHoopen D. J., Sherer D. M., Abramowicz S.. J., Papadakos P. J.: Extensive pulmonary embolism presenting as severe adult respiratory distress syndrome after surgical resection of a cornual pregnancy. Am. J. Obstet. Gynecol. 165, 41–42 (1991)

[14] Thomas L., Reichl M.: Pulmonary embolism in patients attending the accident and emergency department with pleuritic chest pain. Arch. Emerg. Med. 8, 48–51 (1990)

[15] Toda R., Vidal F., Benet A. et al.: Sincope como forma de presentacion de un tromboembolismo pulmonar. Estudio de 15 casos. Med. Clin. (Barc) 98, 561–564 (1992)

[16] Vohra N., Alvarez M., Abramson A. F., Lockwood C. J.: Hypoplastic pulmonary artery: an unusual entity mimicking pulmonary embolism during pregnancy. Obstetr. Gynecol. 80, 483–485 (1992)

[17] Windebank W. J., Boyd G., Moran F.: Pulmonary thromboembolism presenting as asthma. Br. Med. J. 1973/I, 90–94

7 Prognose der Lungenembolie und klinischer Verlauf

Die Spontanprognose einer Lungenembolie hängt ab
1. vom Ausmaß des Verschlusses der Pulmonalarterie, d. h. dem Schweregrad der Lungenembolie,
2. vom kardiopulmonalen Status, d. h. von Vorerkrankungen des Herzens und/oder der Lungen mit Beeinträchtigung hämodynamischer Kompensationsmöglichkeiten [11],
3. von der körpereigenen Fibrinolyse, d. h. den hämostaseologischen Kompensationen, und
4. von evtl. hinzutretenden Embolierezidiven.

Die Angaben über den Spontanverlauf stützen sich zumeist auf ältere Daten aus einer Zeit, als man die Lungenembolie noch nicht regelhaft mit Antikoagulantien behandelte.

7.1 Einflussgrößen auf die Kurzzeitprognose

7.1.1 Adäquate Diagnostik

Die Prognose eines Patienten mit Lungenembolie wird wesentlich von einer frühzeitigen Diagnose und sich darauf gründenden therapeutischen Maßnahmen beeinflusst.

Nach Literaturangaben starben in den USA in den Jahren 1962–1984 11% der Patienten mit Lungenembolie innerhalb der ersten Stunde. Bei 71% der überlebenden Erkrankten wurde die Diagnose nicht gestellt; von diesen Patienten starben wiederum 30%. Bei richtig gestellter Diagnose und adäquater Therapie (29%) betrug die Letalität nur 8% (Abb. 7.1) [4]. Von 707 (in Pisa 1969–1982) näher analysierten Patienten mit Lungenembolie starben 81 (11,4%) innerhalb von 30 Tagen; die Lungenembolie war in 56,8% die Haupttodesursache. Bei isolierter Lungenembolie überlebten diesen Zeitraum 90,6%, bei postoperativer Ursache 89,9%, bei Herzerkrankungen 81,5% und bei Malignomen 75%. Die Letalität der behandelten Patienten betrug 9,2%, die der unbehandelten 25,2% [5].

7.1.2 Schweregrad der Lungenembolie

Die fulminante Lungenembolie (Grad IV), bei der zwei Drittel der Lungenstrombahn verlegt sind, führt ohne Behandlung bei 70–85% der Patienten innerhalb von 30 Minuten zum Tode. Therapeutische Bemühungen können die Letalität auf etwa 40% senken. Bei eingetretenem Kreislaufstillstand ist die kardiopulmonale Reanimation ohne eine spezifische Therapie nur selten erfolgreich. Invasive therapeutische Maßnahmen wie Thromboszertrümmerung und Thrombolysetherapie verbessern die Prognose entscheidend.

Die massive Lungenembolie (Grad III) ist ein lebensbedrohliches Ereignis. Das Schicksal der Patienten entscheidet sich meistens innerhalb der ersten Stunde. Die Letalität wird mit 18% angegeben. Patienten mit submassiver Lungenembolie (Grad II) haben eine gute Überlebenschance, sofern keine anderen kardiopulmonalen Erkrankungen vorliegen. Die Letalität liegt bei 12–14% [2]. Zur Beeinflussung der Prognose durch die Therapie s. Kap. 8.

Für die Akutprognose ist letztlich die kardiale Situation entscheidend, die von der Schwere der Lungenembolie und vorbestehenden kardiopulmonalen Veränderungen geprägt wird. Erhebungen an allerdings unterschiedlichen Patientengruppen ergaben, wenn keine Rechtsherzinsuffizienz vorlag, eine Letalität von etwa 2%, bei Rechtsherzversagen etwa 13%, bei kardiogenem Schock etwa 30% und bei Notwendigkeit zur Reanimation etwa 60%.

7.1.3 Patientenalter

Green et al. (1992) verglichen die Prognose von 40 Lungenembolie-Patienten unter 40 Jahren mit 40 Patienten über 40 Jahren und ansonsten gleichen Einschlusskriterien. Sieben der älteren Patienten, aber nur einer der jüngeren starben im Krankenhaus an den Folgen ihrer Lungenembolie (p = 0,03) [6]. Offensichtlich geht die Kompensationsfähigkeit mit zunehmendem Alter verloren.

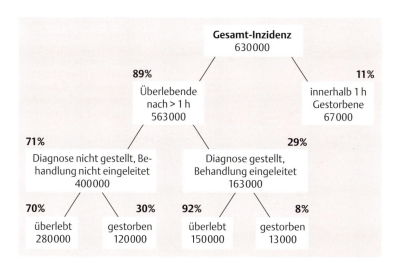

Abb. 7.1 Inzidenz von Lungenembolien in den USA (nach Dalen und Alpert 1975).

7.2 Einflussgrößen auf die Langzeitprognose

7.2.1 Patientenalter

Anderson et al. (1991) verfolgten 3½ Jahre lang das weitere Schicksal von 358 Patienten, die wegen einer venösen Thromboembolie erstmals stationär behandelt wurden [1]. Insgesamt starben im Beobachtungszeitraum 108 Patienten (30%). Todesursache bei 25% der Verstorbenen war eine Lungenembolie; 32% der Patienten mit einer tiefen Beinvenenthrombose starben im Beobachtungszeitraum. Die Überlebensrate war signifikant vom Alter abhängig (Abb. 7.2). Die Überlebenskurve jeder Altersgruppe zeigte einen charakteristischen Verlauf. Für die Überlebenswahrscheinlichkeit spielte das Geschlecht der Patienten oder der Grund für die ursprüngliche stationäre Aufnahme (tiefe Beinvenenthrombose oder Lungenembolie) keine Rolle. Insgesamt 27 Patienten starben an einer Lungenembolie, die Mehrzahl der Patienten starb jedoch an anderen Grunderkrankungen (s. Abschnitt 7.2.2). Auffällig ist, insbesondere bei Patienten unter 60 Jahren, die relativ hohe Letalität im ersten Jahr nach Auftreten einer venösen Thromboembolie.

7.2.2 Begleiterkrankungen

Für Patienten, die eine akute Lungenembolie überlebt haben, sind langfristig vor allem kardiorespiratorische Vor- und Begleiterkrankungen prognosebestimmend.

Von 399 Patienten mit Lungenembolie, die ein Jahr lang beobachtet wurden, starben nur 10 (2,5%) an einem Rezidiv [3]. Bei 33 Patienten (8,3%) trat im Beobachtungszeitraum eine erneute Lungenembolie auf; von diesen Patienten starben 45% während der weiteren Beobachtungszeit. Insgesamt starben im Laufe eines Jahres 95 Patienten (23,8%). Die häufigsten Todesursachen waren Karzinome bei 34,7%, Infektionen bzw. chronische Lungenerkrankungen bei 22,1% und kardiale Erkrankungen bei 16,8%.

Von 60 Patienten mit Lungenembolie, die bis zu sieben Jahre beobachtet wurden, hatten 42 zum Zeitpunkt der Lungenembolie keine Herzerkrankungen. Von ihnen überlebten 36. Dagegen starben 13 von 16 Patienten, die zum Zeitpunkt der Lungenembolie eine Linksherzinsuffizienz aufwiesen [8].

7.2.3 Pulmonale Hypertonie

Akute Lungenembolien mit einer klinischen Symptomatik von weniger als 1 Woche und subakute Lungenembolien mit klinischer Symptomatik von 1–4 Wochen sind unter einer adäquaten Antikoagulation selten durch Rezidive kompliziert [10]. Ohne Sekundärprophylaxe liegt die Rezidivquote bei etwa 30%. Wie häufig nach einmaliger Lungenembolie ein unter Belastung manifest werdender pulmonaler Hochdruck auftritt, ist nicht bekannt.

Bei 76 Lungenembolie-Patienten ohne andere kardiopulmonale Erkrankungen, die bis zu 15 Jahre beobachtet wurden, trat eine pulmonale Hypertonie nach einer einzigen Lungenembolie

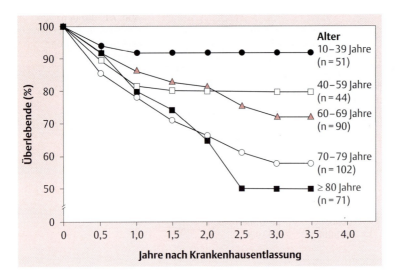

Abb. 7.2 Altersabhängige Überlebensrate bei 358 Patienten, die erstmals wegen einer tiefen Beinvenenthrombose und/oder Lungenembolie stationär behandelt wurden (nach Anderson et al. 1991).

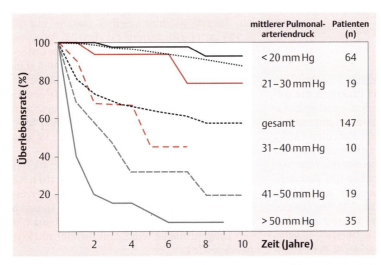

Abb. 7.3 Überlebensraten von 147 Patienten in Abhängigkeit vom mittleren Pulmonalarteriendruck, mindestens 2 Monate nach Auftreten der letzten Lungenembolie. Gepunktete Linie: Überlebenskurve von 40- bis 50-jährigen gesunden Männern zum Vergleich. Signifikanter Unterschied (p < 0,02) zwischen den Überlebenskurven unter und über 30 mm Hg Pulmonalarteriendruck (modifiziert nach Riedel et al. 1982).

nicht, nach einer subakuten oder rezidivierenden Lungenembolie selten auf. Dagegen entwickelte sich bei 12 von 13 Patienten mit rezidivierenden akuten Lungenembolien eine pulmonal-arterielle Hypertonie mit Werten über 30 mm Hg. Es bestand eine Korrelation zwischen Mortalität, Pulmonalarteriendruck und Rechtsherzinsuffizienz (Abb. 7.3) [9].

Besonders heimtückisch sind rezidivierende Mikroembolien, die klinisch stumm verlaufen und erst nach Entwicklung eines chronischen Cor pulmonale entdeckt werden.

7.2.4 Hypokinesie des rechten Ventrikels

Eine rechtsventrikuläre Hypokinesie scheint eine prognostische Bedeutung zu haben.

Eine echokardiographisch diagnostizierte Hypokinesie des rechten Ventrikels trat 6,3mal häufiger auf, wenn ≥ 30% des Lungenareals nicht perfundiert waren. Lungenembolierezidive entstanden dann ebenfalls häufiger (13% vs. 0% bei Patienten ohne Hypokinesie) [12].

7.2.5 Lungeninfarkt

Lungeninfarkte entstehen bei etwa 30–50% der Lungenembolien. In ca. 15% der Fälle tritt eine Infarktpneumonie auf. Die Infarktrückbildung dauert bei komplikationslosem Verlauf 2–5 Wochen. Bis dahin nicht vollständig resorbierbare Infarkte bilden sich in der Regel in den folgenden Monaten zurück. Gleichzeitig wird der nicht lysierte Restembolus bindegewebig organisiert. Zurück bleiben eine Infarktnarbe mit kompensatorischem Emphysem und eine Minderdurchblutung des embolisierten Gefäßbereiches.

Nicht selten werden chronische Verlaufsformen mit Ausbildung einer Infarktkaverne infolge aseptischer Nekrose oder mit einem Lungenabszess beobachtet, die insbesondere im Oberlappen der Lungen von einer Tuberkulose kaum zu unterscheiden sind, oder eines Lungenrundherds bzw. „Pseudotumors", der bei längerem Bestehen ein Bronchialkarzinom imitieren kann. Infarktkavernen können noch nach Wochen durch Ruptur oder Blutungen zum Tode führen. Lungeninfarkte können in seltenen Fällen zur Lungengangrän und zum Pleuraempyem führen [6].

Die Prognose und der Verlauf eines Lungeninfarktes werden vom Status des Herz-Kreislauf-Systems mitbeeinflusst. Bei 3 von 20 Patienten ohne Herzerkrankung persistierten die Infiltrate von Infarktpneumonien länger als 2 Wochen, dagegen bei 9 von 14 Patienten mit zusätzlicher Herzerkrankung [4].

Seltene Komplikationen des Lungeninfarktes sind ein Spontan- oder Hämatopneumothorax oder durch reaktive Mesothelveränderungen verursachte therapieresistente Pleuritiden.

Literatur

[1] Anderson F. A., Wheeler H. B., Goldberg R. J. et al.: A population-based perspective of the hospital incidence and case-fatality rates of deep vein thrombosis and pulmonary embolism. Arch. Intern. Med. 151, 933–938 (1991)

[2] Böttiger B. W., Bach A., Böhrer H., Martin E.: Die akute Thrombembolie der Lunge. Anaesthesist 42, 55–73 (1993)

[3] Carson J. L., Kelley M. A., Duff A. et al.: The clinical course of pulmonary embolism. New Engl. J. Med. 326, 1240–1245 (1992)

[4] Dalen J. E., Alpert J. S.: Natural history of pulmonary embolism. Progr. Cardiovasc. Dis. 17, 257–270 (1975)

[5] Di Ricco G., Melillo E., Rindi M. et al.: Prognosi a breve termine dell'embolia polmonare. G. Ital. Cardiol. 18, 578–584 (1988)

[6] Ellegast H., Haas P., Huber W., Schmoller H.: Der atypische Lungeninfarkt. Wien. Klin. Wschr. 84, 743–747 (1972)

[7] Green R. M., Meyer T. J., Dunn M., Glassroth J.: Pulmonary embolism in younger adults. Chest 101, 1507–1511 (1992)

[8] Paraskos J. A., Adelstein S. J., Smith R. E. et al.: Late prognosis of acute pulmonary embolism. New Engl. J. Med. 289, 55–58 (1973)

[9] Riedel M., Stanek V., Widimsky J., Prerovsky I.: Longterm follow-up of patients with pulmonary thromboembolism. Chest 81, 151–158 (1982)

[10] Sutton G. C., Hall R. J. C., Kerr I. H.: Clinical course and late prognosis of treated subacute massive, acute minor, and chronic pulmonary thromboembolism. Br. Heart J. 39, 1135–1142 (1977)

[11] Weitz, U.: Lebenserwartung nach Lungenembolie. Versicherungsmed. 42, 183–184 (1990)

[12] Wolfe M. W., Tee R. T., Feldstein M. L. et al.: Prognostic significance of right ventricular hypokinesis and perfusion lung scan defects in pulmonary embolism. Am. Heart J. 127, 1371–1375 (1994)

8 Therapie

Kurzfristige Ziele der Therapie eines Patienten mit Lungenembolie sind, die vitale Bedrohung zu beseitigen, dem Patienten die akute Atemnot, die Angst und die Schmerzen zu nehmen, möglichst schnell eine Reperfusion zu erreichen und den akuten Tod zu verhindern. Wichtig ist ferner, eine Rezidivembolie zu vermeiden und die Quelle weiterer Embolien zu sanieren. Langfristige Ziele sind eine möglichst komplette Wiederherstellung normaler Lungenfunktionsparameter mit Vermeidung eines erhöhten pulmonalen Drucks und eines chronischen Cor pulmonale. Allgemein-internistische Aufgabe ist es, evtl. vorhandene Grundkrankheiten zu behandeln. Einen Überblick über die therapeutischen Ziele, Ansatzpunkte und Methoden bei akuter Lungenembolie gibt die Tab. 8.1 [159]. Da es wegen der unterschiedlichen Schweregrade einer Lungenembolie, die sich überdies rasch und u.U. dramatisch ändern können, keine für alle Patienten gültige Therapieempfehlung geben kann, ist eine individuell abgestimmte Differenzialtherapie erforderlich, deren Einsatz, bezogen auf den jeweils aktuell vorliegenden Schweregrad, im Abschnitt 8.6 erläutert wird. An erster Stelle stehen intensivmedizinische Allgemeinmaßnahmen, die im Folgenden beschrieben sind.

8.1 Allgemeinmaßnahmen

Schon beim Verdacht einer Lungenembolie sollte eine Therapie eingeleitet werden (Tab. 8.2) [65]. Auch bei leichten Lungenembolien ist eine stationäre Behandlung erforderlich, da die Dynamik des Krankheitsverlaufs nicht vorhersehbar ist und sich jederzeit eine massive oder fulminante Lungenembolie entwickeln kann. Erst wenn eine Lungenembolie als klein bewiesen ist und wenn emboliträchtige Thromben in den Venen ausgeschlossen sind, kann an eine ambulante Weiterbehandlung gedacht werden.

8.1.1 Bettruhe, Lagerung, Kompressionsverband der Beine

Der Patient sollte mit etwas erhöhtem Oberkörper gelagert werden und Bettruhe einhalten.

Im Schock ist eine flache Horizontallagerung erforderlich. Auch bei fehlendem Hinweis auf eine Beinvenenthrombose ist bis zur diagnostischen Abklärung ein Kompressionsverband beider Beine zu empfehlen. Die von einer Thrombose betroffene Extremität sollte zunächst ruhiggestellt werden; eine Abwinkelung der Beine ist zu vermeiden. Da durch jede Bewegung eine weitere

Ziele der Therapie	Ansatzpunkte der Therapie	Prinzip der Therapie
Vermeidung einer Hirnanoxie	Hypoxämie Hypotonie	O_2-Zufuhr Sympathomimetika
Vermeidung einer rechtsventrikulären Dekompensation und des Kammerflimmerns	Nachlasterhöhung	(Antikoagulation) Thrombolyse Katheterfragmentation Embolektomie
Vermeidung einer Stressbelastung	Zentralnervensystem	Sedierung Analgesie
Vermeidung von Embolierezidiven	Venenthrombose	(Thrombolyse) Antikoagulation Sperrmaßnahmen an der Vena cava inferior
Verbesserung der kardiopulmonalen Kompensation	Vorerkrankungen an Herz und/oder Lungen	gezielte medikamentöse Maßnahmen

Tab. 8.1 Ziele, Ansatzpunkte und Methoden der Therapie bei akuter Lungenembolie (modifiziert nach Straub und Ulmer 1987)

Tab. 8.2 Therapeutische Basismaßnahmen bei Lungenembolie (modifiziert nach Grosser 1980)

Lagerung	Oberkörper leicht anheben, Kompressionsverband und Hochlagerung des Beines bzw. der Beine
Ruhigstellung	keine Eigenaktivität des Kranken, absolute Bettruhe
O_2-Nasensonde	2–6 l/min
Legen eines venösen Zugangs	bei Bedarf zentraler Venenkatheter
Sedierung	z. B. Diazepam 5 mg i.v.
Schmerzbekämpfung	z. B. Morphin 5–10 mg i.v.
Natriumbicarbonat	$NaHCO_3$ 8,4 % in ml = – BE × 0,3 × kg KG
Heparin	z. B. 5 000–10 000 IE als Bolus i.v., dann ca. 1 000–1 500 IE/h i.v., PTT-adaptiert
Volumenverabreichung	z. B. Elektrolytlösungen oder Volumenersatzmittel nach zentralem Venendruck
zusätzliche Maßnahmen bei Schocksymptomatik:	
Dopamin	4–6 µg/kg KG/Minute
Dobutamin	6–8 µg/kg KG/Minute
Adrenalin	0,1 µg/kg KG/Minute, bei Bedarf höher
evtl. Herzmassage, Intubation und Beatmung	evtl. PEEP

Intramuskuläre Injektionen sind wegen einer bestehenden oder eventuell noch erforderlich werdenden Thrombolysetherapie kontraindiziert [65, 66]

KG Körpergewicht
– BE base excess = negativer Basenüberschuss,
PEEP Positive Endexpiratory Pressure = endexspiratorische Überdruckbeatmung

Embolie ausgelöst werden kann, darf der Patient keine Eigenaktivitäten entwickeln; seine Körperhaltung darf auch nicht passiv abrupt verändert werden. Für weichen Stuhlgang ist zu sorgen, um eine Ablösung weiterer Thromben beim Pressen zu vermeiden. Zu weiteren Maßnahmen im Rahmen der Therapieüberwachung s. Abschnitt 9.1.

8.1.2 Sedierung und Schmerzbekämpfung

Die Sedierung mit einem Tranquilizer, wie z. B. Diazepam (z. B. Valium®) 5 mg intravenös, unterstützt die Ruhigstellung. Die Schmerzbekämpfung kann z. B. mit Morphin 5–10 mg intravenös erfolgen. Dadurch wird gleichzeitig einer schmerzinduzierten Freisetzung von Katecholaminen vorgebeugt, die zu einer Steigerung des systemischen und pulmonalen Gefäßwiderstandes führen. Bei pleuralen Schmerzen genügen meist peripher wirkende Analgetika.

8.1.3 Sauerstoffzufuhr, Beatmung, Azidosekorrektur

Wie bei jeder respiratorischen Notfallsituation ist das Freimachen bzw. Freihalten der Atemwege wichtig. Beim Bewusstlosen können Schleim, Mageninhalt, Zahnprothesen sowie eine zurückfallende Zunge zu einer Verlegung der Atemwege führen, die sofort frei gemacht werden müssen. Bei Atmungsinsuffizienz ist die Sauerstoffgabe immer als Erstmaßnahme indiziert. Sie wirkt sich oft günstig auf begleitende Herzrhythmusstörungen und subjektive Beschwerden wie Schmerz, Dyspnoe und Tachypnoe aus. Bei spontan atmenden Patienten mit deutlich erkennbarer Hypoxämie und/oder Dyspnoe ist die Sauerstoffzufuhr über Nasensonden oder Masken möglich. Nasensonden verfehlen jedoch ihre Wirkung, wenn der Patient durch den Mund atmet. Atemmasken werden von vielen Patienten schlecht toleriert. Per Nasensonde werden 2–6, per Maske 6–10 Liter Sauerstoff pro Minute verabreicht.

Bei schweren Formen der respiratorischen Insuffizienz ist eine Beatmungstherapie unvermeidlich. Sie sollte eingeleitet werden bei
- Tachypnoe über 35 Atemzüge/Minute,
- muskulärer Erschöpfung,
- Somnolenz,
- Abnahme von Atemfrequenz und -zugvolumen,
- pO_2 < 70 mm Hg trotz Sauerstoffzufuhr.

Deren Einleitung unter Notfallbedingungen birgt zahlreiche Risiken wie Probleme bei der Intubation mit Traumatisierung, Fehlintubation oder Hypoxie, Infektionen, Barotrauma mit Pneumothorax, Verschlechterung der Hämodynamik sowie die Gefahr von Bedienungs- oder Gerätefehlern in sich. Ihr Einsatz darf deswegen nur unter strenger Indikationsstellung erfolgen.

Eine wichtige Hilfe bei der Indikationsstellung gibt die Blutgasanalyse. Bei ihrer Interpretation müssen respiratorische Grunderkrankungen berücksichtigt werden, da es bei langfristig vorbestehenden hypoxischen Zuständen zu Adaptationsvorgängen kommen kann. Bei chronisch obstruktiven Atemwegserkrankungen zeigt die Blutgasanalyse eine vorbestehende Globalinsuffizienz und ist daher zur Beurteilung der akuten Situation nur bedingt geeignet. Bei diesen Kranken sollte eine Respiratortherapie nur als Ultima ratio angesehen werden, da das spätere Entwöhnen vom Respirator schwierig sein kann. Die Indikation zur Beatmung richtet sich in diesen Fällen vorwiegend nach den klinischen Zeichen. Bei entsprechender klinischer Symptomatik sollte die Beatmung nicht zu lange aufgeschoben werden und ggf. schon vor der Klinikeinlieferung beginnen, da sonst die Folgen einer längeren Hypoxämie an Herz oder Gehirn irreversibel sind, auch wenn es gelingt, die Lungenembolie zu beherrschen [18].

Die Anhebung der inspiratorischen Sauerstoffkonzentration, die zu einem Anstieg des arteriellen Sauerstoffpartialdruckes (p_aO_2) auf Werte über 100 mmHg führt, kann ebenso wie eine moderate Hyperventilation pulmonal vasodilatierend wirken. Die Anwendung positiver endexspiratorischer Drücke (PEEP) wird aufgrund von Einzelfallbeobachtungen empfohlen, da bei einer Lungenembolie der Atmungswiderstand ansteigen und die Lungendehnbarkeit abnehmen kann. Allerdings kann die PEEP-Beatmung den venösen Rückfluss zum Herzen behindern [26,126]. Die CPAP-Beatmung („continuous positive airway pressure" = kontinuierliche Beatmung gegen erhöhten positiven Druck) beeinflusst die intrapulmonalen Rechts-links-Shunts günstig, intrakardiale Shunts dagegen ungünstig [46]. In extrem kritischer Situation kann eine Herz-Lungen-Maschine mit Membranoxygenator und femoro-femoralem Anschluss auf einer dafür eingerichteten Intensivstation zur Behandlung eines akuten Herzversagens bei Lungenembolie mit schwerer Hypoxie eingesetzt werden [38,178].

Die Korrektur einer Azidose ist angezeigt, wenn der pH unter 7,3 oder das Basendefizit über 10 mval/l liegen. Verabreicht wird z. B. Natriumbicarbonat 8,4% (1 mval entspricht 1 ml). Die Dosierung wird nach folgender Formel berechnet:

Bedarf an $NaHCO_3$ 8,4% [ml] = negativer Basenüberschuss × 0,3 × Körpergewicht [kg]

Maximal sollten 100 mval (100 ml) infundiert werden. Zur Vermeidung abrupter Änderungen des Säure-Basen-Haushalts sollte die Infusionsgeschwindigkeit 50 ml/h nicht überschreiten. Tris-Puffer (THAM) sollte wegen seiner Interferenz mit tubulären Kationenaustauschvorgängen und der Gefahr einer Hypoglykämie weitgehend vermieden werden.

8.1.4 Maßnahmen zur Unterstützung von Herz und Kreislauf

Eine wichtige therapeutische Maßnahme ist die Unterstützung von Herz und Kreislauf. Dazu gehören:
- die Aufrechterhaltung bzw. Wiederherstellung eines ausreichend hohen systemischen arteriellen Blutdruckes zum Erhalt des Kreislaufs und zur Sicherstellung der Koronarperfusion,
- die Verminderung der rechtsventrikulären Nachlast zur akuten Entlastung des rechten Ventrikels,
- die Steigerung der Kontraktilität,
- die Optimierung der Füllungsdrücke.

8.1.4.1 Koronarperfusion

Im Tierversuch erhöht sich nach Gabe von Noradrenalin die rechtsventrikuläre Koronarperfusion deutlich, die Füllungsdrücke beider Ventrikel fallen ab, das Schlagvolumen und das Herzzeitvolumen steigen an, ohne dass der pulmonal-vaskuläre Widerstand zunimmt. Aufgrund dieser Daten und klinischer Erfahrungen erscheint bei ausgeprägter arterieller Hypotonie die Gabe von Noradrenalin auch beim Menschen sinnvoll [16]. Bei kurzfristiger Anwendung kann eine hierdurch hervorgerufene verstärkte Kreislaufzentralisation in Kauf genommen werden in der Hoffnung, nach Einsetzen einer kausal-wirksamen Therapie wieder auf Katecholamine verzichten zu können.

8.1.4.2 Rechtsventrikuläre Nachlast

Bei der Behandlung der Lungenembolie ist die Senkung des pulmonalen Widerstandes von zentraler Bedeutung. Rekanalisierende Maßnahmen werden später besprochen (s. Kap. 8.3, 8.4.1 und 8.5.1). Der Einsatz von Vasodilatatoren der pulmonalen Strombahn, z. B. von Kalziumantagonisten und Nitraten, ist problematisch, da sie oft gleichzeitig zur Senkung des systemischen Blutdruckes und dadurch zur Verminderung der Koronarperfusion führen. Für Hydralazin liegen nur Einzelbeobachtungen vor. Die Anwendung des positiv-inotropen Isoproterenols oder Orciprenalins wird unter sorgfältiger Beachtung des systemischen Gefäßwiderstandes zwar empfohlen [45], wenn kein Schock vorliegt, ist aber allgemein umstritten, da der gefäßerweiternde Effekt auf die nicht verlegten Lungengefäße fraglich und eine Verstärkung der ohnehin vorliegenden Tachykardie unerwünscht sind. Prostaglandine und Prostazykline werden nicht routinemäßig eingesetzt. Allgemein akzeptierte Empfehlungen können nicht gegeben werden.

8.1.4.3 Mediatoren

Ein weiterer möglicher therapeutischer Ansatz liegt in der Verminderung der durch Mediatoren ausgelösten pulmonalen Vasokonstriktion. Im Tierversuch senkte die Vorbehandlung mit Acetylsalicylsäure signifikant die Lungenembolie-Letalität. Ketanserin, ein Serotoninantagonist, reduziert bei Mensch und Tier den mittleren Pulmonalarteriendruck und den pulmonalen Gefäßwiderstand. Bisher liegt jedoch keine klinische Studie zum Einsatz von Thrombozytenfunktionshemmern oder Ketanserin bei Lungenembolie vor [16].

8.1.4.4 Kontraktilität

Bei Schockzuständen infolge Lungenembolie mit drohendem Herz-, Kreislauf- und Nierenversagen ist Dopamin indiziert (Tab. 8.2). Dobutamin führt bei Patienten mit Lungenembolie zum Anstieg von Herzzeitvolumen, Blutdruck und Herzfrequenz mit biventrikulär fallenden Füllungsdrücken. Im Gegensatz zu Dopamin sinkt unter Dobutamin auch der pulmonal-kapilläre Druck. Der mittlere Pulmonalarteriendruck bleibt weitgehend unverändert, was bei steigendem Herzzeitvolumen mit einem Abfall des pulmonalen Gefäßwiderstandes einhergehen kann. Wenn zusätzlich eine akute Herzinsuffizienz auftritt oder eine chronische Herzinsuffizienz akut manifest wird, die einer positiv-inotropen Behandlung bedarf, und Dopamin allein nicht ausreichend wirksam ist, kann die Gabe von Dobutamin erforderlich werden. Bei Erfolglosigkeit der Dopamin- und Dobutamintherapie ist Adrenalin (Suprarenin®) indiziert [21] (s. Tab. 8.2). Für Phosphodiesterasehemmer kann keine Therapieempfehlung abgeleitet werden [16,84,128], wenngleich über eine günstige Kasuistik mit Gabe von Amrinon (1,5 mg/kg als Bolus, 5 µg/kg/min als Erhaltungsdosis) berichtet wurde [155]. Eine Notwendigkeit für Herzglykoside besteht nicht, es sei denn, es liegen spezielle kardiale Indikationen, wie z. B. eine Tachyarrhythmia absoluta, vor.

8.1.4.5 Rechtsventrikuläre Vorlast

Wenn keine manifeste Herzinsuffizienz mit Halsvenenstauung, Orthopnoe oder Rasselgeräuschen über beiden basalen Lungenpartien besteht, sollte unter hämodynamischem Monitoring mit Kontrolle des zentralen Venendruckes und des pulmonal-kapillären Druckes eine vorsichtige Volumenzufuhr z. B. mit Vollelektrolytlösungen (Ringer-Lösung) oder mit Volumenersatzmitteln wie Hydroxyethylstärke (z. B. HAES Steril®), Dextranen oder Humanalbumin 5 % erfolgen. Vor der Gabe von Dextranen muss 1 Ampulle Promit® zur Vorbeugung einer anaphylaktischen Reaktion verabreicht werden.

Die Wirkung einer Volumengabe bei Lungenembolie ist vom Ausmaß der rechtsventrikulären Funktionseinschränkung abhängig. Volumen sollte so lange gegeben werden, wie der rechtsatriale Druck unter 10 mmHg liegt. Die Volumentherapie ist zu beenden, wenn ein Anstieg des rechtsatrialen Druckes (um 3 mmHg) nicht von einem Anstieg des Herzzeitvolumens begleitet wird [16,26].

8.1.5 Zusätzliche Maßnahmen

Vasospasmolytika (z. B. Eupaverin), die man früher unter der Annahme einer Beseitigung vasokonstriktorischer Reflexe und einer Verschiebung der Emboli nach distal einsetzte, sind heute obsolet, da sie zur weiteren Senkung des ohnehin niedrigen systemischen Blutdrucks mit Verschlechterung der Hirn- und Nierendurchblutung führen können. Auch bei Theophyllin ist Vorsicht geboten. Bei Luftembolie wurde über günstige Effekte des Papaverins berichtet [42].

Die inhalative Anwendung von NO scheint günstige Auswirkungen auf die Senkung einer akuten pulmonalen Hypertonie zu haben [12,17] und die Durchströmung eines offenen Foramen ovale durch die veränderten Druckverhältnisse im Herzen zu reduzieren [49].

Bei starker Schleimproduktion werden Sekretolytika und bei Obstruktion der Atemwege Kortikosteroide angewendet. Bei heftigem Hustenreiz sind Antitussiva, bei Fieber und Lungeninfarkt Antibiotika, ggf. nach vorheriger Abnahme von Sputum zur Kultur und Resistenzbestimmung, angezeigt.

8.2 Antithrombotische Therapie

Ziel der antithrombotischen Therapie ist es, einen Zustand der Hypokoagulabilität herbeizuführen, der einerseits eine Progression vorhandener venöser Thrombosen im Gefäßsystem und in der Lunge, sowie Rezidivembolien verhindert, andererseits durch die Antikoagulation die Voraussetzungen dafür schafft, dass das lungenständige fibrinolytische Potenzial wirksam werden und die Emboli auflösen kann. Daher gehört zu den therapeutischen Erstmaßnahmen nahezu in jedem Fall einer Lungenembolie die Antikoagulation mit einem Heparinpräparat. Dass es sich bei der antithrombotischen Therapie im strengen Sinne um eine Sekundärprophylaxe und nicht um eine direkte Therapie der Emboli in der Lungenstrombahn handelt, mindert nicht den Wert dieser Maßnahme.

8.2.1 Unfraktioniertes Heparin

8.2.1.1 Wirkungsweise

Die wichtigste Eigenschaft des Heparins ist seine Fähigkeit, an Antithrombin (AT) zu binden und dessen Wirkung zu steigern. Der größte Teil der Heparinwirkung wird nur in Gegenwart von AT erzielt. Etwa 30% der Heparinketten im unfraktionierten Heparin binden an AT. Kleinere Anteile des Heparins, die nicht an AT binden, wirken über den Heparin-Kofaktor II thrombinhemmend. Die Bindung des Heparins an AT beschleunigt die Hemmung von Thrombin (Faktor II) und von Faktor Xa. Unfraktioniertes Heparin hemmt beide Faktoren etwa gleich stark. Es erscheint wissenschaftlich nicht erwiesen und unwahrscheinlich, dass der experimentell und klinisch lang anhaltende antithrombotische Effekt – insbesondere nach subkutaner Verabreichung – ausschließlich mit einer Hemmung der beiden Gerinnungsfaktoren korreliert. So werden zusätzlich profibrinolytische Eigenschaften vor allem der niedermolekularen Anteile sowie Interaktionen mit dem Tissue-Faktor-Inhibitor diskutiert. Letztlich ist der Wirkungsmechanismus des Heparins nicht komplett geklärt.

Heparin hemmt auch die thrombininduzierte Plättchenaggregation und die Freisetzung von Serotonin, Thromboxan und anderen akut vasokonstriktorischen Substanzen, denen eine bedeutende Rolle in der Genese der akuten pulmonalen Hypertonie zugeschrieben wird. Nach intravenöser Injektion hat Heparin eine Halbwertszeit von ca. 90 Minuten [23,40,176,177].

8.2.1.2 Klinische Ergebnisse

Beim klinischen Verdacht einer akuten Lungenembolie sollte der Patient umgehend Heparin in einer Dosis von 5000–10000 IE als intravenöse Bolus-Injektion erhalten. Der Effekt auf die Blutgerinnung tritt unmittelbar nach der Injektion ein. Die sofortige Diagnostik soll klären, welcher Schweregrad vorliegt und welche weiterführende Behandlung – Heparin, Thrombolyse oder Operation – indiziert ist und ob Kontraindikationen für die verschiedenen Therapieoptionen vorliegen. Ist weder eine Operation noch eine Lysetherapie indiziert oder möglich, erfolgt die Weiterbehandlung mit Heparin [22].

Die klinischen Ziele der Heparinbehandlung werden in hohem Maße erreicht: Ein appositionelles Wachstum der in die Lungenstrombahn embolisierten Thromben wird verhindert und die Auflösung der Emboli ermöglicht. Nach 14 Tagen kann in der Regel ein deutlicher Rückgang der Okklusion beobachtet werden. Auch das zweite Ziel, die Vermeidung der Entstehung weiterer venöser Thromben bzw. deren Vergrößerung im Ursprungsgebiet und von Rezidivembolien, wird eindrucksvoll erreicht.

Die Wirksamkeit der Heparintherapie hinsichtlich der Reduktion der Letalität und der Embolierezidive ist unumstritten. Die bisher einzige plazebokontrollierte randomisierte Studie zur Wirksamkeit des unfraktionierten Heparins wurde nach Aufnahme von 35 Patienten abgebrochen, nachdem sich eine signifikante Senkung der Letalität auf 4% gegenüber 26% in der Plazebogruppe zeigte [4]. Bei 516 mit Heparin behandelten Lungenembolie-Patienten betrug die Überlebensrate 92%, die Rate der Rezidivembolien 16%. In einer Gruppe von Patienten, die wegen Kontraindikationen nicht mit Heparin behandelt werden konnten, lag die Letalität bei 42%, der Anteil an Rezidivembolien bei 55% [134].

8.2.1.3 Nebenwirkungen, Kontraindikationen

Zu den möglichen Komplikationen einer kurzfristigen Heparinbehandlung gehören neben Hämatomen, Hämaturie und Darmblutungen insbesondere tödliche Hirnblutungen und retroperitoneale Blutungen mit Nervenkompression. Blutungen in die Darmwand können unter dem Bild eines Ileus verlaufen. Mit zunehmender Behandlungsdauer sind Blutungen häufiger. Bei älteren Frauen treten Blutungen häufiger auf. Insgesamt beträgt die Häufigkeit überwiegend leichter Blutungen etwa 5%. Eine Heparinallergie ist selten [15, 22].

Eine gefürchtete Nebenwirkung ist die heparininduzierte Thrombozytopenie. Der Typ I, eine spontan reversible, im allgemeinen harmlose Thrombozytopenie ohne klinische Folgen, tritt meistens in der ersten Behandlungswoche mit einer Häufigkeit von etwa 2% auf. Spezifische Antikörper können nachweisbar sein oder auch nicht. Der Typ II ist neben der Thrombozytopenie von arteriellen und/oder venösen Thromboembolien (White-Clot-Syndrom) geprägt und tritt überwiegend in der 2. Behandlungswoche [64] auf. Thrombozytopenien vom Typ I, nach anderen Autoren auch die vom Typ II, werden in den letzten Jahren häufiger beobachtet [64, 77]. Zur Therapie der HIT Typ II s. Abschnitt 10.2.

Unter Heparin kann es zu einer vorübergehenden Erhöhung der Transaminasen [115] und nach längerer Therapiedauer auch zu einer Osteoporose und zu Haarausfall kommen.

Die wichtigsten Kontraindikationen für Heparin sind Blutungen, hämorrhagische Diathesen, floride Ulzera und Karzinome im Magen-Darm-Trakt, eine schwere Hypertonie, Organpunktionen oder Operationen am Gehirn und Rückenmark in den vorausgegangenen zwei Wochen. Die Tab. 8.3 gibt eine zusammenfassende Übersicht der absoluten und relativen Kontraindikationen [16].

Tab. 8.3 Absolute und relative Kontraindikationen der Heparintherapie in „therapeutischer" Dosierung

absolute Kontraindikationen	relative Kontraindikationen
– akute zerebrale Blutung	– vorbestehende Blutungsneigung
– akute gastrointestinale Blutung	– Ulzera und Karzinome im Magen-Darm-Trakt
– frische intrakranielle, okulare oder spinale Operation	– nicht eingestellte maligne Hypertonie
– Heparinallergie sowie heparininduzierte Thrombozytopenie Typ II	– Lumbalpunktion, Peridural- und Spinalanästhesie
– drohender Abort	– Wochenbett
	– postoperative Phase
	– akute bakterielle Endokarditis
	– akute Perikarditis
	– Hirntumor oder zerebrale Gefäßanomalien
	– aktive Tuberkulose
	– Glaskörperblutung

8.2.1.4 Dosierung

Für die stationäre Behandlung wird die automatisch gesteuerte Dauerinfusion bevorzugt. Nach einer Bolus-Injektion von 5000–10 000 IE intravenös erhält der Patient 20 IE/kg/h (oder 500 IE/kg/Tag). Zur Dosierungsanpassung dienen die Thrombinzeit (TZ) oder die partielle Thromboplastinzeit (PTT). Die Zeiten sollten in der Regel auf das Zweifache der Norm verlängert sein (siehe dazu Kap. 9). Bei AT-Mangelzuständen kommt es zu einem Wirkungsverlust von Heparin. Steigen trotz hoher Heparindosen TZ und/oder PTT nicht an, ist daher nach einem (hereditären) AT-Mangel zu suchen. Die notwendigen Heparindosen sind individuell verschieden und erfahrungsgemäß zu Beginn einer Behandlung höher als im weiteren Verlauf. Bei Hämoptoe oder kleineren Blutungen z. B. aus Einstichstellen ist die Heparindosis zu reduzieren [22,108]. Bei einer intermittierenden hochdosierten intravenösen Heparingabe ist das Blutungsrisiko erhöht, sie sollte daher nicht mehr durchgeführt werden [140].

Seitdem hochkonzentrierte Heparinpräparate verfügbar sind, die 20 000–25 000 IE/ml enthalten, wurde eine wirksame subkutane Behandlung in Dosierungen mit 2 × 10 000–2 × 15 000 oder 2 × 17 500 IE Heparin/Tag [55] möglich. Diese Therapie kann u. U. wochenlang fortgesetzt werden. Hämatome sind vergleichsweise selten. Auch diese „therapeutische Dosierung" subkutan verabfolgten Heparins muss – mindestens einmal täglich – mit PTT oder TZ adjustiert werden. Sie ist auch zur Nachbehandlung (s. Kap. 13) indiziert, wenn eine orale Antikoagulation kontraindiziert ist oder unterbrochen werden muss [22,79]. Die Heparintherapie wird in der Regel 4–6 Tage lang durchgeführt und überlappend von einer Behandlung mit Kumarinderivaten (s. Abschnitt 13.1.1) abgelöst. Zu Maßnahmen bei Blutungen unter Heparintherapie s. Abschnitt 10.1.2.

8.2.2 Niedermolekulare Heparine und Heparinoide

8.2.2.1 Wirkungsweise

Niedermolekulare Heparine (NMH) werden aus Heparinfraktionen mit geringerer Kettenlänge hergestellt. Sie haben ein mittleres Molekulargewicht von 4000–6000 Dalton und hemmen den Faktor Xa stärker als Thrombin. Das Verhältnis zwischen Faktor-Xa- und thrombinhemmender Wirkung liegt bei 4:1. Bei der Entwicklung der niedermolekularen Heparine ging man von der Vorstellung aus, die Faktor-Xa-Hemmung korreliere stärker mit der thrombosehemmenden Wirkung des Heparins als die Faktor-IIa-hemmende Wirkung.

Zwischenzeitlich erarbeitete wissenschaftliche Daten deuten darauf hin, dass dieser Wirkungsmechanismus nur einem Teil der klinischen antithrombotischen Wirksamkeit zugrundeliegt. Darüber hinaus ist von einer Interaktion mit dem physiologischen Fibrinolysesystem aus Gewebe-Plasminogen-Aktivator und seinem Inhibitor (t-PA/PAI) und dem System „tissue factor/tissue factor-inhibitor" (TF/TFPI) auszugehen. Letztlich ist der Wirkungsmechanismus nicht geklärt [23,176,177]. Nach den ersten Studienergebnissen und ersten klinischen Erfahrungen mit niedermolekularen Heparinen ergibt sich zwingend die Frage der Indikationsabgrenzung zwischen einer Antikoagulantientherapie unter Verwendung niedermolekularer Heparine und einer thrombolytischen Therapie. Klinische vergleichende Studien zwischen diesen beiden Therapiemodalitäten liegen bisher nicht vor.

8.2.2.2 Klinische Ergebnisse und Nebenwirkungen

Niedermolekulare Heparine werden zunehmend häufiger zur primären Thromboseprophylaxe eingesetzt, weil ihre einmal tägliche Anwendung für Patienten und Pflegepersonal einfacher ist als die mehrfache Heparinapplikation. Außerdem haben sie Vorteile: Sie wirken wahrscheinlich etwas besser thrombosehemmend als die unfraktionierten Heparine und bedingen ein geringeres Risiko der heparininduzierten Thrombozytopenie bzw. des White-Clot-Syndroms [23].

Bei der Therapie frischer venöser Thrombosen erwiesen sich die NMH als mindestens genauso wirksam wie unfraktionierte Heparine [30]. Auch zur Behandlung der Lungenembolie sind NMH nach heutiger Datenlage geeignet [178a]. Zwar fassen die meisten Studien venöse Thrombose und Lungenembolie zusammen und erlauben keine getrennte Beurteilung der Wirkung bei Patienten mit stattgehabter Lungenembolie. Wenige aussagefähige Studien liegen jedoch vor: Nadroparin in einer Dosis von 400 AntiXa-E/kg und Tag subkutan war in einer Untersuchung bei submassiver Lungenembolie gleich wirksam hinsichtlich pulmonaler Gefäßobstruktion und gleich sicher wie unfraktioniertes Heparin intravenös [162]. Beim Vergleich von Tinzaparin (175 AntiXa-E/kg und Tag s. c. intravenös) mit adjustiert-dosiertem unfraktionierten Heparin bei

612 Patienten mit symptomatischer Lungenembolie ergaben sich hinsichtlich des kombinierten Endpunkts von rezidivierender Thromboembolie, großer Blutung und Tod keine signifikanten Unterschiede [151].

Unter dem Heparinoid Danaparoid (2 × täglich 2000 E. subkutan) traten im Vergleich mit adjustiert-dosiertem unfraktionierten Heparin bei Patienten mit venöser Thromboembolie seltener neue Lungenperfusionsdefekte auf (4/64 vs. 14/58 = 7% vs. 24%), nicht hingegen unter niedriger dosiertem Danaparoid [43].

8.2.3 Hirudin

8.2.3.1 Wirkungsweise

Das ursprünglich aus den Köpfen von Blutegeln gewonnene Polypeptid Hirudin wird heute gentechnologisch (Desirudin = Revasc®; Lepirudin = Refludan®) oder synthetisch als Oligopeptid (Hirulog®) hergestellt. Es ist ein spezifischer Thrombinhemmer, dessen Wirkung nicht von Antithrombin abhängig ist. Hirudin hemmt sowohl freies Thrombin im Plasma als auch an Thromben gebundenes.

8.2.3.2 Klinische Ergebnisse und Nebenwirkungen

Der Einsatz von Hirudin zur Verhütung postoperativer venöser Thrombosen bei Hochrisikopatienten und zur Verhütung von Reverschlüssen nach transluminaler Koronarangioplastie wird in klinischen Studien untersucht. Möglicherweise ist Hirudin auch anstelle von Heparin zum Einsatz in der Herzchirurgie, allgemein zur Prophylaxe arterieller Thrombosen sowie zur Prophylaxe und Behandlung der Verbrauchskoagulopathie geeignet.

Zur Therapie des White-Clot-Syndroms bei HIT II (s. Abschnitt 10.2) ist es das Mittel der Wahl. Therapiestudien zur Lungenembolie liegen noch nicht vor. Hauptnebenwirkungen sind Blutungen. Die immunogene Wirkung dürfte sehr gering sein. Ein Antidot steht bisher nicht zur Verfügung [25,103].

8.2.4 Thrombozytenfunktionshemmer

Wenn Antikoagulantien kontraindiziert sind, werden oft Thrombozytenfunktionshemmer, z.B. Acetylsalicylsäure, eingesetzt. Sie können beträchtliche Nebenwirkungen verursachen. Die Wirksamkeit von Acetylsalicylsäure bei der Lungenembolie ist nicht belegt (siehe Abschnitt 13.1.3).

8.3 Thrombolytische Therapie

8.3.1 Wirkungsweise der einzelnen Substanzen

Die ersten Beobachtungen über das Phänomen der „Homöostase" sind von Hippokrates aus dem 4. Jahrhundert v.Chr. und etwas später von Aristoteles überliefert, die bereits damals sinngemäß Gerinnung und Thrombolyse postulierten. Das Interesse an den Mechanismen der Fibrinauflösung wuchs erst im späten 19. Jahrhundert, als Dastre 1893 den Begriff „Fibrinolyse" prägte [37]. Die klassische Theorie des „dynamischen Gleichgewichts" von Blutgerinnung und Thrombolyse wurde dann von Morawitz und Nolf formuliert und von Astrup und Fearnley weiterentwickelt [2,117]. Seit der Entdeckung fibrinolytischer Eigenschaften hämolysierender Streptokokken rückte das Prinzip der Fibrinolyse zunehmend in den Vordergrund des Interesses und wurde seit 1930 intensiv erforscht [2,37,117].

8.3.1.1 Streptokinase (SK)

Streptokinase (SK) wird aus Kulturen β-hämolysierender Streptokokken der Gruppe Lancefield-C gewonnen und stellt damit einen körperfremden Plasminogenaktivator dar. Streptokinase ist kein direkter Aktivator des Plasminogens, sondern bildet mit diesem einen Komplex, der einerseits Plasminogen spaltet, so dass Plasmin entsteht, andererseits die Bildung weiterer Aktivatorkomplexe induziert. Somit ist Plasminogen erforderlich, damit SK wirksam werden kann. Werden sehr hohe Mengen SK verabreicht, wird das gesamte Plasminogen gebunden. Damit steht dem SK-Plasminogenaktivator-Komplex kein freies Plasminogen mehr zur Verfügung und eine systemische Plasminogenaktivierung ist nicht mehr möglich. Ziel einer idealen Dosierung von SK ist es somit, ein geeignetes Verhältnis zwischen Plasminogen und Aktivator zu erreichen.

Andererseits kommt es aufgrund der fehlenden Fibrinspezifität von SK zu einer systemischen Plasminämie und in der Folge zu einem Abbau von Fibrinogen und weiteren Gerinnungsfaktoren. Die dabei entstehenden Fibrinogen-Spaltprodukte wirken als Antithrombine und damit autoantikoagulatorisch.

Das entstandene Plasmin spaltet das Fibrin im Thrombus und löst diesen hierdurch auf. SK induziert die Bildung von Antikörpern, so dass eine Wiederholung einer SK-Behandlung für die Dauer von 12 Monaten nicht möglich ist [24,144].

8.3.1.2 Urokinase (UK)

Urokinase wird in den Endothelzellen der Nierentubuli gebildet und kommt in einer hochmolekularen Form mit 411 Aminosäuren und einer niedermolekularen Form mit 275 Aminosäuren vor. Letztere entsteht aus der hochmolekularen Form durch limitierte Proteolyse. UK ist nicht fibrinspezifisch [152] und wird für therapeutische Zwecke entweder aus menschlichem Harn oder aus Gewebekulturen gewonnen. UK ist ein direkter Plasminogenaktivator und führt als körpereigene Substanz nicht zu einer Antikörperbildung. UK kann daher wiederholt und langfristig angewendet werden [24,144].

8.3.1.4 Pro-Urokinase

Pro-Urokinase ist ein gentechnisch hergestelltes Glykoprotein (Saruplase, scu-PA), das durch Hydrolyse einer Peptidbindung in Urokinase umgewandelt wird. Der Wirkungsmechanismus von Pro-Urokinase ist bisher nicht eindeutig geklärt. Größere klinische Studien zur Therapie von Lungenembolien mit Pro-Urokinase liegen nicht vor [144].

8.3.1.5 Gewebe-Plasminogen-Aktivator (t-PA; rt-PA, Alteplase)

Beim Gewebe-Plasminogen-Aktivator (t-PA), dem wichtigsten physiologischen Plasminogenaktivator, handelt es sich um ein Glykoprotein, das im Gefäßendothel synthetisiert wird. Es wird gentechnisch als rekombinantes Protein (rt-PA, Alteplase) hergestellt. Das einkettige Molekül ist eine Serinprotease mit 527 Aminosäuren und kann durch limitierte Proteolyse in eine zweikettige Form überführt werden.

Fibrin verstärkt die t-PA-induzierte Plasminogenaktivierung. Aus kinetischen Daten kann geschlossen werden, dass dabei ein tertiärer Komplex aus t-PA, Plasminogen und Fibrin gebildet wird, wodurch es zu einer spezifischen Bildung von Plasmin aus dem an Fibrin gebundenen Plasminogen kommt. Bei hohen Dosierungen von rt-PA (Alteplase) geht diese Fibrinselektivität teilweise verloren. Im Vergleich zu Streptokinase und Urokinase bewirkt Alteplase jedoch eine deutlich geringere systemische Plasminämie und Fibrinogenolyse [144].

8.3.1.6 rPA (Reteplase)

Reteplase stellt eine Deletionsmutante des natürlichen t-PA dar, bei der die Kringel-1-Domäne sowie die Finger- und EGF(Wachstumsfaktor)-Domäne entfernt wurden. Das Molekül besteht noch aus 355 Aminosäuren und ist nicht glykosyliert. Diese Veränderungen führen zu einer verlängerten Halbwertszeit von etwa 11–14 Minuten, was eine Gabe von Reteplase als Doppelbolus erlaubt. Die Fibrinspezifität von Reteplase ist geringer als die von Alteplase. Die Eigenschaften der verschiedenen Thrombolytika sind in Tab. 8.4 zusammengefasst (144a).

Tab. 8.4 Eigenschaften verschiedener Thrombolytika

	Streptokinase	Urokinase	Pro-Urokinase Saruplase	rt-PA Alteplase	rPA Reteplase
Molekulargewicht	47 000	54 000	54 000	70 000	39 000
Aktivierungstyp	indirekt	direkt	direkt?	direkt	direkt
Fibrinverstärkung	–	++	+++?	++++	++
Plasmahalbwertszeit (min)	ca. 20	10–15	ca. 8	4–6	11–14
Lysegeschwindigkeit	++	+	+++	++++	++++
systemischer Begleiteffekt	++++	++	+++	+	++
i.v. Heparin-Begleittherapie erforderlich	nein	ja	ja	ja	ja
Steuerbarkeit der Therapie	gering	gut	gut	gut	gering
allergische Reaktionen	ja	nein	nein	nein	nein
Blutdrucksenkung durch Therapie	ja	nein	nein	nein	nein

8.3.2 Grundlagen der Therapie, klinische Ergebnisse

Die Wirksamkeit der fibrinolytischen Behandlung bei akuter massiver Lungenembolie ist durch zahlreiche klinische Studien belegt. Alle diese Studien weisen vergleichsweise niedrige Patientenzahlen auf und verwendeten als Endpunkte die mittels Pulmonalangiographie oder anderer Verfahren ermittelte Auflösung der Emboli oder die Senkung des pulmonalen Drucks bzw. des pulmonalen Gefäßwiderstands. Bislang liegen keine Studien vor, die eine Senkung der Sterblichkeit bei Lungenembolie durch eine Fibrinolyse nachweisen konnten. Tab. 8.5 gibt eine Übersicht über randomisierte Thrombolysestudien bei akuter Lungenembolie. In den meisten Studien wurde die hämodynamische Situation rascher und deutlicher gebessert als der angiographische Befund [75].

8.3.2.1 Studien zum Vergleich mit Heparin

Bereits 1970 konnte durch die UPET-Studie (Urokinase Pulmonary Embolism Trial) gezeigt werden, dass durch Urokinase eine deutliche Besserung des angiographisch ermittelten Schweregrades der Lungenembolie nach 24 Stunden erreicht wird, während dieser unter Heparin sich nur wenig verbesserte. Außerdem führte die Infusion von Urokinase zu einer deutlichen Abnahme des rechtsatrialen bzw. rechtsventrikulären Drucks und des pulmonalen Gefäßwiderstands. Der klinische Allgemeinzustand besserte sich in der Urokinasegruppe bei 33% der Patienten, dagegen waren Blutungen häufiger als in der Heparingruppe. Der Nutzen der fibrinolytischen Therapie war bei Patienten unter 50 Jahren, bzw. mit Lungenembolien, deren Beginn weniger als 48 Stunden zurücklag, oder bei Patienten im Schock am ausgeprägtesten. Eine Woche nach Therapiebeginn bestand zwischen der Urokinasegruppe und der Heparingruppe bezüglich der hämodynamischen Parameter kein Unterschied mehr [170].

Die erste Studie mit Alteplase bei akuter Lungenembolie wurde 1985 von Goldhaber et al. [56] durchgeführt. Bei den 36 in die Studie aufgenommenen Patienten lag eine angiographisch nachgewiesene Lungenembolie vor. Durch Infusion von 50–90 mg Alteplase kam es bei 24 Patienten nach 6 Stunden zu einer deutlichen Thrombusabnahme.

In einer randomisierten Studie verglichen Goldhaber et al. [59] eine Infusion von 100 mg Alteplase in 2 Stunden mit einer intravenösen Heparintherapie. In der Alteplasegruppe wurde bei 39% der Patienten im Vergleich zu 17% der Heparingruppe nach 24 Stunden eine Verbesserung der echokardiographisch bestimmten rechtsventrikulären Funktion gesehen. Auch hinsichtlich der Lungenperfusion ergab sich für Alteplase eine Verbesserung um 14,6%, verglichen mit 1,5% unter Heparin.

In der PAIMS-2-Studie (Plasminogen Activator Italian Multicenter Study) konnte ebenfalls gezeigt werden [35a,131], dass sich bei Patienten mit massiver Lungenembolie mit rt-PA im Vergleich zu Heparin die hämodynamische Situation schneller verbessern läßt. Zudem verbesserte sich der angiographisch ermittelte Miller-Index in dieser Studie innerhalb 24 Stunden unter rt-PA im Mittel um 3,5 Punkte, während dieser unter Heparin unverändert blieb.

In einer von Konstantinides et al. [91a] durchgeführten prospektiven Studie konnte eine signifikant geringere Häufigkeit einer rechtsventrikulären Dilatation und einer paradoxen Septumbewegung bei Patienten mit Alteplasetherapie im Vergleich zu einer Heparintherapie nachgewiesen werden.

Die kontrollierten Studien, welche die Wirksamkeit von Thrombolytika und Heparin verglichen haben, zeigten eine Überlegenheit der Thrombolysetherapie in der Akutphase der Lungenembolie. Die Eröffnung embolisch verschlossener Pulmonalgefäße erfolgt schnell. Dadurch wird die akute Atemnot beseitigt, meist verschwinden auch Schmerzen und Angstgefühle. Der pulmonalarterielle Druck wird unter der Thrombolysetherapie schneller abgesenkt als unter alleiniger Antikoagulation, wodurch es zu einer rascheren hämodynamischen Stabilisierung kommt. Diese wirkungsvolle schnelle Senkung der Nachlast des rechten Ventrikels durch die thrombolytische Therapie ist durch Studien gesichert. Gleichzeitig werden eventuell vorliegende und embolisierende Thrombosen des tiefen Venensystems durch die Thrombolyse mitbehandelt [53,168]. Die Letalität bei den thrombolytisch behandelten Patienten war in den prospektiven Studien tendenziell, aber nicht signifikant niedriger. Dies kann möglicherweise durch Besonderheiten im Studiendesign bedingt sein: Die in die Studie eingeschlossenen Patienten wiesen bis zu 5 Tage alte Lungenembolien auf und durchliefen eine diagnostisch bedingte längere

Tab. 8.5 Randomisierte Thrombolysestudien bei akuter Lungenembolie

Studie	Medikament	Dosis	Patienten (n)	Therapiedauer	Ergebnis
UPET 1970 [170]	Heparin Urokinase	 4400 IE/kg/10 min, dann 4400 IE/kg/h	78 82	 12 h	raschere angiographische und hämodynamische Besserung unter Urokinase
Miller 1971 [113]	Heparin Streptokinase	 600 000 IE 30/min, dann 100 000 IE/h	8 15	 72 h	deutlichere angiographische und hämodynamische Besserung unter Streptokinase
USPET 1974 [171]	Urokinase Streptokinase	4400 IE/kg/10 min, dann 4400 IE/kg/h 250 000 IE/30 min, dann 100 000 IE/h	58 50 48	12 h 24 h 24 h	keine signifikanten Unterschiede im Vergleich zu UK 24 h; szintigraphische, jedoch keine angiographische Besserung unter Urokinase im Vergleich zu SK 24 h
Tibbutt 1974 [164]	Heparin Streptokinase	 600 000 IE/30 min, dann 100 000 IE/h	17 13	 72 h	angiographische und hämodynamische Befundbesserung nach 72 h unter Streptokinase
Goldhaber 1988 [57]	Urokinase rt-PA	4400 IE/kg/10 min, dann 4400 IE/kg/h 100 mg	23 22	24 h 2 h	raschere angiographische und hämodynamische Besserung unter rt-PA
Levine 1990 [100]	Heparin rt-PA	 0,6 mg/kg	25 33	 2 min	raschere Abnahme des szintigraphischen Perfusionsdefektes unter rt-PA
Meyer 1992 [110b]	Urokinase rt-PA	4400 IE/kg, dann 4400 IE/kg/h/12 h 100 mg	29 34	12 h 2 h	raschere angiographische und hämodynamische Besserung unter rt-PA
Dalla-Volta 1992 [35a] [131]	Heparin rt-PA	 10 mg Bolus 50 mg/1. Stunde 40 mg/2. Stunde	16 20	 2 h	raschere und deutlichere Befundbesserung unter rt-PA
Goldhaber 1992 [58]	Urokinase rt-PA	1 Mio. IE/10 min, dann 2 Mio. IE/2 h 100 mg	45 42	2 h 2 h	keine signifikanten angiographischen oder szintigraphischen Unterschiede
Goldhaber 1993 [59]	Heparin rt-PA	 100 mg	55 46	 2 h	deutlichere Besserung von Hämodynamik (Echokardiographie) und des szintigraphischen Perfusionsdefektes unter rt-PA
Goldhaber 1994 [60]	rt-PA rt-PA	0,6 mg/kg 100 mg	60 27	15 min 2 h	keine signifikanten Unterschiede in der Wirksamkeit und bei Blutungskomplikationen
Sors 1994 [154]	rt-PA rt-PA	0,6 mg/kg 100 mg	36 17	15 min 2 h	keine signifikanten Unterschiede in der Wirksamkeit und bei Blutungskomplikationen
Meneveau 1997 [109a]	Streptokinase rt-PA	250 000 IE/15 min 100 000 IE/h 100 mg	25 25	12 h 2 h	raschere Wirkung des rt-PA; keine signifikanten Unterschiede bezüglich der Hämodynamik nach 12 h oder der pulmonalen Obstruktion nach 24, 48 h oder nach 10 Tagen
Meneveau 1998 [109b]	Streptokinase rt-PA	1,5 Mio. IE 100 mg	43 23	2 h 2 h	schnellere Wirkung des rt-PA nach 1 h, nach 2 h angeglichen. Keine Wirkungsunterschiede bezüglich der pulmonalen Obstruktion nach 36–48 h. Nach 1 Jahr keine Unterschiede im Verlauf
Tebbe 1999 [106a]	rt-PA Reteplase	100 mg 2 × 10 E	13 23	2 h 30 min	Alteplase und Reteplase führen zu einer hämodynamischen Besserung

Vorphase, so dass vor allem Patienten mit niedrigerem Letalitätsrisiko (Lungenembolie Schweregrad II) randomisiert wurden. Eine signifikante Senkung der Letalität durch eine Thrombolysetherapie war somit nicht mehr nachweisbar.

Das Risiko einer Embolisierung eines Venenthrombus ist bei einer Thrombolysetherapie nicht höher als bei einer Heparintherapie. Dramatische Einzelfälle sind beschrieben [53,168], vor allem bei ultrahochdosierter Gabe von Streptokinase bei Beckenvenenthrombosen [64a].

In der retrospektiven MAPPET-Studie [90] wurde eine niedrigere Letalität bei Patienten mit Lungenembolie und hämodynamisch stabiler Kreislaufsituation unter Thrombolyse im Vergleich zu Heparin verzeichnet (4,7% vs. 11,1%), was möglicherweise auf die geringere Zahl von Lungenembolie-Rezidiven (7,7% vs. 18,7%) zurückzuführen ist.

Untersuchungen von Sharma et al. [146] ergaben bei den thrombolytisch behandelten Patienten nach einem Jahr keine, bei den mit Heparin behandelten aber deutliche Störungen der Mikrozirkulation im Pulmonalgefäßbereich. In einer weiteren Untersuchung [147] fand sich bei 23 Patienten sieben Jahre nach der Lungenembolie ein signifikant stärkerer mittlerer Anstieg der pulmonalarteriellen Druckwerte und des pulmonalkapillären Gefäßwiderstandes unter körperlicher Belastung in der Heparingruppe als in der Urokinasegruppe. Eine klinisch relevante pulmonale Hypertonie nach einer Lungenembolie entsteht in der Regel durch chronisch rezidivierende Embolien. Zur Zeit ist noch nicht klar, ob rezidivierende Embolien durch die Lysetherapie auch hämodynamisch nicht relevanter Lungenembolien verhindert werden können [121,146,147].

8.3.2.2 Studien zum Vergleich verschiedener Thrombolytika

In der USPET-Studie (Urokinase-Streptokinase Pulmonary Embolism Trial) wurden erstmals verschiedene Fibrinolytika sowie eine unterschiedlich lange Therapiedauer untersucht. In dieser Studie erhielten 167 Patienten mit angiographisch gesicherter Lungenembolie entweder Urokinase über 12 oder 24 Stunden oder Streptokinase über 24 Stunden. Dabei ergab sich für die 24-stündige Infusion von Urokinase kein Vorteil gegenüber der 12-stündigen Infusion. Bei Patienten mit massiver Lungenembolie war die 24-stündige Infusion derjenigen mit Streptokinase im Hinblick auf den szintigraphisch erhobenen Befund signifikant überlegen [171].

Ausgelöst durch die hohe Fibrinspezifität von rt-PA, die neue pharmakologische Aspekte eröffnete, wurden mehrere Studien zum Vergleich mit anderen Fibrinolytika mit unterschiedlichen Dosierungsregimes durchgeführt (s. Tab. 8.5).

In zwei verschiedenen Studien wurde jeweils die Gabe von 100 mg Alteplase mit der Infusion von Urokinase (4400 IE als Bolus, Infusion von 4400 IE/kg Körpergewicht/h über 24 Stunden) verglichen. Sowohl Goldhaber et al. [57] als auch Meyer er al. [110 b] konnten dabei zeigen, dass bezüglich der Geschwindigkeit der Thrombolyse die Therapie mit Alteplase derjenigen mit Urokinase überlegen ist. So nahm der pulmonale Gefäßwiderstand unter Alteplase nach 2 Stunden um 53%, unter Urokinase um 36% ab. Nach 12 Stunden waren die Ergebnisse der beiden Thrombolytika vergleichbar. Dies weist auf die Überlegenheit einer höheren Dosierung und einer kürzeren Infusionszeit hin. In einer weiteren Untersuchung verglichen Goldhaber et al. [58] die Standardtherapie mit 100 mg Alteplase über 2 Stunden mit der Gabe von 3 Mio. IE Urokinase über 2 Stunden. Mit Beendigung der Infusion zeigten 79% der Patienten der Alteplasegruppe und 67% in der Urokinasegruppe im Pulmonalangiogramm eine Befundbesserung. Nach 24 Stunden ergaben sich im Perfusionsszintigramm keine Unterschiede zwischen den beiden Therapiegruppen.

Vergleichende Untersuchungen zwischen Alteplase und Streptokinase ergaben zumeist eine raschere hämodynamische Besserung mit Alteplase. Bei 29 Patienten mit Lungenembolie [41] zeigte sich unter der Gabe von Alteplase (70 mg über 2 Stunden, gefolgt von 0,05 mg/kg über 4 Stunden) eine Reduktion des pulmonal-arteriellen Mitteldrucks unter Alteplase von 31,6 mm Hg auf 18 mm Hg, während sich dieser unter Streptokinase von 28,7 mm Hg auf 20 mm Hg besserte. Der ebenfalls bestimmte Miller-Index verbesserte sich in beiden Gruppen vergleichbar.

Wird die Gabe von 100 mg Alteplase über 2 Stunden mit einer Infusion von 100 000 IE Streptokinase pro Stunde über 12 Stunden verglichen, zeigt sich ebenfalls eine raschere Senkung des pulmonalen Gefäßwiderstands unter Alteplase [109 a]. Durch Infusion von 1,5 Mio. IE Streptokinase in 2 Stunden konnte, wie eine weitere Studie zeigte, ebenfalls eine deutliche Senkung des pulmonalen Gefäßwiderstands erreicht werden. Die initiale Senkung war unter Alteplase jedoch stärker ausgeprägt und der pulmonal-arterielle Mitteldruck zeigte unter Alteplase eine deutlichere Besserung als unter Streptokinase [109b].

Die hämodynamische Wirkung von Reteplase wurde bei akuter Lungenembolie im Vergleich zu Alteplase in einer Studie mit 36 Patienten untersucht [160a]. Dabei erhielten 123 Patienten einen Doppelbolus von je 10 E Reteplase im Abstand von 30 Minuten und 13 Patienten 100 mg Alteplase über 2 Stunden. Erwartungsgemäß ließ sich mit beiden Thrombolytika eine signifikante Senkung des pulmonalen Gefäßwiderstands erreichen. Wie Reteplase hinsichtlich der Wirksamkeit im Vergleich zu Alteplase einzuschätzen ist, lässt sich aus dieser Studie wegen der kleinen Patientenzahl und des unterschiedlichen Schweregrades der Lungenembolie in den beiden Patientengruppen bei Aufnahme nicht ableiten.

8.3.2.3 Untersuchungen zu Dosierungs- und Anwendungsformen

Aus pharmakologischer Sicht lag die Überlegung nahe, rt-PA selektiv in die Pulmonalarterie zu injizieren, um lokal am Ort des Thrombus eine möglichst hohe Konzentration des Thrombolytikums zu erreichen. In einer von Verstraete et al. [172] durchgeführten Studie war die selektive Verabreichung nicht wirksamer als die systemische Lysetherapie. Eine im strengen Sinne lokale, das heißt intrathrombische Applikation, zum Beispiel mit der Puls-Spray-Technik, ist wegen der meist multilokulären Lungenembolie selten möglich. Sie kann bei vorwiegend unilateraler massiver Embolie in niedriger Dosis versucht werden, wenn Kontraindikationen gegen eine systemische Lyse vorliegen [160]. Wenn ein pulmonal-arterieller Katheter eingeführt wird, sollte er während der Lysetherapie belassen und zur Zufuhr des Thrombolytikums benutzt werden.

Eine Bolusgabe von 0,6 mg Alteplase/kg im Vergleich zur Infusion von 100 mg Alteplase in zwei Stunden ergab in zwei unabhängig voneinander durchgeführten Studien keinen Unterschied hinsichtlich Wirksamkeit und Blutungsrate [60,154].

Bei Patienten im Schock infolge massiver Lungenembolie konnte durch rechtsatrial applizierte Alteplase in einer Dosierung von 20 mg Bolus und anschließender Infusion von 100 mg/2 h eine Überlebensrate von 67% erreicht werden [68].

8.3.2.4 Kasuistische Daten und weitere Ergebnisse

Zur thrombolytischen Therapie der akuten Lungenembolie liegen zahlreiche kasuistische Berichte [160b] und Ergebnisse aus nicht kontrollierten Untersuchungen vor. Im Wesentlichen handelt es sich dabei um Erfahrungen mit veränderten Dosierungen (wie z.B. einer Bolusgabe von 50–100 mg Alteplase) oder um eine Therapie bei relativen Kontraindikationen, wie erhöhter Blutungsgefahr.

Die Ergebnisse des Bruchsaler Lungenembolie-Registers belegen die Wirksamkeit der Thrombolyse in der klinischen Praxis. Von den 308 Patienten mit angiographisch gesicherter Lungenembolie wurden 123 thrombolytisch behandelt, wobei verschiedene Thrombolyse-Schemata verwendet wurden. Bei 88% der Patienten lag ein Schweregrad III oder IV vor. Innerhalb der ersten 3 Tage starben 18 (14,6%) Patienten, im weiteren Verlauf weitere 13 (10,6%); Todesursache war bei 18 die Lungenembolie, bei sechs ein Rezidiv, in einem Fall eine Blutung und in fünf Fällen die Grundkrankheit; ein Patient starb an nicht geklärter Ursache. Der bei 86 Patienten bestimmte Miller-Index nahm von $22,2 \pm 4,8$ auf $10,4 \pm 6,1$ ab [75].

Die Tab. 8.6 zeigt den Nutzen einer Thrombolysetherapie bei Lungenembolie in Abhängigkeit von Alter, Schweregrad und hämodynamischer Situation.

8.3.3 Nebenwirkungen, Kontraindikationen

Streptokinase führt zu deutlich mehr allergischen und anaphylaktischen Reaktionen als Urokinase oder Alteplase [144b]. Unter Streptokinase werden häufiger gravierende Blutdruckabfälle beobachtet. Die Gabe von Kortikoiden zur Vermeidung von Komplikationen wird daher empfohlen [15]; inwieweit diese hierdurch vermieden werden, ist nicht eindeutig geklärt.

Mit einer allergischen Reaktion nicht zu verwechseln ist die häufigere sogenannte Frühreaktion auf Streptokinase, die durch Freisetzung von Kininen vermittelt wird. Oft ist keine Beendigung der Streptokinasezufuhr, sondern eine vorübergehende Unterbrechung oder Dosisminderung erforderlich [74]. Außerdem können Kopf- und Rückenschmerzen, Arthralgien, passagere Temperaturerhöhung, Übelkeit, Erbrechen, Bradykar-

Tab. 8.6 Nutzen einer Thrombolysetherapie bei Lungenembolie

	kein Nutzen	mäßiger Nutzen	deutlicher Nutzen
Alter der Lungenembolie			
unter 5 Tagen			+
über 5 Tage		+	
Schweregrad			
kleine Lungenembolie (Grad I)	+		
submassive Lungenembolie (II)		(+)	
massive Lungenembolie (III)			+
fulminante Lungenembolie (IV)			++
Grad I und II mit Becken- oder Oberschenkelthrombose			(+)
Grad I und II mit kardialer oder pulmonaler Grunderkrankung			+
Hämodynamik			
stabil		+	
instabil			+

die, Blutdruckabfall, Atemnot, Flush und Urtikaria auftreten.

Während einer Thrombolysetherapie werden nicht nur die „pathologischen" Thromben, sondern auch „physiologische" Thromben angegriffen, die sich bei einer Blutung oder Verletzung gebildet haben. Die häufigste und wichtigste Komplikation einer systemischen Lysetherapie ist daher die Blutung. Die Inzidenz hängt wesentlich von der Anzahl und Art invasiv diagnostischer Vorgänge vor und während der Therapie und von ihrer Dauer ab. Die Angaben über die Häufigkeit von Blutungskomplikationen unter der thrombolytischen Therapie von Lungenembolien schwanken – abhängig von der Definition der Schwere der Blutungen – zwischen 3 und 43 % [110a]. Schwerwiegende Blutungen treten bei 8–15 % der thrombolytisch Behandelten auf [109]; in 70 % besteht eine Beziehung zu Gefäßpunktionen, vor allem einer Pulmonalangiographie, die das Blutungsrisiko verdreifacht [156]. Letale Blutungskomplikationen liegen im Bereich von 1 % [16]. In 11 kumulativ ausgewerteten Studien zur fibrinolytischen Therapie der Lungenembolie [75] wurden schwere Blutungen unter rt-PA bei 36 von 349 Patienten (10,3 %), unter Urokinase bei 20 von 103 Patienten (19,4 %) und unter Heparin bei 3 von 96 Patienten (3,1 %) ermittelt. Aus 22 publizierten Studien wurde das Risiko zerebraler Blutungen unter rt-PA mit 1,6 %, unter Urokinase mit 0,5 % errechnet [130]. In einer kleinen Fallstudie konnten neun Patienten mit schwerer Lungenembolie 7–34 Tage nach neurochirurgischen Eingriffen komplikationslos mit Urokinase behandelt werden [145].

Gastrointestinale, retroperitoneale oder intrakranielle Blutungen (bei 0,2–0,6 % der thrombolytisch Behandelten) sind häufig Folge nicht beachteter Kontraindikationen. Jedes Symptom, das auf eine innere Blutung hinweisen könnte, ist so lange als Blutungsfolge der Thrombolysetherapie anzusehen, bis das Gegenteil bewiesen ist. Unter und nach Boluslyse mit Urokinase oder rt-PA sind Blutungen seltener [87]; nach ultrahoch dosierter Streptokinase war die Blutungsrate im Vergleich mit konventioneller Dosierung bei Lyse von Venenthrombosen geringer [76]. Oberflächliche Blutungen kommen relativ häufig vor, sind aber gut beherrschbar.

Eine weitere wichtige Komplikation der thrombolytischen Therapie ist die Embolisierung aus einer unbekannten Emboliequelle. Daher galt lange Zeit und bei manchen Autoren auch jetzt noch ein rechtsatrialer flottierender Thrombus (Typ A bzw. „Transit-Thrombus"), der bei 3–4 % der Patienten mit bewiesener Lungenembolie zu erwarten ist, als Kontraindikation für eine Thrombolysetherapie [27,50]. In den letzten Jahren wurden jedoch zahlreiche derartige Fälle publiziert (Tab. 8.7), die mit gutem Erfolg throm-

Tab. 8.7 Sammelkasuistik thrombolytisch behandelter Patienten mit rechtsatrialen Thromben und Lungenembolie; 18mal wurde mit rt-PA, 6mal mit SK, 1mal mit UK, 3mal mit rt-PA und SK bzw. UK behandelt

Autor	Publik. Jahr	Patienten Zahl n	Alter (Jahre)	Thrombolytikum n	Todesfälle
Proano [135]	1988	3	39–74	SK	
Soifer [153]	1988	1	49	SK	
Bouchiat [20]	1992	1	67	rt-PA + SK	
Cuccia [34]	1993	8	50–69	rt-PA	
Vuille [175]	1993	2	69, 79	1 SK, 1rt-PA	
Giannitsis [54]	1994	1	55	rt-PA + UK	
Müller [118]	1995	1	44	rt-PA	
Thoma [163]	1996	2	84, 85	1 rt-PA, 1 UK	
Heinrich [75]	1997	1	60	rt-PA + UK	
Langenstein [97]	1997	1	68	SK	
Lepper [99]	1997	7	51–74	rt-PA	1
Brodmann [25a]	1998	1		rt-PA	
gesamt		28	44–85		1

SK Streptokinase
UK Urokinase
rt-PA rekombinanter Gewebe-Plasminogen-Aktivator

bolytisch behandelt wurden. Diese Konstellation kann somit nicht mehr als absolute Kontraindikation gegen eine Thrombolyse gelten, zumal die Alternative in einer Operation bestünde (zur perkutanen Katheterthrombektomie s. Abschn. 8.5). Bei rechtsatrialen Thromben ohne Lungenembolie (Typ B) mag eine Antikoagulation, insbesondere bei sonstigen Kontraindikationen gegen eine thrombolytische Therapie oder Operation gerechtfertigt sein [47], zumal bei einer darunter auftretenden Lungenembolie immer noch die Option einer Thrombolyse bestünde. Ist ein offenes Foramen ovale nachweisbar, das bei Lungenembolie ein Indikator für eine schlechte Prognose ist [91], muss bei intraatrialen Thromben zur Operation geraten werden.

Um das Komplikationsrisiko einer thrombolytischen Therapie möglichst niedrig zu halten, sind die Kontraindikationen (Tab. 8.8) streng zu beachten [16,87,121,137]. Die meisten Kontraindikationen einer systemischen Thrombolysetherapie beziehen sich auf Umstände mit erhöhtem Blutungsrisiko; als Risikofaktor für intrakranielle Blutungen ist insbesondere eine nicht kontrollierte Hypertonie anzusehen [86a]. Absolute Kontraindikationen erfordern eine andere Form der Therapie. Relative Kontraindikationen bedeuten ein erhöhtes Risiko, das der behandelnde Arzt kennen und in seine Risikoabwägung einbeziehen muss. Bei Patienten mit vitaler Indikation relativieren sich auch absolute Kontraindikationen.

Bei Patienten mit Thromben im linken Herzen sollte wegen der Embolisationsgefahr auf eine Thrombolyse verzichtet werden. Schwere Lebererkrankungen wirken sich auf das pharmakokinetische Profil von Thrombolytika und damit auf ihre Wirksamkeit und die Nebenwirkungen aus. Schwangerschaft ist eine relative Kontraindikation; eine Thrombolysetherapie ist nur bei lebensbedrohlicher Lungenembolie angezeigt. Für streptokinasespezifische Kontraindikationen beziehen sich hauptsächlich auf ihre Antigenität [24,137].

8.3.4 Dosierung

Zweckmäßigerweise wird bei der Thrombolysetherapie der Lungenembolie zwischen Bolus-Lyse mit max. 10 min, Kurzzeit-Lyse mit maximal 2 h und Langzeit-Lyse mit > 2 h Dauer unterschieden [133]. In den ersten Jahren der Lysetherapie wurden Streptokinase und Urokinase „niedrig dosiert" (100000 IE/h). Heute werden schnell wirkende, hochdosierte Kurzzeitlyseverfahren bevorzugt, dies gilt insbesondere bei lebensbedrohlichem Krankheitsbild (Tab. 8.9). Verglei-

Tab. 8.8 Kontraindikationen einer systemischen Thrombolysetherapie

absolute Kontraindikationen
- aktive oder kurz zurückliegende Blutungen
- Zustand nach Schlaganfall oder Gehirnoperation innerhalb der letzten 2 Monate
- intrazerebrale Blutung in der Anamnese
- intrazerebrale/intraspinale Erkrankung oder Tumor

relative schwerwiegende Kontraindikationen
- hämorrhagische Diathesen
- allgemeinchirurgische Eingriffe oder Unfälle oder Entbindungen vor weniger als 10 Tagen
- Zustand nach Lumbal-, Arterien- und Organpunktionen, insbesondere nach lumbaler Aortographie, die weniger als 10 Tage zurückliegen
- floride Magen-Darm-Erkrankungen (Ulcus ventriculi oder duodeni, Malignome) oder entsprechende Veränderungen mit Blutungsrisiko (z. B. Ösophagusvarizen), akute Pankreatitis
- Hypertonie mit systolischen Blutdruckwerten über 200 mm Hg und/oder mit diastolischen Blutdruckwerten über 100 mm Hg
- Contusio oder Commotio cerebri innerhalb der letzten 4 Wochen
- Aortenaneurysma
- frische Thromben im linken Ventrikel oder im linken Vorhof
- offenes Foramen ovale bei noch vorhandenen venösen Thromben
- mögliche Blutungsquellen im Bereich des Urogenitaltraktes (Papillome, Steine)
- hochgradige Nieren- oder Leberinsuffizienz
- aktive Lungentuberkulose
- Vena-subclavia-/Vena-jugularis-interna-Punktion innerhalb der letzten 8 Tage

relative leichte Kontraindikationen
- kleinere Operationen oder Traumata, Zahnextraktion
- kürzliche kardiopulmonale Wiederbelebung
- Vorhofflimmern mit vorausgegangener arterieller Embolie bzw. linksatrialen Thromben
- bakterielle Endokarditis (Emboliegefahr), Sepsis
- Schwangerschaft
- Alter über 75 Jahre, Zerebralsklerose
- intramuskuläre Injektionen innerhalb der letzten 8 Tage
- Diabetes mellitus mit Fundusveränderungen Stadium III–IV
- chronische Darmerkrankung
- Leber- oder Nierenerkrankung
- Organkrankheiten mit Höhlenbildung (z. B. Lungenkaverne)

Kontraindikationen nur für Streptokinase
- bekannte Allergie gegen Streptokinase
- schwere Früh- bzw. Schockreaktion bei früher Streptokinase-Behandlung, nach kürzlicher Streptokokkeninfektion bzw. bei Antistreptolysin-Titer > 200
- Streptokinase-Behandlung innerhalb der letzten 6–12 Monate

chende Studien hierzu liegen nicht [143] bzw. nur für die Venenthrombose vor [76]. Vor dem ersten Zyklus einer ultrahoch dosierten Streptokinase-Gabe ist eine Initialdosis von 250 000 IE/20–30 min zu empfehlen.

Standardtherapie ist heutzutage die Behandlung mit Alteplase. Als Dosis wird aufgrund der Studienergebnisse eine Dosierung von 100 mg/2 h empfohlen. Ggf. können nachfolgend 0,05 mg Alteplase/kg/h über 4 h verabreicht werden [1].

Wird eine konventionell-dosierte thrombolytische Therapie gewählt, sollte die Dauer maximal 3 Tage nicht überschreiten. Mit einer höher dosierten Therapie wird ein Effekt meist schon in wesentlich kürzerer Zeit erreicht [92,183]. Bei erhöhtem Risiko sollte eine niedrigere Dosierung, z. B. 10–20 mg Alteplase/h über 5–10 Stunden (oder 100 000 IE/h) Streptokinase ohne initial höhere Dosierung gewählt und die Therapie beendet werden, sobald die hämodynamische Situation gebessert ist. Eine Thrombolysetherapie sollte nur dann länger als 3 Tage dauern, wenn der Patient durch die Verlegung der Lungenstrombahn schwer beeinträchtigt ist [75,121].

Bei der lokalen Thrombolyse werden entweder 10–20 mg Alteplase oder 10 000 IE/h Streptokinase [119] oder 100 000 IE Urokinase mit nachfolgend 30 000–40 000 IE/h intrathrombisch

Tab. 8.9 Dosierungsschemata zur Thrombolysetherapie einer Lungenembolie (modifiziert nach Kienast und Silling-Engelhardt 1992)

Alteplase (rt-PA)		
– Kurzlyse		bei KG > 65 kg 100 mg/2 h (davon 10 mg als initialer Bolus)
		bei KG ≤ 65 kg max. 1,5 mg/kg über 2 h
		(davon 10 mg als initialer Bolus)
		oder
		10 mg als Bolus, danach 40 mg/2 h, danach fakultativ 50 mg/5 h
– Boluslyse		0,6 mg/kg KG/2 min
		oder
		50 mg Bolus, danach 50 mg/2 h
Urokinase		
– Standard-Dosierung	ID	4400 IE/kg KG/10 min
	ED	4400 IE/kg KG/h über 12–24 h
– hochdosierte Kurzlyse		1 Mio. IE/10 min, danach 2 Mio. IE/110 min
		oder
		1,5 Mio. IE/10 min, danach 100 000 IE/h über 24 h
– Boluslyse		15 000–20 000 IE/kg KG/10 min
Streptokinase		
zuvor Prednisolon 100–250 mg i.v.		
– Dauerinfusion	ID	250 000 IE/20 min
	ED	100 000 IE/h über 24–72 h
– hochdosierte Kurzlyse		1,5 Mio. IE/30–60 min, fakultativ Fortführung mit
		z. B. 500 000 IE/h über 2–3 h
		oder
		500 000 IE/20 min gefolgt von 3 Mio. IE als Bolus (5 min)

ID Initialdosis
ED Erhaltungsdosis
KG Körpergewicht
zugelassene Dosierungsschemata sind hervorgehoben

oder unmittelbar präthrombotisch appliziert; ggf. kann die Injektion wiederholt werden. Während und nach der Thrombolysetherapie soll das therapeutische Ergebnis kontrolliert und dokumentiert werden.

Bei konventionell dosierter und lokaler Applikation des Thrombolytikums ist eine begleitende Heparingabe indiziert, wenn TZ und/oder PTT nicht allein durch die Thrombolysetherapie in den therapeutischen Bereich verlängert sind [87] (s. hierzu Kap. 9). Bei kurzdauernden und hochdosierten Thrombolyseverfahren ist eine begleitende Heparintherapie nicht unbedingt erforderlich. In jedem Fall ist im Anschluss an die Thrombolysetherapie eine Behandlung mit Heparin und dann mit Kumarinderivaten unverzichtbar.

8.4 Chirurgische Therapie

8.4.1 Pulmonale Embolektomie

8.4.1.1 Technik

Trendelenburg führte 1908 als erster eine pulmonale Embolektomie mit interkostalem Zugang links durch, wobei der erhoffte Erfolg nicht eintrat [166]. Kirschner gelang es dann 1924, einen solchen Eingriff beim Menschen erfolgreich zu beenden [88]. Vossschulte führte mit transsternalem Vorgehen und Abklemmen der Hohlvenen („inflow-occlusion") wesentliche Modifikationen ein [174]. Mit der Einführung der extrakorporalen Zirkulation unter Verwendung der Herz-Lungen-Maschine und Umgehung des Lungenkreislaufs wurde zwar der Aufwand größer, der Eingriff jedoch sicherer [31,148]. Beim operativen Eingriff wird der Thorax durch mediane Sternotomie oder im 2. ICR links eröffnet; die Emboli aus der Pulmonalarterie, ggf. auch aus dem rechten Herzen, werden durch Absaugkatheter oder Fasszangen entfernt. Eine Modifikation erlaubt die selektive Desobliteration jeder Segmentarterie, eine offene Inspektion des rechten Vorhofs und die Expression venöser Thromben aus den Venen der unteren Körperhälfte durch die Kardiotomie [83]. Die retrograde pulmonale Embolektomie durch Spülung von den Pulmonalvenen aus hat sich bislang nicht durchgesetzt [85]. Nach jeder geglückten Embolektomie sollte eine Sperrmaßnahme an der Vena cava inferior, evtl. durch das eröffnete Herzohr, vorgenommen werden.

8.4.1.2 Indikation und Kontraindikationen

Der Versuch einer Notfallembolektomie nach Trendelenburg ist heute gerechtfertigt [15], wenn bei einem reanimationsrefraktären Herzstillstand keine extrakorporale Zirkulation zur Verfügung steht. In dieser Situation ist keinerlei Diagnostik möglich; die Indikation muss sich allein auf die Anamnese und klinische Situation stützen. Nur die sofortige Einleitung einer kardiopulmonalen Reanimation auch unter Einsatz der Thrombolyse, die abteilungsübergreifende Alarmierung des Operations- und Narkose-Teams und die schnellstmöglich durchgeführte Operation ggf. unter Verzicht auf Asepsis eröffnen die Chancen für einen Erfolg dieser spektakulären Maßnahme [36]. Da andere Ursachen eines therapierefraktären Herzstillstandes keine Überlebenschancen beinhalten, muss eine Fehlbeurteilung der Ätiologie ggf. in Kauf genommen werden. Kann durch die Reanimation ein Minimalkreislauf in Gang gesetzt werden, muss eine weitere Sicherung der Diagnose durch Echokardiographie oder Angiographie mit C-Bogen gefordert werden.

Eine pulmonale Embolektomie mit extrakorporaler Zirkulation ist indiziert [101, 123, 141],
- wenn eine fulminante oder massive Lungenembolie mit Schock vorliegt,
- wenn bei massiver Lungenembolie ohne Schock absolute Kontraindikationen gegen eine Thrombolysetherapie bestehen,
- wenn eine Thrombolysetherapie über 2 Stunden ineffektiv ist und eine hämodynamische Instabilität besteht,
- wenn flottierende Thromben im rechten Vorhof bei offenem Foramen ovale oder ein in diesem eingeklemmter Embolus vorliegen [105, 107]; dann ist eine Kombination mit Thrombolysetherapie zu erwägen [124],
- wenn intraoperativ eine vital bedrohliche Lungenembolie auftritt [132, 181].

Sollte der Patient transportfähig sein, ist eine Verlegung in ein kardiochirurgisches erfahrenes Zentrum mit laufender Thrombolysetherapie vorzuziehen.

Kontraindikationen gegen eine pulmonale Embolektomie bestehen [141] bei
- multiplen peripheren Embolien und zentral freien Lungengefäßen,
- pulmonal-arteriellen Druckwerten von systolisch > 70 mm Hg bzw. Mitteldruck > 40 mm Hg,
- schwerer kardiopulmonaler Insuffizienz oder infaustem Grundleiden oder
- schweren, nicht behebbaren Gerinnungsdefekten.

Eine aktuelle thrombolytische Therapie stellt keine Kontraindikation dar [44]; dies gilt insbesondere für Thrombolytika mit kurzer Halbwertszeit wie Alteplase. Eine Gravidität ist keine Kontraindikation gegen eine vital indizierte Embolektomie [13]. Bei Patienten über 70 Jahren ist das Operationsrisiko im Hinblick auf den möglichen Erfolg besonders sorgfältig abzuwägen.

Spezifische Komplikationen nach pulmonaler Embolektomie sind ein hämorrhagisches Lungenödem bzw. eine Schocklunge, die auf eine längerbestehende ischämische Schädigung der Kapillaren, eine vorbestehende pulmonale Hypertonie oder eine mechanische Alteration der Lungen beim manuellen intraoperativen Auspressen der Thromboemboli zurückgeführt werden. Auch über massive endobronchiale Hämorrhagien wurde berichtet [149]. Problematisch kann die Eröffnung des Herzbeutels sein, da sie die Gefäßdilatation des vorgedehnten rechten Ventrikels begünstigt, was zur Rechtsherzinsuffizienz führen kann [95]. Wegen der großen Wundfläche besteht auch ein deutlich erhöhtes Infektionsrisiko.

8.4.1.3 Ergebnisse

Bei der Notfallembolektomie, deren Letalität über 70 % liegt [29], stellt jeder erfolgreich durchgeführte Eingriff einen wunderbaren Erfolg dar [36]. Die Letalität der pulmonalen Embolektomie mit extrakorporaler Zirkulation wird zwischen 28 und 36 % angegeben [82, 83, 141]; sie steigt nach vorangegangener kardiopulmonaler Wiederbelebung auf Werte um 88 % an [83]. Herzstillstand und begleitende kardiopulmonale Erkrankungen gelten als unabhängige Prädiktoren operativer Letalität [110, 111].

Bei 39 von 132 Patienten, die zwischen 1975 und 1982 wegen akuter Lungenembolie mit Embolektomie unter extrakorporaler Zirkulation behandelt worden waren, war die Operation der Behandlung mit Streptokinase (n = 52) und Heparin (n = 41) in Bezug auf die Überlebensrate nicht signifikant überlegen; da der Schweregrad der Lungenembolie bei den embolektomierten Patienten gemessen am Ausgangs-Score höher war, kann allerdings dennoch ein überzeugender Effekt der operativen Therapie angenommen werden [71].

Von 44 Patienten, die zwischen 1978 und 1990 mit Embolektomie unter extrakorporaler Zirkulation behandelt worden waren, lebten nach vier Jahren noch 75 %, nach acht Jahren noch 71 % [8]. Eine weitere Untersuchung von 33 Patienten 1 – 5 Jahre nach pulmonaler Embolektomie zeigte, dass Störungen der Diffusionskapazität und des pulmonal-arteriellen Druckverhaltens weitgehend ausgeblieben waren; auch ein initialer kardiogener Schock schien keine bleibenden Schäden zu hinterlassen [94].

8.4.1.4 Stellenwert

Der Stellenwert der operativen Embolektomie wird weiterhin kontrovers beurteilt. In der Bundesrepublik Deutschland werden zur Zeit weniger als 1 % aller Patienten mit schwerer Lungenembolie chirurgisch behandelt [82]. Der prognostische Nutzen des chirurgischen Eingriffes wurde bisher in keiner randomisierten klinischen Studie untersucht. Gulba et al. verglichen 13 Patienten, bei denen eine Embolektomie vorgenommen wurde, mit 24 Patienten, die nicht sofort operiert werden konnten und mit Alteplase in einer Dosierung von 20 mg als Bolus und 100 mg über 2 Stunden behandelt wurden. Drei Patienten (23 %) starben unter operativer, acht (33 %) unter medikamentöser Therapie; der Unterschied war jedoch nicht signifikant [68].

Eine Gegenüberstellung von Embolektomie und Lyse beim Schweregrad III oder IV lässt die Lyse günstiger erscheinen (Tab. 8.**10**). Seit Einführung der hochdosierten Lysetherapie der Lungenembolie ist die Zahl der Embolektomien rückläufig. Dennoch ist die Entscheidung zwischen Thrombolyse und Embolektomie immer auf den individuellen Fall bezogen und wird auch von lokalen Gegebenheiten mitbestimmt.

8.4.2 Extraluminale Sperrmaßnahmen an der Vena cava inferior und der Vena femoralis

Früher wurden zur Prophylaxe weiterer Embolien bei entsprechender Indikation eine Ligatur, Plikatur oder ein Clipping der Vena cava inferior durchgeführt; diese Methoden werden heute nicht mehr angewandt, weil sie eine operative Freilegung der unteren Hohlvene nötig machen [16]. Zwar gewährleisten sie in der Akutphase einen weitestgehenden Schutz vor Rezidivembolien; im weiteren Verlauf können sich Kollateralen weiten und erneut Embolien ermöglichen.

Tab. 8.**10** Vor- und Nachteile von Embolektomie und Thrombolyse bei der Behandlung der Lungenembolie

	Vorteile	Nachteile
Embolektomie	– Schnelligkeit des therapeutischen Eingreifens und Frühstabilisierung durch Herz-Lungen-Maschine	– großer Eingriff, nur für zentrale Embolien möglich; fehlende Logistik und Erfahrung der meisten Operateure – hohes Operationsrisiko, vor allem bei kardiopulmonalen Vorschäden
Thrombolyse	– bei allen, auch bei peripheren Embolien erfolgversprechend – nicht invasive Maßnahme – Quellgebietssanierung (TVT) – auch bei Differenzialdiagnose „Infarkt" sinnvolle Therapie – risikoarm, insbesondere bei kardiopulmonaler Vorschädigung – nahezu überall durchführbar – Erfahrungen mit der Therapie liegen vor – kostengünstig	– eventuell größerer Zeitbedarf bis zur erfolgreichen Lyse des Embolus

TVT tiefe Venenthrombose

Tab. 8.11 Kumulative Ergebnisse der verschiedenen Vena-cava-inferior-Sperrmethoden (modifiziert nach Bomalaski et al. 1982)

Methode	Patienten (n)	„Operations"-Letalität (%)	Rezidiv-Lungenembolie (%)
operative Methoden			
Ligatur	1358	15,5	6,4
Plikatur	1168	7,3	4,6
gesamt	**2526**	**11,6**	**5,2**
Filter-Methoden			
Mobin-Uddin-Filter	2966	0,3	3,4
Greenfield-Filter	141	3,5	2
Hunter-Ballon	60	0	1
gesamt	**3067**	**0,7**	**3,3**

Die Ligatur der Vena femoralis superficialis hingegen wird von einigen Autoren bei flottierenden Thromben empfohlen [9]. Auch eine venöse Thrombektomie kann im Einzelfall als Sekundärprophylaxe einer Lungenembolie in Betracht gezogen werden.

Hinsichtlich der kumulativen Ergebnisse der chirurgischen Maßnahmen sei auf die Tab. 8.**11**, hinsichtlich einer zusammenfassenden Darstellung auf weitere Literatur [19,73] verwiesen. Die intraluminalen Sperrmaßnahmen werden im Abschnitt 8.5.2 besprochen.

8.5 Radiologisch-interventionelle Therapie

8.5.1 Katheterembolektomie und -thrombusfragmentierung

8.5.1.1 Technik

Das Verfahren von Greenfield [62,63], die pulmonalen Emboli, evtl. auch rechtsatriale Thromben [11], mit steuerbaren Kathetern transvenös abzusaugen, hat sich nicht durchsetzen können, zumal es zeitlich aufwendig ist.

Zunehmend akzeptiert ist die unter röntgenologischer Sicht durchgeführte Fragmentation bzw. „Zerpressung" der Emboli mit Pigtail- bzw. Ballonkathetern [6,7,125]. Sie soll deren distale Embolisierung mit Rekanalisation größerer Arterienäste und Reperfusion verschlossener Aufzweigungen bewirken. Die damit verbundene Vergrößerung der Oberfläche der Emboli schafft der körpereigenen bzw. der therapeutisch verstärkten Fibrinolyse eine vergrößerte Angriffsfläche, wobei das Thrombolytikum durch den Therapiekatheter in üblicher oder niedriger Dosis zugeführt werden kann [28]. Wünschenswert ist eine echokardiographische transösophageale Steuerung dieser Maßnahme [72]. Alternativ hierzu kann die mechanische Dispersion der Emboli mit Hochfrequenz-Rotationskathetern (Angiocor Thrombolizer; Amplatz Thrombectomy Device) durchgeführt werden [52,112,136,169]. Eine begleitende Antikoagulation ist unabdingbar. Bei offenem Foramen ovale ist u.U. ein gleichzeitiger transvenöser Verschluss mit Hilfe des eingeführten Katheters in Erwägung zu ziehen [10].

8.5.1.2 Indikation und Kontraindikationen

Die radiologisch-interventionellen Maßnahmen stellen vor allem eine Option dar, wenn eine operative Embolektomie oder eine systemische Thrombolyse sinnvoll wären, jedoch kontraindiziert bzw. nicht verfügbar sind [32]. Sie kommen bei Lungenembolien im Schweregrad III und IV, vor allem in der Gravidität [106] oder im Wochenbett und postoperativ bzw. posttraumatisch in Betracht [102].

Schwierigkeiten können bei der transvenösen Einführung der relativ starren Instrumente entstehen. Bei rechtskardialen Thromben besteht die Gefahr, dass diese im ungünstigsten Falle durch ein offenes Foramen ovale paradox embolisiert werden könnten.

Die Kontraindikationen sind identisch mit jenen bei Insertion von Cava-Filtern (siehe Abschnitt 8.5.2.2).

8.5.1.3 Ergebnisse

Eine Übersicht über die bis 1979 mit dem Greenfield-Katheter erzielten Ergebnisse findet sich bei Heinrich und Klink [73]. Bei 11 von 18 Patienten (1982–1989) konnte durch Katheterembolektomie eine rasche Besserung erzielt werden; die Letalität betrug 28% [165].

Die Kombination einer mechanischer Thrombusfragmentierung mit thrombolytischen Maßnahmen lieferte in verschiedenen Studien gute Resultate: Durch Ballondilatation und thrombusnahe Thrombolyse überlebten 42 von 44 Patienten ihre massive Lungenembolie [125]; im Mittel nach 32 Monaten fand sich allerdings bei 12 von 17 der Patienten eine Belastungshypoxie. Durch mechanische Gerinnselfragmentation konnte der angiographische Score (UPET-Kriterien) von $14 \pm 1,6$ auf $6,2 \pm 1,5$ bei gleichzeitiger Besserung der hämodynamischen Parameter gesenkt werden [48]. Die Kombination einer mechanischen Fragmentierung der Emboli mit anschließender Urokinase-Lyse mit im Mittel 3,1 Mio. IE und ggf. extrathorakaler Herzmassage sowie Beatmung war bei 15 von 17 Patienten erfolgreich; die Hospitalletalität betrug 29% [81]. An Komplikationen wurden Hämathorax, gastrointestinale Blutungen und Lungenblutung beschrieben.

Mit dem Hochgeschwindigkeits-Rotationskatheter konnten in einer weiteren Untersuchung bei 6 von 7 Patienten mit lebensbedrohlicher Lungenembolie und Kontraindikationen gegen eine Thrombolysetherapie hinsichtlich hämodynamischer Parameter und Hypoxämie eine Besserung erreicht werden, ohne dass Komplikationen auftraten [52]; andere Ergebnisse sind nicht so günstig [169].

8.5.1.4 Stellenwert

Da die Indikation zu diesen radiologisch-interventionellen Maßnahmen sehr speziell ist und vergleichende Studien nicht vorliegen, bleibt der Einsatz dieser Verfahren der Entscheidung im Einzelfall überlassen. Weitere technische Verbesserungen sind zu erwarten, auch bezüglich der Insertion von Stents [70].

8.5.2 Intraluminale Sperrmaßnahmen in der Vena cava inferior

8.5.2.1 Technik

1967 wurde von Mobin-Uddin et al. [116] erstmals eine operative transvenöse Insertion eines Schirmfilters in die Vena cava inferior beschrieben. Sie hat in den folgenden Jahren eine Fülle technischer Modifikationen gefunden [3, 122, 157]. Einen wesentlichen Fortschritt bedeutete die perkutane Einbringung der Cava-Filter, die nur eine Gefäßpunktion erfordert und in Lokalanästhesie möglich ist [67]. Heute stehen wieder entfernbare Modifikationen der Filter zur Verfügung [93].

Die Insertion kann von der Vena jugularis, der Vena brachialis oder der Vena femoralis communis aus, intraoperativ auch durch das rechte Herzohr vorgenommen werden. Sie erfordert bei peripher-venösem Zugang eine röntgenologische Kontrolle des Implantationsortes. Korrekterweise liegt er unmittelbar distal der Einmündung der Venae renales in die Vena cava inferior, nur ausnahmsweise suprarenal. Bei transiliakalem Vorgehen ist erhöhte Vorsicht geboten, um nicht neue Embolien abzulösen. Das Kaliber des Einführungsbestecks konnte im Laufe der Entwicklung von 24 auf 7–14 French vermindert werden [122]. Die Auswahl zwischen den verschiedenen Filtertypen, die sich nur marginal unterscheiden, ist von der persönlichen Erfahrung des behandelnden Arztes abhängig. Vorteilhaft ist es, wenn durch den Katheter eines temporären Cava-Filters ohne erneute Punktion eine Thrombolysetherapie oder eine Pulmonalisangiographie durchgeführt werden kann [161].

8.5.2.2 Indikation und Kontraindikationen

Wissenschaftlich aussagefähige Daten in ausreichender Zahl liegen nicht vor. Nach heutigem Wissen gelten als indikatorische Voraussetzungen für Cava-Sperrmaßnahmen im Sinne einer Sekundärprävention nachgewiesene Thrombosen in proximalen Venenabschnitten **und** abgelaufene Lungenembolien; in besonderen Situationen wird auch die Indikation im Sinne einer Primärprävention **vor** dem Auftreten einer Lungenembolie gesehen [55, 78, 122] (Tab. 8.**12**).

Tab. 8.12 Indikationen zur Filterimplantation (nach Obergassel et al. 1996)

Indikation zur Filterimplantation	Greenfield und Michma (1988)	Ferris et al. (1993)
Patientenzahl (n)	469	324
kontraindizierte Antikoagulation bei Bein- oder Beckenvenenthrombose und (oder) Lungenembolie	38%	77%
Rezidiv oder Komplikation unter Antikoagulation	44%	14%
Prophylaxe bei Hochrisikopatienten	17%	9%

Akzeptierte Indikationen sind eine Lungenembolie bei
- strikter Kontraindikation gegen Antikoagulation in therapeutischer Dosierung z. B. nach Blutungskomplikationen bei Thrombolysetherapie oder Antikoagulation,
- ineffektiver Antikoagulation, d. h. Rezidivembolien trotz korrekt durchgeführter Antikoagulation, oder
- nach pulmonaler Embolektomie.

Relative und wissenschaftlich nicht belegte Indikationen liegen bei einer Lungenembolie und großen Thromben in proximalen Abschnitten der tiefen Becken-Beinvenen vor
- bei hämodynamisch kritischer Situation oder
- bei indizierter Thrombolysetherapie zur Vermeidung einer weiteren Embolisation.

Eine präventive Indikation, d. h. ohne bereits vorhandene Lungenembolie, sehen einige Autoren bei Patienten mit ausgedehnten proximalen Venenthrombosen,
- wenn eine Thrombolysetherapie dieser Venenthrombosen erforderlich ist [104],
- wenn eine dekomprimierende abdominelle Maßnahme, wie eine große Laparotomie oder eine Entbindung, bevorsteht oder
- wenn ein offenes Foramen ovale vorliegt.

Diskutiert wird auch über eine prophylaktische Indikation bei Patienten ohne Venenthrombose und ohne Lungenembolie,
- wenn bei Hochrisikopatienten ein frisches thromboseträchtiges Trauma eintritt, oder
- wenn ein aktuell hohes Risiko für eine neue Thromboembolie bei Zustand nach früher abgelaufener schwerer Lungenembolie vorliegt.

Die primäre prophylaktische Indikation vor dem Auftreten einer Venenthrombose, die in den USA bei traumatologischen Hochrisikopatienten relativ häufig gesehen wird [138,182] ist keineswegs durch Studien gesichert und findet daher keine allgemeine Anerkennung. Auch das „Flottieren" eines Thrombus stellt keine allgemein akzeptierte Indikation für eine Cava-Sperrmaßnahme dar; bei hämodynamisch schwer beeinträchtigten Patienten, bei denen schon eine kleine Embolie vital bedrohlich sein könnte, kann eine Implantation sinnvoll sein. Keine Indikation besteht bei distal lokalisierten Venenthrombosen. Wenn die Emboliegefährdung voraussichtlich nur kurze Zeit besteht, ist ein perkutan wieder entfernbarer Filter zu wählen.

Die Implantation von Vena-cava-Filtern kann mit Komplikationen und Nebenwirkungen [139] vergesellschaftet sein:
1. Fehlpunktion von Arterien,
2. Hämatom und Entzündung am Punktionsort,
3. Mobilisation vorbestehender Thromben durch den Katheter,
4. Verletzung intraabdominaler bzw. intrathorakaler Venen,
5. parakavale Blutung oder Entzündung im Implantationsbereich des Filters,
6. Neu-Thrombosierung
   - im Implantationskanal evtl. entlang des Katheters,
   - in und um den Filter mit dem Risiko einer erneuten Lungenembolie und starker venöser Abflussbehinderung,
7. Fehlplatzierung des Filters,
8. Dislokation des Filters in renale Gefäße, die Aorta oder das Duodenum,
9. Embolisation des Filters oder seiner Teile in das Herz oder die Lungenstrombahn.

Fehlpunktionen von Arterien und Hämatome bei der Filterinsertion können eine Thrombolysebehandlung riskanter oder unmöglich machen. Eine unter Umständen lebensgefährliche Mobilisation venöser Thromben muss durch Wahl des geeigneten Zugangsweges und vorsichtige Durchführung der Katheterisierung vermieden werden. Bei distaler Fehlplatzierung entsteht ein

Blindsack, der zur Emboliequelle werden kann. Zur Prophylaxe einer Thrombosierung im Implantationskanal oder um den Filter wird eine Antikoagulation empfohlen, soweit keine Kontraindikationen vorliegen. Das Hauptrisiko besteht in der Dislokation der Filter, wodurch neue Thrombosen oder Blutungen, vor allem aber Embolisationen des gesamten Filters ausgelöst werden können. Sowohl schwerwiegende lokale Komplikationen als auch eine kardiopulmonale Filterembolisation erzwingen u.U. schwierige operative Eingriffe [89].

Problematisch kann ein Verschluss des Filters sein. Nicht immer ist zwischen einer Thrombosierung des Filters und seiner Obliteration durch eingefangene Emboli sicher zu entscheiden. Ist eine thrombolytische Desobliteration nicht möglich, ist es mitunter weniger riskant, den Filter zu belassen, als ihn zu extrahieren. Diese Überlegung spricht dafür, bei Einsatz temporärer Filter ein Modell zu wählen, das im Bedarfsfall auch als permanenter Filter belassen werden kann.

Vor Implantation eines Filters sind folgende Kontraindikationen zu beachten:
- Unzugänglichkeit oder thrombotische Obliteration aller Insertionsstellen,
- septische Embolien,
- schwere hämorrhagische Diathese,
- Kontrastmittelallergie,
- mangelnde Erfahrung des Therapeuten.

Auch eine Gravidität stellt eine relative Kontraindikation dar. Bei unruhigen und immunkompromittierten Patienten sind insbesondere temporäre Filter ungeeignet [173].

Trotz Insertion eines Filters können Embolien auftreten. Ursachen hierfür können sein:
1. Thromben, die am oder proximal vom Filter, am ehesten in einem Blindsack bei distaler Fehlplatzierung entstanden sind,
2. Embolien durch die Venae ovaricae bzw. spermaticae, die lumbosakralen Venenplexus oder die Vena azygos,
3. eine Vena cava inferior duplex, die bei 2,2% der Menschen vorliegt [114],
4. Pseudorezidive aus den Leber- oder Nierenvenen, dem Stromgebiet der Vena cava superior bzw. dem rechten Herzen.

▬ Von 318 Patienten mit Lungenembolie, die 1989–1995 ein Vena-Cava-Filter erhalten hatten, erlitten 10 (3,1%) eine erneute Lungenembolie; bei allen fanden sich mindestens zwei Risikofaktoren für eine Thrombose tiefer Venen. Bei Thromben > 5 cm Länge (n = 6) wurde ein zweiter Filter eingesetzt, bei kleineren Thromben (n = 4) erfolgte eine Antikoagulation [37a]. ▬

Im Allgemeinen wird nach Filterimplantation eine Antikoagulation empfohlen, sofern keine strikten Kontraindikationen dagegen bestehen. Allerdings fand sich bei Nachuntersuchungen von 68 Patienten mit Kimray-Greenfield-Filtern [86], von denen 26 Antikoagulantien erhalten hatten und 42 nicht, kein Rezidiv einer Lungenembolie und kein Unterschied in der Schwellungsneigung der Beine, so dass diese Autoren eine Beendigung der Antikoagulation nach Platzierung des Cava-Filters für richtig halten.

8.5.2.3 Ergebnisse

Nachfolgende Studienergebnisse stehen bisher zur Verfügung:

Die Hauptindikation zur Insertion eines temporären Günther-Tulip-Filters bei 83 Patienten waren [120]: flottierende Thromben in iliako-femoralen Venen oder der Vena cava inferior (n = 32), rezidivierende Lungenembolien trotz Antikoagulation (n = 25), Kontraindikationen gegen Antikoagulantien (n = 8), Prophylaxe bei Hochrisikopatienten mit proximaler Venenthrombose (n = 9) und paradoxe Embolie (n = 1); bei acht Patienten waren keine Daten verfügbar. 48-mal wurde der femorale, 38-mal der juguläre Zugang benutzt. Die Filterinsertion erfolgte 79-mal infrarenal, viermal suprarenal. Dreimal musste wegen Fehlpositionierung neu insertiert werden. Insgesamt 17 Patienten starben, einer an einer tödlichen Lungenembolie, sechs an intrazerebralen Blutungen, fünf an Malignomen und je einer an Ruptur eines Aortenaneurysmas, an Herz- bzw. Nierenversagen, an Rückenmarkstumor bzw. an seniler Demenz. Die Inzidenz von Lungenembolien nach Filterimplantation in dieser Studie entspricht der allgemeinen Datenlage. Sie wird zwischen 0,5 und 7% angegeben [33,183].

▬ Bei 138 Patienten mit venösen Thrombosen, die vor einer Thrombolysetherapie einen passageren Cava-Filter erhielten, wurden in 5,8% Blutungen an der Insertionsstelle und Therapieabbruch, in 9,4% bedeutsame Blutungen ohne Transfusionsbedarf, in 55% unbedeutende Blutungen, in 1,4% lokale Entzündungen mit Bakteriämie und Therapieabbruch, in 1,4% Dislokationen des Filters um > 4–5 cm ohne Therapieabbruch berichtet [78].

Bei 44 Patienten mit Becken- bzw. Cava-Thrombosen, die temporäre Günther-Filter über maximal 14 Tage erhalten hatten, traten vier Komplikationen auf: jeweils eine Infektion der Punktionsstelle, eine akzidentelle Punktion der Arteria carotis, eine Cava-Thrombose und eine tödliche Lungenembolie [93]. – Nach temporärer Insertion von Cava-Filtern (Filcard RF02) bei 114 Patienten wurden Komplikationen bei 15,8 % am Schirm, bei 46,5 % an der Einführungsstelle und 1 nicht-letale Rezidiv-Embolie bei disloziertem Filter registriert; die Letalität bei 54 Patienten mit Lungenembolie im Grad III und IV betrug 18,5 %; sie war auf die Folgen der Erstembolie zurückzuführen; die bei neun Patienten im Filter nachgewiesenen Thrombosen bzw. Embolien ließen sich in sieben Fällen lokal-thrombolytisch, zweimal nur operativ entfernen [143 a].

Bei 3256 Patienten aus 29 Studien, die alle Filtertypen einschlossen, wurde eine durch Cava-Filter bedingte Letalität von 0,12 % ermittelt [3]. Eine an 400 Patienten mit proximaler Venenthrombose und dem Risiko einer Lungenembolie durchgeführte randomisierte Multizenterstudie mit bzw. ohne Implantation eines Cava-Filters [39] ergab, dass dem initial günstigen Effekt einer Filter-Implantation eine höhere Rate an rezidivierenden Venenthrombosen im weiteren Verlauf gegenüberstand und keine Letalitätsunterschiede bestanden.

8.5.2.4 Stellenwert

Da keine größeren vergleichenden Studien zu allen Indikationsgebieten vorliegen und sehr kontroverse Ansichten bestehen, kann eine endgültige Bewertung nicht erfolgen. Bei jungen Menschen sollte die Indikation sehr streng gestellt werden, da Langzeitbeobachtungen noch kaum vorliegen. Bei absoluter Indikation stellt die Insertion eines möglichst retrahierbaren Cava-Filters durch erfahrene Hände eine lebensrettende Maßnahme dar, die frühzeitig erfolgen muss. Mit zunehmender Verbesserung vor allem der retrahierbaren Filter sind Verschiebungen auf der Indikationsskala zu erwarten.

8.6 Therapeutische Strategie

Die therapeutische Strategie bei Patienten mit Lungenembolie ist nicht standardisierbar.

Das Vorgehen hängt im Einzelfall ab von
– dem Schweregrad der Lungenembolie,
– den klinischen Voraussetzungen des Patienten,
– der Verfügbarkeit der einzelnen therapeutischen Optionen,
– den aus dem Risikoprofil des Patienten sich ergebenden Kontraindikationen gegen die einzelnen Therapieverfahren.

8.6.1 Therapie in Abhängigkeit vom Schweregrad

8.6.1.1 Fulminante Lungenembolie (Schweregrad IV)

Die Letalität der fulminanten Lungenembolie beträgt spontan und bei antikoagulatorischer Therapie unter Einschluss sämtlicher intensivmedizinischer Maßnahmen ohne Thrombolyse etwa 70 %, bei primär eingetretenem Herzstillstand fast 100 %. Eine rasche Beseitigung der Hypoxie und Entlastung des rechten Ventrikels ist zwingend. Entsprechende Reanimationsmaßnahmen sind unverzüglich einzuleiten. Eine externe Herzmassage kann u. U. zur Fragmentation und Distalverlagerung der Emboli beitragen. Eine Beseitigung der Emboli ist am raschesten und sichersten durch eine pulmonale Embolektomie möglich. Da deren Durchführbarkeit (s. Abschnitt 8.4.1) sehr begrenzt ist, kommt der grundsätzlich überall und jederzeit möglichen Thrombolyse größte Bedeutung zu (Abb. 8.1). Während sie früher bei und nach Reanimation mit externer Herzmassage wegen drohender thorakaler und abdomineller Blutungen als kontraindiziert angesehen wurde, wird sie heute zunehmend als Ultima ratio („Notlyse") durchgeführt. Sie sollte bei einer Reanimation unverzüglich, auch auf Allgemeinstationen, ggf. durch den Notarzt oder den Hausarzt, begonnen werden. Kontraindikationen müssen wegen fehlender therapeutischer Alternativen relativiert und gegebenenfalls bewusst außer Acht gelassen werden. Da die „Notlyse" auch bei der Differenzialdiagnose Herzinfarkt eine indizierte Maßnahme ist, erfolgt in diesem Fall bei einer etwaigen Fehldiagnose keine Fehlbehandlung [14]. Meist muss bei diesem Schweregrad der Lungenembolie vor Beginn der Lyse auf eine spezifische Diagnostik verzichtet werden. Nach

8 Therapie

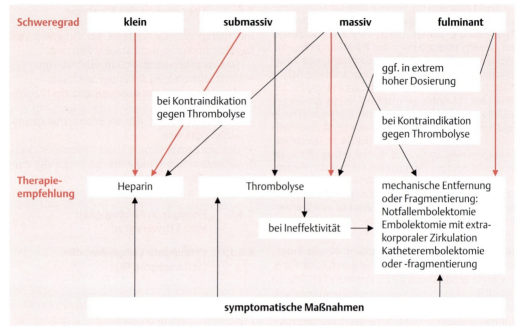

Abb. 8.1 Empfehlungen zur Therapie der Lungenembolie in Abhängigkeit von Schweregrad und Kontraindikationen.
roter Pfeil   Therapie der Wahl
schwarzer Pfeil   alternative Therapie

Tab. 8.13 Erfolgsrate der „Ultima-ratio-Lyse" unter Reanimationsbedingungen bei Patienten mit Lungenembolie (nach Störk et al. 1992)

Autoren	Patienten	primärer Lyseerfolg (stabiler Kreislauf nach 12 Stunden)	langfristiger Lyseerfolg (stabiler Kreislauf nach 2 Wochen, Patient neurologisch unauffällig)
	n	n	n
Wester et al. (1985) [179]	1	1	1[a]
Langdon et al. (1989) [96]	1	1	1
Hopf et al. (1990) [80]	1	1	1
Horstkotte et al. (1990) [81]	17	15	12[b]
Scholz et al. (1990) [143]	12	9	6
Trenkwalder et al. (1990) [167]	1	1	1
Siebenlist (1990) [150]	2	2	2
Westhoff-Bleck et al. (1991) [180]	5	5	3[c]
Hopf et al. (1991) [80a]	7	6	6
	47	41 (87,2%)	33 (70,2%)

[a] zusätzliche Thrombektomie
[b] zusätzliche mechanische Fragmentierung der Thromben
[c] zusätzliche Thrombektomie bei 2 Patienten

Beginn der Lyse sollte sie so bald und so gut wie möglich, durchgeführt werden. Die Wahl des Thrombolytikums ist nicht von erstrangiger Bedeutung, wichtiger ist ihr frühzeitiger und hochdosierter Einsatz (Dosierung und Nebenwirkungen s. Abschnitt 8.3).

Blutungskomplikationen sind meist beherrschbar, können jedoch Massivtransfusionen oder operative Interventionen erforderlich machen. Eine gleichzeitig durchgeführte Reanimation darf nicht zu früh abgebrochen werden, da sie auch nach weit mehr als einer Stunde, selbst bei weiten Pupillen (Folge der Katecholamingaben) erfolgreich sein kann [14,15,142]. Die Lyse sollte nach dem Erreichen stabiler Kreislaufverhältnisse beendet werden, da eine Weiterführung das Blutungsrisiko erhöht. Bei unsicherer Kreislaufstabilisierung kann erwogen werden, die Thrombolyse fortzuführen, um eine schnellere Verbesserung der pulmonalen Hämodynamik zu erreichen. Bei prognostisch ungünstigen neurologischen Situationen, etwa einer Hypoxiezeit von > 10 min, ist eine Thrombolyse nicht indiziert.

Die Tab. 8.13 zeigt die Erfolgsrate der Ultima-ratio-Lyse von verschiedenen Autoren. Nach zwölf Stunden lebten noch 87%, nach zwei Wochen 70% der so behandelten Patienten [158]. Patienten, die nach Lysebeginn reanimationspflichtig werden, haben eine sehr schlechte Prognose [143].

Die Thrombusfragmentierung mittels Katheter war unter Reanimationsbedingungen bei 70% der Patienten längerfristig erfolgreich. Die Erfolgsquote bei systemischer Lyse lag ebenfalls bei 70% [15,81].

8.6.1.2 Massive Lungenembolie (Schweregrad III)

Bei massiver Lungenembolie mit Schock entspricht das therapeutische Vorgehen grundsätzlich dem beim Schweregrad IV, allerdings sind Reanimationsmaßnahmen primär nicht erforderlich. Gelingt es durch allgemeine Schock- und zusätzliche Thrombolysetherapie innerhalb etwa 2 h nicht, die Situation zu bessern, oder lagen von vornherein strikte Kontraindikationen gegen eine Thrombolyse vor, ist eine pulmonale Embolektomie indiziert. Diese muss unter Einsatz der Herz-Lungen-Maschine erfolgen und sollte dem Kardiochirurgen zu Beginn der Schocktherapie vorsorglich angekündigt werden. Ggf. muss die Verlegung des Patienten während der Thrombolysetherapie in eine herzchirurgische Klinik erfolgen, um bei plötzlicher Verschlimmerung oder unzureichendem Erfolg sofort eingreifen zu können.

Liegt kein Schock vor, stellt die Thrombolysetherapie das Mittel der Wahl dar [69]. Eine chirurgische Option kommt nur bei strikten Kontraindikationen gegen eine Thrombolyse in Betracht; alternativ ist eine interventionelle Kathetermaßnahme zu erwägen, die bei relativen Kontraindikationen gegen eine Thrombolyse auch mit lokaler bzw. lokoregionärer Applikation niedrigerer Dosen des Thrombolytikums kombiniert werden kann. Sind keine der genannten Therapieoptionen verfügbar bzw. anwendbar, wird hochdosiert antikoaguliert. Ist dies kontraindiziert, muss eine Sperrmaßnahme an der Vena cava inferior vorgenommen werden. Unter klinischer Beobachtung ist eine antithrombotische Therapie mit einem niedermolekularen Heparin anzustreben.

8.6.1.3 Submassive und kleine Lungenembolien (Schweregrad II und I)

Bei kleiner und submassiver Lungenembolie ist bei kreislaufstabilen Patienten im Regelfall eine hochdosierte Heparintherapie indiziert. Bei kardial oder pulmonal vorgeschädigten Patienten lässt sich mit einer Thrombolysetherapie eine frühzeitige Entlastung des rechten Herzens erzielen [59,66,113,127,140,164,170].

Wenn hämodynamisch noch stabile Patienten schon eine rechtsventrikuläre Hypokinesie aufweisen, kann die Thrombolyse ein drohendes Rechtsherzversagen verhindern [61]. Auch das Ergebnis der MAPPET-Studie [90] spricht dafür, dass eine thrombolytische Behandlung bei Patienten mit Lungenembolie und Rechtsherzbelastung, die jedoch noch hämodynamisch stabil sind, die Letalität zu senken vermag. Wahrscheinlich führt die Thrombolyse zu einer Reduktion von Rezidivembolien. Eine zur Zeit laufende prospektive Therapiestudie mit randomisiertem Vergleich von Heparin versus Heparin + Alteplase soll diese Frage klären.

Eine pulmonale Embolektomie oder eine intrapulmonale Katheterbehandlung sind bei diesen Schweregraden in der Regel nicht gerechtfertigt. Je geringer der Schweregrad der Lungenembolie ist, umso stärker wird das therapeutische Vorgehen von eventuell vorhandenen tiefen venösen Thrombosen mitbestimmt.

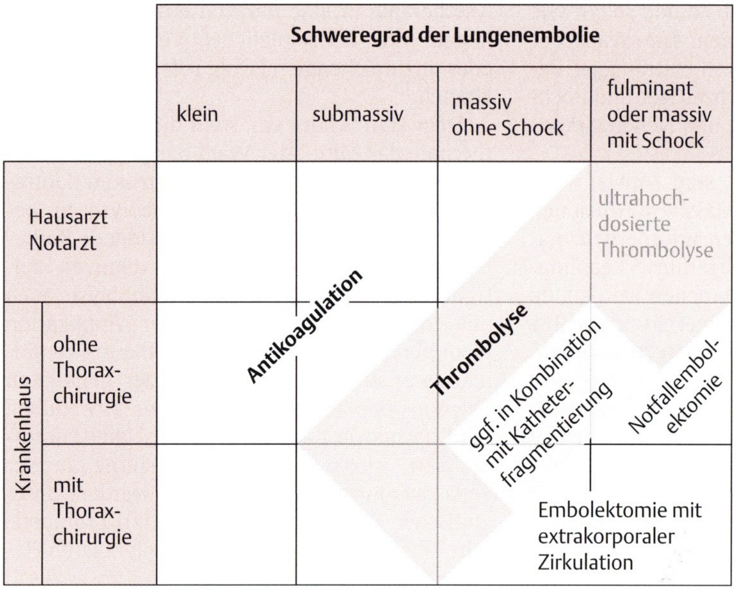

Abb. 8.2 Empfehlungen zur Therapie der Lungenembolie in Abhängigkeit von Schweregrad und verfügbaren therapeutischen Möglichkeiten.

8.6.2 Therapie in Abhängigkeit von der Verfügbarkeit therapeutischer Methoden

8.6.2.1 Pulmonale Embolektomie

Während die pulmonale Embolektomie mit der Herz-Lungen-Maschine an das Vorhandensein entsprechender Einrichtungen gebunden ist, lässt sich die Notfallembolektomie grundsätzlich in jeder chirurgischen Klinik durchführen. Ihre Technik sollte dem chirurgischen Notfallteam geläufig sein. Ein gut ausgearbeiteter Organisationsplan mit Notrufanlage und speziellem Trendelenburg-Alarm ist Voraussetzung für eine sofortige erfolgreiche operative Intervention (Abb. 8.2).

8.6.2.2 Katheterembolektomie und Thrombusfragmentierung

Entsprechendes Instrumentarium und Erfahrungen in der Handhabung sind Voraussetzungen für den Erfolg dieser immer rasch einzuleitenden Maßnahme, die vorzugsweise in Kliniken mit radiologisch-interventioneller Einrichtung verfügbar ist.

8.6.2.3 Thrombolyse

Die Thrombolysetherapie stellt im Klinikbereich kein Problem dar. Grundsätzlich ist sie auch vom Notarzt anwendbar, wie umfangreiche Erfahrungen mit der prähospitalen Lyse-Behandlung des Herzinfarkts zeigen. Die Handhabung von Alteplase ist dabei einfacher als die von Strepto- oder Urokinase. Beim Schweregrad IV muss das Thrombolytikum eingesetzt werden, das am raschesten verfügbar ist.

8.6.2.4 Antikoagulation

Die intravenöse Infusion von unfraktioniertem Heparin ist in der Klinik eine Routinemaßnahme. Sie wird mehr und mehr von der subkutanen Gabe niedermolekularer Heparine in körpergewichtsadaptierter hoher Dosierung abgelöst, womit eine Behandlung ohne Laborkontrolle und deshalb auch außerhalb der Klinik erleichtert wird. Das darf nicht dazu verleiten, auf eine adäquate Diagnostik der kardiopulmonalen und venösen Erkrankungen zu verzichten, da ansonsten Fehldiagnosen und ungerechtfertigte Behandlungen mit Nebenwirkungen folgen können.

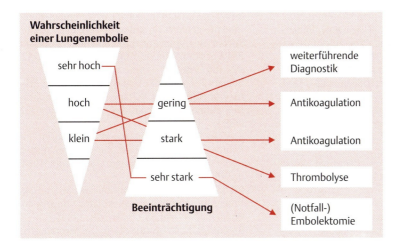

Abb. 8.3 Empfehlungen zum therapeutischen Procedere bei Verdacht auf Lungenembolie.

8.6.2.5 Intraluminale Sperrmaßnahmen in der Vena cava inferior

Allein die Verfügbarkeit dieser relativ einfach durchzuführenden Maßnahme rechtfertigt nicht ihren breiten und unkontrollierten Einsatz. Für die Indikationsstellung sind klare Kenntnisse der venösen Befunde und des kardiopulmonalen Risikoprofils Voraussetzung.

8.6.3 Therapie in Abhängigkeit von Kontraindikationen

Kontraindikationen einer Thrombolyse müssen strikt beachtet werden, wenn man sie beim Schweregrad II einsetzen will. Je schwerer eine Lungenembolie, umso geringer sind Kontraindikationen gegen die einzelnen therapeutischen Verfahren zu gewichten. Beispielsweise ist bei einem bereits eingetretenen Herzstillstand, der höchstwahrscheinlich durch eine Lungenembolie bedingt ist, die thrombolytische Therapie im Rahmen der Reanimationsbemühungen gerechtfertigt, auch wenn z. B. eine potenzielle Blutungsquelle wie ein gastroduodenales Ulkus bekannt ist. Blutungen sind, wenn sie nicht intrakraniell auftreten, leichter zu beherrschen als eine massive Verlegung der Lungenarterien. Um einen unkritischen Einsatz aggressiver Therapieoptionen zu vermeiden, müssen derartige Entscheidungen von erfahrenen Ärzten getroffen werden.

8.6.4 Interdisziplinäre Therapie-Abstimmung

Die Dringlichkeit der Therapie, unterschiedliche zur Verfügung stehende therapeutische Möglichkeiten und deren potenziellen Nebenwirkungen und die Berücksichtigung der Besonderheiten jedes Einzelfalles erfordern interdisziplinäre Kooperation erfahrener Ärzte. Unabhängig hiervon ist auch bei noch nicht zweifelsfrei feststehender Diagnose in den meisten Fällen schon eine antikoagulatorische Therapie zur Prophylaxe möglicher Lungenembolierezidive einzuleiten (Abb. 8.3).

Literatur

[1] Aschauer M., Pilger E., Szolar D. H. et al.: Extended infusion of rtPA lysis of pulmonary emboli: influence of time after onset of symptoms on outcome. Cardiovasc. Interv. Radiol. 18, 288–290 (1995)

[2] Astrup T.: The haemostatic balance. Thromb. Diath. Haemorrh. 2, 347–357 (1958)

[3] Ballew K., Philbrick J. T., Becker D. M.: Vena cava filter devices. Clin. Chest Med. 16, 295–305 (1995)

[4] Barritt D. W., Jordan S. C.: Anticoagulant drugs in the treatment of pulmonary embolism. A controlled trial. Lancet I, 1309–1312 (1960)

[5] Baruzzi A. C. do A., Knobel E., Cirenza C. et al.: Repercussoes hemodinâmicas da terapia trombolítica no tromboembolismo pulmonar agudo. Arq. Bras. Cardiol. 64, 515–520 (1995)

[6] Basche S., Oltmanns G.: Ballondilatation und lokale Thrombolyse bei massiver Lungenembolie – erste Ergebnisse eines neuen Therapiekonzepts. Akt. Radiol. 1, 120 – 124 (1991)

[7] Basche S., Oltmanns G.: Thrombusfragmentation bei massiver Pulmonalarterienembolie. Med. Welt 48, 325 – 327 (1997)

[8] Bauer E. P., Laske A., von Segesser L. K. et al.: Early and late results after surgery for massive pulmonary embolism. Thorac. Cardiovasc. Surg. 39, 353 – 356 (1991)

[9] Becker H.-M.: Kompressionsverband bei akuter Beinvenenthrombose? Dtsch. Med. Wschr. 120, 979 (1995)

[10] Berdijs F., Schneider M., Schulze-Neick I. et al.: Transvenöser Katheterverschluss des offenen Foramen ovale wegen paradoxer Embolien. Z. Kardiol. 82, 249 – 252 (1993)

[11] Beregi J.-P., Aumégeat V., Loubeyre C. et al.: Right atrial thrombi: percutaneous mechanical thrombectomy. Cardiovasc. Interv. Radiol. 20, 142 – 145 (1997)

[12] Blanch L., Baigorri F., Fernández R. et al.: Efeto vasodilatador pulmonar selectivo del óxido nítrico inhalado en un paciente con thromboembolismo pulmonar. Med. Clin. (Barc) 105, 261 – 263 (1995)

[13] Blegvad S., Lund O., Nielsen T. T., Guldholt I.: Emergency embolectomy in a patient with massive pulmonary embolism during second trimester pregnancy. Acta Obstet. Gynecol. Scand. 68, 267 – 270 (1989)

[14] Böttiger B. W., Reim S. W., Diezel G.: Erfolgreiche Behandlung einer fulminanten Lungenembolie durch hochdosierte Bolusinjektion von Urokinase während der kardiopulmonalen Reanimation. Anästhesiol. Intensivmed. Notfallmed. Schmerzther. 26, 29 – 36 (1991)

[15] Böttiger B. W., Bach A.: Akuttherapie der Lungenembolie. Med. Welt 43, 392 – 403 (1992)

[16] Böttiger B. W., Bach A., Böhrer H., Martin E.: Die akute Thromboembolie der Lunge. Anaesthesist 42, 55 – 73 (1993)

[17] Böttiger B. W., Motsch H. J, Dörsam J. et al.: Inhaled nitric oxide selectively decreases pulmonary artery pressure and pulmonary vascular resistance following acute massive pulmonary microembolism in piglets. Chest 110, 1041 – 1047 (1996)

[18] Bohn P., Keuchel M., v. Wichert P.: Notfallmaßnahmen beim Versagen der Atmung. Internist 32, 170 – 174 (1991)

[19] Bomalaski J. S., Martin G. J., Hughes R. L., Yao S. T.: Inferior vena cava interruption in the management of pulmonary embolism. Chest 82, 767 – 774 (1982)

[20] Bouchiat C., Talard P., Bonal J. et al.: Embolie pulmonaire grave et thrombus de l'oreillette droite. Succès du traitement thrombolytique associant Rt PA et Streptokinase. Ann. Cardiol. Angéiol. 42, 97 – 100 (1993)

[21] Boulain T., Lanotte R., Legras A., Perrotin D.: Efficacy of epinephrine therapy in shock complicating pulmonary embolism. Chest 104, 300 – 302 (1993)

[22] Breddin H. K.: Blutungen und Thrombosen. In: Rahn (Ed.): Erkrankungen durch Arzneimittel. Georg Thieme Verlag Stuttgart, New York, 1984, 3. Auflage, S. 310 – 332

[23] Breddin H. K.: Thromboseprophylaxe mit unfraktionierten und niedermolekularen Heparinen. Wien. Med. Wschr. 139, 555 – 559 (1989)

[24] Breddin H. K., Krzywanek H. J.: Die thrombolytische Behandlung tiefer Bein- und Beckenvenenthrombosen. Internist 23, 410 – 416 (1982)

[25] Breddin H. K.: Neue Aspekte zu Hirudin. Med. Welt 48, 64 – 66 (1997)

[25a] Brodmann M., Stark G., Obernosterer A. et al.: Pulmonalarterienembolie und intracardiale Thromben – individuelles therapeutisches Vorgehen. VASA Suppl. 52, 119 (1998)

[26] Calvin J. E.: Acute right heart failure: pathophysiology, recognition, and pharmacological management. J. Cardiothor. Cardiovas. Anesth. 5, 507 – 513 (1991)

[27] Chapoutot L., Nazeyrollas P., Metz D. et al.: Floating right heart thrombi and pulmonary embolism: diagnosis, outcome and therapeutic management. Cardiology 87, 169 – 174 (1996)

[28] Cieslinski G., Schräder R., Klepzig H.: t-PA thrombolysis and mechanical manipulation for massive pulmonary embolism in patients with contraindications for systemic thrombolysis. Ann. Hematol. 69, Suppl. II, 75 (1994)

[29] Clarke D. B.: Pulmonary embolectomy has a well-defined and valuable place. Br. J. Hosp. Med. 41, 468 – 469 (1989)

[30] The Columbus Investigators: Low molecular weight heparin in the treatment of patients with venous thromboembolism. New Engl. J. Med. 337, 657 – 662 (1997)

[31] Cooley D. A., Beall A. C. jr., Alexander J. K.: Acute massive pulmonary embolism: successful surgical treatment using temporary cardiopulmonary bypass. J. Am. Med. Ass. 177, 283 – 286 (1961)

[32] Cotroneo A. R., Di Stasi C., Cina A.: Interventional radiology in the treatment of pulmonary embolism. RAYS 21, 417 – 424 (1996)

[33] Cotroneo A. R., Di Stasi C., Cina A., Di Gregorio F.: Venous interruption as prophylaxis of pulmonary embolism: vena cava filters. RAYS 21, 461 – 480 (1996)

[34] Cuccia C., Campana M., Franzoni P. et al.: Effectiveness of intravenous rTPA in the treatment of massive pulmonary embolism and right heart thromboembolism. Am. Heart J. 126, 468–472 (1993)

[35] Dalen J. E., Alpert J. S.: Natural history of pulmonary embolism. Progr. Cardiovasc. Dis. 17, 259–270 (1975)

[35a] Dalla-Volta S., Palla A., Santolicandro A. et al.: PAIMS: Alteplase combined with heparin versus heparin in the treatment of acute pulmonary embolism. Plasminogen Activator Italian Multicenter Study 2. J. Am. Coll. Cardiol. 20, 520–526 (1992)

[36] Damanakis K., Kantartzis M., Hoffmann E.: Ist die Notembolektomie nach Trendelenburg-Vossschulte ohne Herz-Lungen-Maschine in einem Krankenhaus der Grund- und Regelversorgung noch indiziert? Intensiv. Notfallmed. 32, Suppl. 1, 30 (1995)

[37] Dastre A.: Fibrinolyse dans le sang. Arch. Physiolog. Normale et Patholog. 5, 661–663 (1893)

[37a] David W., Gross W. S., Colaiuta E. et al.: Pulmonary embolus after vena cava filter placement. Am. Surg. 65, 341–346 (1999)

[38] Davies M. J., Arsiwala S. S., Moore H. M. et al.: Extracorporal membrane oxygenation for the treatment of massive pulmonary embolism. Ann. Thorac. Surg. 60, 1801–1803 (1995)

[39] Decousus H., Leizorovicz A., Parent F. et al.: A clinical trial of vena caval filters in the prevention of pulmonary embolism in patients with proximal deep-vein thrombosis. New Engl. J. Med. 338, 409–415 (1998)

[40] Decrinis M.: Lungenembolie – nach wie vor eine Herausforderung. Notfall Med. 19, 452–457 (1993)

[41] Decrinis M., Pilger E., Stark G. et al.: A randomized prospective study: tissue plasminogen activator versus ultrahigh dosed streptokinase in massive pulmonary embolism. Effects of thrombolysis on hemodynamics. Ann. Haematol. 69 (Suppl. II), 75 (1994)

[42] De Lange J. J., Booij L. H., Smelt W. L.: Treatment of venous air embolism with papaverine. Acta Anaesthesiol. Scand. 33, 257–259 (1989)

[43] De Valk H. W., Banga J. D. F., Wester J. W. J. et al.: Comparing subcutaneous danaparoid with intravenous unfractionated heparin for the treatment of venous thromboembolism. A randomized controlled trial. Ann. Intern. Med. 123, 1–9 (1995)

[44] Doerge H. C., Schoendube F. A., Loeser H. et al.: Pulmonary embolectomy: review of a 15-year experience and role in the age of thrombolytic therapy. Eur. J. Cardiothorac. Surg. 10, 952–957 (1996)

[45] Ducas J., Prewitt R. M.: Pathophysiology and therapy of right ventricular dysfunction due to pulmonary embolism. Cardiovasc. Clin. 17, 191–202 (1987)

[46] Elliott C. G.: Pulmonary physiology during pulmonary embolism. Chest 101, 163 S–171 S (1992)

[47] Eskilsson J., Tallroth G.: Spontaneous disappearance of right atrial thromboembolus without pulmonary embolism. Acta Cardiol. 41, 301–304 (1986)

[48] Essop M. R., Middlemost S., Skoularigis J., Sareli P.: Simultaneous mechanical clot fragmentation and pharmacologic thrombolysis in acute massive pulmonary embolism. Am. J. Cardiol. 69, 427–430 (1992)

[49] Estagnasié P., Le Bourdellès G., Mier L. et al.: Use of inhaled nitric oxide to reverse flow through a patent foramen ovale during pulmonary embolism. Ann. Intern. Med. 120, 757–759 (1994)

[50] Farfel Z., Shechter M., Vered Z. et al.: Review of echocardiographically diagnosed right heart entrapment of pulmonary emboli-in-transit with emphasis on management. Am. Heart J. 113, 171–178 (1987)

[51] Ferris E. J., McGowan T. C., Carver D. K., McFarland D. R.: Percutaneous inferior vena caval filters. Follow-up of seven designs in 320 patients. Radiology 188, 851–856 (1993)

[52] Fourrier J. L., Lefebvre J. M., Gomez J. et al.: Mechanical thrombolysis of severe pulmonary embolism in humans by means of a high speed rotational catheter (Angiocor Thrombolizer). Circulation 88 (Suppl. I), 71 (1993)

[53] Flury G.: Möglichkeiten und Grenzen der Thrombolyse. Schweiz. Med. Wochenschr. 124, 550–562 (1994)

[54] Giannitsis E., Schmücker G., Potratz J., Sheikhzadeh A.: Combination thrombolysis with rt-PA and urokinase for the treatment of pulmonary embolism and mobile right atrial thrombus. Ann. Hematol. 69 (Suppl. II), S75 (1994)

[55] Ginsberg J. S.: Management of venous thromboembolism. New Engl. J. Med. 335, 1816–1828 (1996)

[56] Goldhaber S. Z., Vaughan D. E., Markis J. E. et al.: Acute pulmonary embolism treated with tissue plasminogen activator. Lancet II, 886–889 (1986)

[57] Goldhaber S. Z., Kessler C. M., Heit J. A. et al.: Randomised controlled trial of recombinant tissue plasminogen activator versus urokinase in the treatment of acute pulmonary embolism. Lancet II, 293–298 (1988)

[58] Goldhaber S. Z., Kessler C. M., Heit J. A. et al.: Recombinant tissue-type plasminogen activator versus a novel dosing regimen of urokinase in acute pulmonary embolism: A randomised con-

trolled multicenter trial. J. Am. Coll. Cardiol. 20, 24 – 30 (1992)

[59] Goldhaber S. Z., Haire W. D., Feldstein M. L. et al.: Alteplase versus heparin in acute pulmonary embolism: randomised trial assessing right-ventricular function and pulmonary perfusion. Lancet 341, 507 – 511 (1993)

[60] Goldhaber S. Z., Agnelli G., Levine M. N. on behalf of the Bolus Alteplase Pulmonary Embolism Group: Reduced dose bolus Alteplase vs. conventional Alteplase infusion for pulmonary embolism thrombolysis. Chest 106, 718 – 724 (1994)

[61] Goldhaber S. Z.: Contemporary pulmonary embolism thrombolysis. Chest 107, 45 S – 51 S (1995)

[62] Greenfield L. J., Michma B. A.: Twelve-year clinical experience with the Greenfield vena caval filter. Surgery 104, 706 – 712 (1988)

[63] Greenfield L. C., De Lucia III A.: Endovascular therapy of venous thromboembolic disease. Surg. Clin. North Am. 72, 969 – 989 (1992)

[64] Greinacher A.: Heparin-induzierte Thrombozytopenie – Pathogenese und Behandlung. Hämostaseologie 19, 1 – 12 (1999)

[64a] Grimm W., Schwieder G., Wagner T.: Tödliche Lungenembolie bei Bein-Beckenvenenthrombose unter Lysetherapie. Dtsch. Med. Wschr. 115, 1183 – 1187 (1990)

[65] Grosser K. D.: Lungenembolie. Internist 21, 273 – 282 (1980)

[66] Grosser K. D.: Akute Lungenembolie. Dt. Ärztebl. 85, B-587 – 594 (1988)

[67] Günther R. W., Vorwerk D.: Perkutane Kavaschirmfilter zur Prophylaxe von Lungenarterienembolien. Röntgenblätter 41, 297 – 300 (1988)

[68] Gulba D. C., Schmid C., Borst H.-G. et al.: Medical compared with surgical treatment for massive pulmonary embolism. Lancet 343, 576 – 577 (1994)

[69] Handler J. A., Feied C. F.: Acute pulmonary embolism. Aggressive therapy with anticoagulants and thrombolytics. Postgrad. Med. 97, 61 – 72 (1995)

[70] Haskal Z. J., Soulen M. C., Huetti E. A.: Life threatening pulmonary emboli and cor pulmonale treatment with percutaneous pulmonary artery stent placement. Radiology 191, 473 – 475 (1994)

[71] Hedegaard M., Lund O., Nielsen T. T. et al.: Aggressiv behandling af akut lungeemboli. 132 konsekutive patienter behandlet med heparin, streptokinase eller embolektomi, 1975 til 1987. Ugeskr. Laeger 154, 2025 – 2030 (1992)

[72] Heidenreich P. A., Chou T. M., Smedira N. G. et al.: Catheter fragmentation of massive pulmonary embolus: Guidance with transesophageal echocardiography. Am. Heart J. 130, 1306 – 1308 (1995)

[73] Heinrich F., Klink K.: Lungenembolie. 2. korr. Aufl., Springer-Verlag, Berlin, Heidelberg, New York, Tokyo 1984

[74] Heinrich F.: Klinik, Diagnostik und Therapie der Lungenembolie. Inn. Med. 48, 518 – 524 (1993)

[75] Heinrich F.: Fibrinolysetherapie der Lungenembolie mit Streptokinse, Urokinase und Gewebe-Plasminogen-Aktivator. Med. Welt 48, 328 – 337 (1997)

[76] Heinrich, F., Heinrich U.: Ergebnisse der Nordbadischen Venen-Lyse-NBVL-Studie. Med. Klin. 91, 1 – 13 (1996)

[77] Hellstern P.: Nebenwirkungen der Heparintherapie. In: Breddin K., Gross D., Rieger H. (Eds.): Angiologie und Hämostaseologie, 18. – 20. Kitzbüheler Symposien. Gustav Fischer Verlag Stuttgart, New York, 1988, S. 237 – 244

[78] Hey D.: Implantation permanenter und temporärer Vena-cava-Filter. Krankenhaus Arzt 68, 580 – 583 (1995)

[79] Hirsh J., Hull R. D.: Treatment of venous thromboembolism. Chest 89 (Suppl.), 426 – 433 (1986)

[80] Hopf H. B., Grote B., Becker H., Breulmann M.: Erfolgreiche Lysetherapie einer perioperativ aufgetretenen, reanimationsbedürftigen Lungenembolie mit rekombinantem Gewebeplasminogenaktivator (rt-PA). Anaesthesist 39, 50 – 52 (1990)

[80a] Hopf H. B., Floßdorf T., Breulmann M.: Rekombinanter Gewebeplasminogenaktivator (rt-PA) zur Notfallbehandlung der perioperativen lebensbedrohlichen Lungenembolie (Stadium IV). Anaesthesist 40, 309 – 314 (1991)

[81] Horstkotte D., Heintzen M. P., Strauer B. E.: Kombinierte mechanische und thrombolytische Wiedereröffnung der Lungenstrombahn bei massiver Lungenembolie mit kardiogenem Schock. Intensivmed. 27, 124 – 132 (1990)

[82] Iversen S.: Chirurgische Aspekte der akuten und chronischen Lungenembolie. Med. Welt 48, 343 – 347 (1997)

[83] Jakob H., Vahl C., Lange R. et al.: Modified surgical concept for fulminant pulmonary embolism. Eur. J. Cardio-thorac. Surg. 9, 557 – 561 (1995)

[84] Jardin F., Genevray B., Brun-Ney D., Margairaz A.: Dobutamine: a hemodynamic evaluation in pulmonary embolism shock. Crit. Care Med. 13, 1009 – 1012 (1985)

[85] John L. C. H., Awad W. I. I., Anderson D. R.: Retrograde pulmonary embolectomy by flushing of the pulmonary veins. Ann. Thorac. Surg. 60, 1404 – 1406 (1995)

[86] Jones B., Fink J. A., Donovan D. L., Sharp W. V.: Analysis of benefit of anticoagulation after replacement of Kimray-Greenfield filter. Surg. Gynecol. Obstet. 169, 400 – 402 (1989)

[86a] Kanter D. S., Mikkola K. M., Patel S. R. et al.: Thrombolytic therapy for pulmonary embolism. Frequency of intracranial hemorrhage and associated risk factors. Chest 111, 1241–1245 (1997)

[87] Kienast J., Silling-Engelhardt G.: Thrombolysetherapie der Lungenembolie. Internist 33, 216–224 (1992)

[88] Kirschner M.: Ein durch die Trendelenburgsche Operation geheilter Fall von Embolie der Art. pulmonalis. Arch. Klin. Chir. 133, 312–359 (1924)

[89] Kniemeyer H. W., Sandmann W., Bach D. et al.: Complications following caval interruption. Eur. J. Vasc. Surg. 8, 617–621 (1994)

[90] Konstantinides S., Geibel A., Olschewski M. et al.: Association between thrombolytic treatment and the prognosis of hemodynamically stable patients with major pulmonary embolism. Results of a multicenter registry. Circulation 96, 882–888 (1997)

[91] Konstantinides S., Geibel A., Kasper W. et al.: Patent foramen ovale is an important predictor of adverse outcome in patients with major pulmonary embolism. Circulation 97, 1946–1951 (1998)

[91a] Konstantinides S., Tiede N., Geibel A. et al.: Comparison of Alteplase versus heparin for resolution of major pulmonary embolism. Am. J. Cardiol. 82, 966–970 (1998).

[92] Koster J., Heinrich F., Stengel M.: Fibrinolytische Therapie der Lungenembolie mit einem hochdosierten Urokinase-Schema. Med. Welt 46, 408–413 (1995)

[93] Kunisch M., Rauber K., Bachmann G., Rau W. S.: Temporärer Kavafilter: effektive Prophylaxe von Lungenembolien bei venösen Thrombosen im Bereich der Beckenstrombahn und der Vena cava inferior? Fortschr. Röntgenstr. 163, 523–526 (1995)

[94] Kux A., Klocke R. K., Pöhler E. et al: Hämodynamik und differenzierter CO-Transfer nach fulminanter Lungenembolie und Pulmonalisembolektomie sowie nach rezidivierenden Lungenembolien. Med. Klin. 85, 366–370 (1990)

[95] Laas J., Schmid C., Albes J. M., Borst H. G.: Chirurgische Aspekte zur fulminanten Lungenembolie. Z. Kardiol. 82, Suppl 2, 25–28 (1993)

[96] Langdon R. W., Swicegood W. R., Schwartz D. A.: Thrombolytic therapy of massive pulmonary embolism during prolonged cardiac arrest using recombinant tissue-type plasminogen activator. Ann. Emerg. Med. 18, 678–680 (1989)

[97] Langenstein B., Berger J., Kühn M.: Ultrahochdosierte Streptokinasekurzzeitlyse eines rechtsatrialen Transit-Thrombus bei einem 68-jährigen Patienten mit tiefer Beinvenenthrombose und Lungenembolien. Intensivmed. 34, 291–293 (1997)

[98] Leeper K. V., Popovich jr. J., Lesser B. A. et al.: Treatment of massive acute pulmonary embolism. The use of low doses of intrapulmonary arterial streptokinase combined with full doses of systemic heparin. Chest 93, 234–240 (1988)

[99] Lepper W., Janssens U., Klues H. G., Hanrath P.: Successful lysis of mobile right heart and pulmonary artery thrombi, diagnosis and monitoring by transoesophageal echocardiography. Eur. Heart J. 17, 1603–1604 (1996)

[100] Levine M., Hirsh J., Weitz J. et al.: A randomized trial of a single bolus dosage regimen of recombinant tissue plasminogen activator in patients with acute pulmonary embolism. Chest 98, 1473–1479 (1990)

[101] Luciani, N., Gaudino M., Possati G.: Surgical treatment of massive pulmonary embolism. RAYS 21, 432–438 (1996)

[102] Manthey J., Fröhlich G., Mautner J. P. et al.: Mechanische Rekanalisation und lokale Thrombolyse bei einer Patientin mit fulminanter Lungenembolie und Schädeltrauma. Anästh. Intensivmed. Notfallmed. Schmerzther. 29, 446–449 (1994)

[103] Markwardt F.: Past, present and future of hirudin. Haemostasis 21 (Suppl. 1), 11–26 (1991)

[104] Martin M.: PHLEKO-/PHLEFI-Studien. VASA Suppl. 49 (1997)

[105] Mathew, T. C., Ramsaran E. K., Aragam J. R.: Impending paradoxic embolism in acute pulmonary embolism: Diagnosis by transesophageal echocardiography and treatment by emergent surgery. Am. Heart J. 129, 826–827 (1995)

[106] Mazeika P. K., Oakley C. M.: Massive pulmonary embolism in pregnancy treated with streptokinase and percutaneous catheter fragmentation. Eur. Heart J. 15, 1281–1283 (1994)

[107] Mazzoni V., Bini A., Giaconi A.: Masse atriali destre: ruolo della ecocardiografia bidimensionale nell'indicazione chirurgica di urgenza. G. Ital. Cardiol. 20, 738–741 (1990)

[108] Meissner E., Niedermeyer J., Fabel H.: Akute Lungenembolie. Z. Kardiol. 82, Suppl. 2, 3–12 (1993)

[108a] Meissner E.: Lungenarterienembolie auf der Intensivstation. Intensivmed. 36, 126–137 (1999)

[109] Meneveau N., Vuillemenot A., Bassand J. P.: Accidents du traitement thrombolytique dans l'embolie pulmonaire. Arch. Mal. Coeur 88, 1769–1776 (1995)

[109a] Meneveau N., Schiele F., Vuillemenot A. et al.: Streptokinase vs alteplase in massive pulmonary embolism. A randomized trial assessing right heart haemodynamics and pulmonary vascular obstruction. Eur. Heart J. 18, 1141–1148 (1997)

[109b] Meneveau N., Schiele F., Metz D. et al.: Comparative efficacy of a two-hour regimen of streptokinase versus alteplase in acute massive pulmo-

nary embolism: immediate clinical and hemodynamic outcome and one-year follow-up. J. Am. Coll. Cardiol. 31, 1057–1063 (1998)

[110] Meyer G., Tamisier D., Sors H. et al.: Pulmonary embolectomy: A 20 year experience at one center. Ann. Thorac. Surg. 51, 232–236 (1991)

[110a] Meyer G., Gisselbrecht M., Diehl J.-L. et al.: Incidence and predictors of major hemorrhagic complications from thrombolytic therapy in patients with massive pulmonary embolism. Am. J. Med. 105, 472–477 (1998)

[110b] Meyer G., Sors H., Charbonnier B. et al.: Effects of urokinase versus alteplase on total pulmonary resistance in acute massive pulmonary embolism: A European multicenter double-blind trial. Am. Coll. Cardiol. 19, 239–245 (1992)

[111] Meyns B., Sergeant P., Flameng W., Daenen W.: Surgery for pulmonary embolism. Acta Cardiol. 47, 487–493 (1992)

[112] Michalis L. K., Tsetis D. K., Rees M. R.: Case report: Percutaneous removal of pulmonary artery thrombus in a patient with massive pulmonary embolism using the Hydrolyser catheter: the first human experience. Clin. Radiol. 52, 158–161 (1997)

[113] Miller G. A. H., Sutton G. C., Kerr I. H. et al.: Comparison of streptokinase and heparin in treatment of isolated acute massive pulmonary embolism. Br. Med. J. 2, 681–684 (1971)

[114] Milloy F. J., Anson B. J., Cauldwell E. W.: Variations in inferior caval veins and in their renal und lumbar communications. Surg. Gynecol. Obstetr. 115, 131 (1962)

[115] Minar E., Ehringer H., Hirschl M. et al.: Transaminasenanstieg: eine weitgehend unbekannte Nebenwirkung der Heparintherapie. Dtsch. Med. Wschr. 105, 1713–1717 (1980)

[116] Mobin-Uddin K., Smith P. E., Martinez L. O. et al.: A vena cava filter for the prevention of pulmonary embolism. Surg. Forum 18, 209–211 (1967)

[117] Morawitz P.: Die Chemie der Blutgerinnung. Ergeb. Physiol. Biochem. Biophysik und Psychophysik 4, 307–422 (1905)

[118] Müller C., Axthelm E.-H.: Hochdosierte systemische Lyse einer fulminanten Lungenembolie bei echokardiographisch erkanntem Transit-Thrombus rechtskardial. Dtsch. Med. Wschr. 120, 1758 (1995)

[119] Nakao M. A.: Local low-dose infusion of streptokinase for massive pulmonary embolism when systemic thrombolysis is contraindicated. New Y. St. J. Med. 90, 32–33 (1990)

[120] Neuerburg J. M., Günther R. W., Vorwerk D. et al.: Results of a multicenter study of the retrievable tulip vena cava filter: early clinical experience. Cardiovasc. Intervent. Radiol. 20, 10–16 (1997)

[121] Niedermeyer J., Meissner E., Fabel H.: Thrombolysetherapie bei Lungenembolie. Inn. Med. 48, 332–343 (1993)

[122] Obergassel L., Miketic S, Carlsson J., Tebbe U.: Lungenembolie-Prophylaxe mit Vena-cava-Filter. Dtsch. Med. Wschr. 121, 1060–1065 (1996)

[123] Oelert H.: Fulminante Lungenembolie. Kontroverse Ansichten. Z. Kardiol. 82, Suppl. 3, 74 (1993)

[124] Oldenbüttel P., Antoni D. H., Krieg J. J. et al.: Kombinierte lytische und herzchirurgische Therapie eines im offenen Foramen ovale inkarzerierten Riesenthrombus mit pulmonaler und zerebraler Embolisation. Z. Kardiol. 86, 732–737 (1997)

[125] Oltmanns G., Basche S.: Ballonkatheter-Rekanalisation und lokale Thrombolyse bei Lungenembolie. Dtsch. Med. Wschr. 115, 1614 (1990)

[126] Orta D. A., Tucker N. H., Green L. E. et al.: Severe hypoxemia secondary to pulmonary embolization treated successfully with the use of CPAP. Chest 74, 588–590 (1978)

[127] O'Sullivan E. F., Hirsh J., McCarthy R. A., de Gruchy G. C.: Heparin in the treatment of venous thromboembolic disease. Administration, control and results. Med. J. Austr. 55, 153–159 (1968)

[128] Ozier Y., Dubourg O., Farcot J. C. et al.: Circulatory failure in acute pulmonary embolism. Intens. Care Med. 10, 91–97 (1984)

[129] Pacouret G.: Pilot study of saruplase in massive pulmonary embolism. Eur. Heart J. 15, Abstr. P 2103 (1994)

[130] Pacouret G., Augusseau-Richard M. P., Dessene X. et al.: Embolie pulmonaire: quel thrombolytique choisir? Arch. Mal. Coeur 88 (Suppl. 11), 1763–1767 (1995)

[131] Palla A., Dalla Volta S., Santolicandro A. M. et al.: Efficacy and safety of rt-PA (Alteplase) plus heparin vs. heparin alone in pulmonary embolism (PE). PAIMS-2 results. Eur. Respir. J. 5 (Suppl. 15), 40 S, Abstr. PO123 (1992)

[132] Pargger H., Stulz P., Friedli D. et al.: Massive intraoperative Lungenembolie. Anaesthesist 43, 398–402 (1994)

[133] Pilger E., Smolle K. H.: Thrombolysetherapie bei akuter Lungenembolie. Internist 37, 574–584 (1996)

[134] Pollak E. W., Sparks F. C., Barker W. F.: Pulmonary embolism. An appraisal of therapy in 516 cases. Arch. Surg. 107, 66–68 (1973)

[135] Proano M., Frye R. L., Johnson C. M. et al.: Successful treatment of pulmonary embolism and associated mobile right atrial thrombus with use of a central thrombolytic infusion. Mayo Clin. Proc. 63, 1181–1185 (1988)

[136] Quilliet L.: Résultats préliminaires sur le thrombolyseur Angiocor dans l'embolie pulmonaire massive et les thromboses veineuses proximales. Phlébologie 46, 467–470 (1993)

[137] Quiñones-Baldrich W. J., Rutherford R. B.: Thrombolytic therapy. Advances Surg. 24, 103–137 (1991)

[138] Rogers, F. B., Shackford S. R., Ricci M. A. et al.: Routine prophylactic vena cava filter insertion in severely injured trauma patients decreases the incidence of pulmonary embolism. J. Am. Coll. Surg. 180, 641–647 (1995)

[139] Romaniuk P., Thieme T., Miersch G. et al.: Zur Implantation von Vena-cava-Filtern bei akuten Lungenembolien. Z. Kardiol. 82, Suppl. 2, 35–40 (1993)

[140] Salzmann E. W., Deykin D., Shapiro R. M., Rosenberg R. D.: Management of heparin therapy. New Engl. J. Med. 292, 1046–1050 (1975)

[141] Satter P.: Medikamentöse oder invasive Behandlung der Lungenarterienembolie – Operation. Verh. Dtsch. Ges. Inn. Med. 96, 364–371 (1990)

[142] Scheele J., von der Emde J., Shanahan R. J.: Indikationsgrenzen der Pulmonalisembolektomie. Chirurg 50, 151–157 (1979)

[143] Scholz K. H., Hilmer T., Schuster S. et al.: Thrombolyse bei reanimierten Patienten mit Lungenembolie. Dtsch. Med. Wschr. 115, 930–935 (1990)

[143a] Scholz K. H., Just M., Buchwald A. B. et al.: Erfahrungen mit temporären Vena-cava-Filtern bei 114 Risiko-Patienten mit Thrombosen oder Thromboembolien. Dtsch. Med. Wschr. 124, 307–313 (1999)

[144] Seifried E.: Das Fibrinolyse-System und seine Aktivatoren. Inn. Med. 48, 272–282 (1993)

[144a] Seifried E., Müller M. M.: Thrombolytika – Aktueller Stand und neue Entwicklungen. Intensiv. und Notfallbehandlung 20, 108–117 (1995)

[144b] Seifried E., Weichert W.: New developments in the thrombolytic therapy of venous thrombosis. In: Geibel, A., H. Just, W. Kasper, S. Konstantinides (eds.): Acute pulmonary embolism – a challenge for hemostasiology. Springer, Steinkopf Verlag, Darmstadt 2000, S. 143–153

[145] Severi P., Lo Pinto G., Poggio R., Andrioli G.: Urokinase thrombolytic therapy of pulmonary embolism in neurosurgically treated patients. Surg. Neurol. 42, 469–470 (1994)

[146] Sharma G. V. R. K., Burleson V. A., Sasahara A. A.: Effect of thombolytic therapy on pulmonary-capillary blood volume in patients with pulmonary embolism. New Engl. J. Med. 303, 842–845 (1980)

[147] Sharma G. V. R. K., Folland E. D., McIntyre K. M., Sasahara A. A.: Longterm hemodynamic benefit of thrombolytic therapy in pulmonary embolic disease (abstr.). J. Am. Coll. Cardiol. 15, 65 A (1990)

[148] Sharp E. H.: Pulmonary embolectomy: successful removal of a massive pulmonary embolus with the support of cardiopulmonary bypass: case report. Ann. Surg. 156, 1–4 (1962)

[149] Shimokawa S., Uehara K., Toyohira H. et al.: Massive endobronchial hemorrhage after pulmonary embolectomy. Ann. Thorac. Surg. 61, 1241–1242 (1996)

[150] Siebenlist D.: Thrombolyse bei reanimierten Patienten mit Lungenembolie (Leserbrief). Dtsch. Med. Wschr. 115, 1534–1535 (1990)

[151] Simonneau G., Sors H., Charbonnier B. et al.: A comparison of low-molecular-weight heparin with unfractionated heparin for acute pulmonary embolism. New Engl. J. Med. 337, 663–669 (1997)

[152] Sobel G. W., Mohler S. R., Jones N. W. et al.: Urokinase: an activator of plasma profibrinolysis extracted from urine. Am. J. Physiol. 171, 768 (1952)

[153] Soifer N. E., Roman C., Yang S. S. et al.: Dissolution using intravenous streptokinase of a right atrial thrombus associated with pulmonary embolism. Am. J. Noninvas. Cardiol. 2, 186–188 (1988)

[154] Sors H., Pacouret G., Azarian R. et al.: Hemodynamic effects of bolus vs. 2-h infusion of Alteplase in acute massive pulmonary embolism. Chest 106, 712–717 (1994)

[155] Spence T. H., Newton W. D.: Pulmonary embolism: improvement in hemodynamic function with amrinone therapy. South Med. J. 82, 1267–1268 (1989)

[156] Stein P. D., Hull R. D., Raskob G.: Risks for major bleeding from thrombolytic therapy in patients with acute pulmonary embolism. Consideration of noninvasive management. Ann. Intern. Med. 121, 313–317 (1994)

[157] Stengel M.: Indikationen zur Insertion temporärer bzw. permanenter Filter in die Vena cava inferior. Med. Welt 48, 348–351 (1997)

[158] Störk T., Bodemann T., Eichstädt H., Hochrein H.: Thrombolyse unter Reanimationsbedingungen. Internist 33, 247–251 (1992)

[159] Straub H., Ulmer W. T.: Die akute Lungenembolie. Inn. Med. 14, 64–69 (1987)

[160] Tapson V. F., Witty L. A.: Massive pulmonary embolism. Diagnostic und therapeutic strategies. Clin. Chest Med. 16, 329–340 (1995)

[160a] Tebbe U., Graf A., Kamke W. et al.: Hemodynamic effects of double bolus reteplase versus alteplase infusion in massive pulmonary embolism. Am. Heart J. 138, 39–44 (1999)

[160b] Tebbe, U., Seifried E., Tanswell P.: Thrombolysis using consecutive high dose bolus and infusion of alteplase in a patient with acute massive pulmonary embolism. Blood, Coagulation and Fibrinolysis 3, 475–480 (1992)

[161] Théry C., Asseman P., Becquart J. et al.: Filtre cave temporaire permettant le diagnostic et la fibrinolyse chez des patients suspects d'embolie pulmonaire massive. Arch. Mal. Coeur 84, 525–530 (1991)

[162] Théry C., Simonneau G., Meyer G. et al.: Randomized trial of subcutaneous low-molecular-weight heparin CY216 (Fraxiparine) compared with intravenous unfractionated heparin in the curative treatment of submassive pulmonary embolism. Circulation 85, 1380–1389 (1992)

[163] Thoma S., Zahn R., Bachor A., Senges J.: Erfolgreiche Lysetherapie bei massiver Lungenembolie und rechtsatrialem Thrombus – Darstellung anhand zweier Fallberichte. Med. Klin. 91, 725–728 (1996)

[164] Tibbutt D. A., Davies J. A., Anderson J. A. et al.: Comparison by controlled clinical trial of streptokinase and heparin in treatment of life-threatening pulmonary embolism. Br. Med. J. 2, 343–347 (1974)

[165] Timsit J.-F., Reynaud P., Meyer G., Sors H.: Pulmonary embolectomy by catheter device in massive pulmonary embolism. Chest 100, 655–658 (1991)

[166] Trendelenburg F.: Über die operative Behandlung der Embolie der Lungenarterie. Verh. Dtsch. Ges. Chir. 37, 89–103 (1908)

[167] Trenkwalder P., Nawroth J., Lydtin H.: Thrombolyse bei reanimierten Patienten mit Lungenembolie (Leserbrief). Dtsch. Med. Wschr. 115, 1534 (1990)

[168] Turnier E., Hill J. D., Kerth W. J., Gerbode F.: Massive pulmonary embolism. Am. J. Surg. 125, 611–622 (1973)

[169] Uflacker R., Strange C., Vujic I.: Massive pulmonary embolism: Preliminary results of treatment with the Amplatz Thrombectomy Device. J. Vasc. Intervent. Radiol. 7, 519–528 (1996)

[170] Urokinase pulmonary embolism trial, phase 1 results. J. Am. Med. Ass. 214, 2163–2172 (1970)

[171] Urokinase-streptokinase pulmonary embolism trial. A cooperative study. J. Am. Med. Ass. 229, 1606–1613 (1974)

[172] Verstraete M., Miller G. A. H., Bounameaux H. et al.: Intravenous and intrapulmonary recombinant tissue type plasminogen activator in the treatment of acute massive pulmonary embolism. Circulation 77, 353–360 (1988)

[173] Vos L. D., Tielbeek A. V., Bom E. P. et al.: The Günther temporary inferior vena cava filter for short-term protection against pulmonary embolism. Cardiovasc. Intervent. Radiol. 20, 91–97 (1997)

[174] Vossschulte K., Stiller H., Eisenreich F.: Ergebnisse der Pulmonalembolektomie bei akuter Lungenembolie. Zbl. Chir. 89, 1661–1673 (1964)

[175] Vuille C., Urban P., Jolliet P., Louis M.: Thrombi dans l'oreillette droite lors d'embolie pulmonaire: apport de l'echocardiographie et indication à la thrombolyse. Schweiz. Med. Wschr. 123, 1945–1950 (1993)

[176] Weichert W., Breddin H. K.: Effect of low molecular weight heparins on laser-induced thrombus formation in rat mesenteric vessels. Haemostasis 18 (Suppl. 3), 53–63 (1988)

[177] Weichert W., Pauliks V., Breddin H. K.: Laser-induced thrombi in rat mesenteric vessels and antithrombotic drugs. Haemostasis 13, 61–71 (1983)

[178] Weiss K., Sterz F., Laggner A. N. et al.: Einsatz einer Herz-Lungen-Maschine unter Reanimationsbedingungen bei Lungenembolie. Dtsch. Med. Wschr. 119, 285 (1994)

[178a] Wells, P. et al.: Expanding eligibility for outpatient treatment of deep venous thrombosis and pulmonary embolism with heparin. Arch. Intern. Med. 158, 1809–1812 (1998)

[179] Wester H. A., Orellano L., Fenyes-Bellmann L. et al.: Erfolgreiche Behandlung einer fulminanten Lungenembolie nach 90-minütiger externer Herzmassage. Dtsch. Med. Wschr. 111, 1151–1154 (1986)

[180] Westhoff-Bleck M., Gulba D. C., Claus G. et al.: Lysetherapie bei protrahierter kardiopulmonaler Reanimation: Nutzen und Komplikationen (Abstract). Z. Kardiol 80, Suppl. 3, 139 (1991)

[181] Whitby M. E., Hellings M. J.: Massive intraoperative pulmonary thromboembolism treated by pulmonary embolectomy. Anaesth. Intens. Care 21, 342–343 (1993)

[182] Winchell R. J., Hoyt D. B., Walsh J. C. et al.: Risk factors associated with pulmonary embolism despite routine prophylaxis: implications for improved protection. J. Trauma 37, 600–606 (1994)

[183] Wolfe M. W., Skibo L. K., Goldhaber S. Z.: Pulmonary embolic disease: diagnosis, pathophysiologic aspects, and treatment with thrombolytic therapy. Curr. Probl. Cardiol. 18, 585–636 (1993)

9 Therapieüberwachung

9.1 Patienten

Bei jedem Patienten mit Lungenembolie sind regelmäßige klinische Kontrollen mit eingehender Befragung nach Symptomen, die auf ein thromboembolisches Geschehen oder eine Blutungskomplikation hinweisen könnten [1], sowie Blutdruck- und Pulskontrollen unabdingbar. Da immer eine Antikoagulation, oft eine Thrombolyse durchgeführt wird, sind alle Maßnahmen zu vermeiden, die zu einem Blutungsrisiko führen. Die Temperaturmessung darf nur axillär oder oral erfolgen. Rektale Untersuchungen sind zu vermeiden. Forciertes Zähneputzen, intensive Pediküre, Maniküre, Massagen und Ähnliches haben während der Zeit erhöhten Blutungsrisikos zu unterbleiben. Intramuskuläre Injektionen sind strengstens untersagt. Auf Interferenzen von Medikamenten wie Acetylsalicylsäure, Analgetika u. a. mit der gerinnungsaktiven Therapie ist zu achten. Alkohol erweitert die Gefäße und erhöht über Blutdruckschwankungen das Blutungsrisiko.

Die Behandlung mit thrombolytisch wirksamen Substanzen erfolgt im Regelfall auf einer Intensivstation; täglich sind der Stuhl makroskopisch und der Urin auch mikroskopisch auf Blut zu kontrollieren.

9.2 Gerinnung

Bei der Durchführung von Gerinnungsanalysen ist eine exakte Blutabnahme (korrektes Mischungsverhältnis von Blut : Natriumzitrat) von großer Bedeutung. Für jede Blutabnahme sollte neu punktiert werden. Die Blutentnahme aus venösen Zugängen während gleichzeitiger Infusionsbehandlung kann die Gerinnungswerte verfälschen; sie darf nur in der Weise durchgeführt werden, dass vorher 10 ml Blut abgezogen und verworfen werden. Die Zitratblutproben sollen ohne Verzögerung in das Gerinnungslabor gebracht und dort sogleich aufbereitet werden. In den Proben befindliche Thrombolytika können im Reagenzglas zu einer weiteren Aktivierung der Fibrinolyse und damit zu falschen Ergebnissen führen [1].

9.2.1 Thrombolytische Therapie

Laboruntersuchungen zur Überwachung des Gerinnungs- und Fibrinolysesystems vor und während einer Lysetherapie dienen der Sicherheit des Patienten und dem Erfolg der Therapie. Ziel ist eine individuell optimal effektive Therapie mit geringen Nebenwirkungen. Die Kontrollen sollen helfen, einen Misserfolg so rechtzeitig zu erkennen, dass alternative Maßnahmen rechtzeitig eingesetzt werden können.

Die gefürchtetste Komplikation der Thrombolysetherapie ist die schwere, eventuell sogar tödliche Blutung. Ein erhöhtes Blutungsrisiko sollte anamnestisch und laborchemisch vor Beginn der Behandlung ausgeschlossen werden. Liegen anamnestisch und klinisch keine Hinweise auf eine hämorrhagische Diathese vor, genügt die Bestimmung der Gerinnungsparameter: Thromboplastinzeit (TPZ), partielle Thromboplastinzeit (PTT) und Thrombinzeit (TZ), Fibrinogen und Thrombozytenzahl. Diese Werte sollten im Normbereich liegen. Weitere notwendige Kontrollparameter vor Beginn der Lyse sind Blutbild, klinisch-chemische Untersuchungen zum Ausschluss von Leber- und Nierenerkrankungen, Blutgruppenbestimmung und evtl. eine Fundusdiagnostik [1,6]. Bei anamnestischem Hinweis auf Magenulzera ist eine Gastroskopie sinnvoll.

Während der Therapie können Laborergebnisse Hinweise geben, die Dosis von Antikoagulantien oder Thrombolytika zu verändern, die Thrombolyse abzubrechen oder Antifibrinolytika zu geben. Oft wird der Fibrinogenkonzentration eine große Bedeutung bei der Vorhersage und Erkennung einer Blutung beigemessen. In zahlreichen Studien ließ sich jedoch keine eindeutige Korrelation zwischen stark erniedrigtem Fibrinogen und Auftreten von Blutungen feststellen. Weitere Gerinnungsparameter wurden unter diesem Aspekt untersucht: Nur zwischen einer verlängerten Blutungszeit und dem Eintreten von Spontanblutungen war ein Zusammenhang feststellbar. Ein Problem besteht darin, dass die Streubreite der Individualwerte bei den verschiedenen Gerinnungstests zu groß ist, um Grenzwerte von ausreichender Spezifität und Sensitivität definieren zu können. Eine verlässliche Aussage zur individuellen Blutungsgefährdung ist somit anhand von Laboruntersuchungen in der Regel nicht möglich [1].

Lange Zeit galt die Messung des gerinnbaren Fibrinogens nicht nur als Indikator für ein Blutungsrisiko, sondern auch für einen Lyseerfolg. Dies konnte nicht bestätigt werden. Die Anwendung fibrinselektiver Plasminogenaktivatoren zeigt, dass zum einen ein Lyseerfolg auch bei geringer systemischer Aktivierung des Gerinnungs- und Fibrinolysesystems erzielbar ist und dass zum anderen Blutungskomplikationen auch bei weitgehend intakter Gerinnung auftreten können. In einzelnen Untersuchungen konnten zwar gruppenrelevante Ergebnisse zur Erkennung eines Lyseerfolges erzielt werden, die Streubreite der Einzelwerte war jedoch so groß, dass aussagekräftige individuelle Vorhersagen nicht möglich sind. Hohe D-Dimer-Werte gehen möglicherweise mit einem besseren Ansprechen auf eine Lysetherapie einher [3]. Befinden sich die D-Dimere während Lysetherapie im Normbereich, ist nicht von einer hohen thrombolytischen Effektivität auszugehen. Während einer fibrinolytischen Therapie kommt es zu einer weiteren Aktivierung der plasmatischen Gerinnung und der Thrombozyten. Eine zentrale Rolle scheinen dabei sowohl die Thrombinfreisetzung aus lysiertem Thrombusmaterial als auch die Thrombinneugenerierung zu spielen. Es konnte gezeigt werden, dass die wiederholte Bestimmung der Konzentration der Marker einer erhöhten Thrombingenerierung wie Thrombin-Antithrombin-Komplex (TAT), Fibrinopeptid A (FPA) oder des von Prothrombin durch den Faktor Xa abgespaltenen Aktivierungspeptids F1+2 ebenso wie erhöhte D-Dimere ein wichtiges Hilfsmittel zur Diagnose eines thromboembolischen Geschehens sein können.

! Bei der thrombolytischen Therapie der massiven Lungenembolie setzt sich zunehmend eine hochdosierte, ausschließlich an klinischen und hämodynamischen Parametern orientierte Standardbehandlung durch. Hierbei ist eine Therapiesteuerung durch Laborkontrollen der Thrombolyse nicht vorgesehen. Überwacht wird lediglich die Effizienz der Antikoagulantientherapie. Die Kontrollen von partieller Thromboplastinzeit (PTT: 1,5–2-fach) und/oder Thrombinzeit (TZ: 2–4-fach) und Fibrinogen sollten zuerst nach 6 Stunden, dann zwei- oder dreimal täglich durchgeführt werden. Täglich sollten außerdem Blutbild und Urinstatus untersucht werden.

9.2.1.1 Streptokinasetherapie

Bei der Dauerinfusion von Streptokinase (SK) in einer Dosis von 100 000 IE/h werden über längere Zeit Fibrin(ogen)-Spaltprodukte gebildet, die für eine ausreichende Antikoagulation sorgen. Dies wird in einer entsprechenden Verlängerung von PTT und TZ gemessen. Während in die PTT oder die TZ sowohl der autoantikoagulatorische Effekt von Fibrin(ogen)-Spaltprodukten als auch der Heparineffekt einfließen, misst die Reptilasezeit den gerinnungshemmenden Effekt der Fibrin- und Fibrinogenspaltprodukte. Für Routinekontrollen ist sie entbehrlich. Wenn die PTT und/oder TZ nach anfänglicher Verlängerung den therapeutisch erwünschten Bereich unterschreiten, muss mit der Zugabe von Heparin in ausreichender Dosierung für einen antikoagulatorischen Schutz gesorgt werden. Anzustreben ist während der gesamten Therapiedauer eine Verlängerung der PTT auf das 1½- bis 2fache bzw. der TZ auf das 2- bis 4fache.

Liegen PTT oder TZ über den angegebenen Obergrenzen und/oder die Fibrinogenkonzentration unter 50 mg/dl, so kann die Streptokinasedosierung für mehrere Stunden verdoppelt (!) werden, um einen Verbrauch von Streptokinase-Aktivator-Komplex zu bewirken; alternativ kann Streptokinase über mehrere Stunden abgesetzt werden, um die fibrinolytische Wirkung langsam abklingen zu lassen. Währenddessen ist darauf zu achten, dass in dieser Zeit Heparin intravenös appliziert wird und die entsprechenden Laborkontrollen im therapeutischen Bereich liegen. Diese Empfehlung gilt nicht für die ersten 6–8 Stunden nach Einleitung einer Streptokinasetherapie, da in dieser Phase infolge der anfänglichen Hyperplasminämie und hierdurch bedingt stark erhöhter Konzentrationen von Fibrin(ogen)-Spaltprodukten PTT und TZ massiv verlängert sind. Man sollte diese Parameter daher frühestens nach 6 Stunden bestimmen; frühere Messungen können klären, ob eine therapeutische Steigerung der Thrombolyse stattfindet, wenn daran Zweifel bestehen.

Bei ultrahoher Dosierung der Streptokinase sind während der Applikation keine Gerinnungskontrollen erforderlich, am Ende jeder Phase jedoch zweckmäßig, um über die Notwendigkeit bzw. Dosierung des Heparins entscheiden zu können. Nach 24 Stunden muss entschieden werden, ob eine neue ultrahoch-dosierte Steptokinasegabe möglich ist: bei Fibrinogenwerten unter 50 mg/dl sollte eine erneute Lyse erst dann durchgeführt werden, wenn die Fibrinogenkonzentration wieder angestiegen ist.

9.2.1.2 Urokinasetherapie

Unter Dauerinfusion von Urokinase (UK) von meist etwa 100 000 IE/h ist der Fibrinogenabfall und damit der Spaltproduktanstieg geringer ausgeprägt als unter Streptokinasebehandlung. Daher muss gleich zu Beginn eine begleitende PTT- und/oder TZ-gesteuerte Heparintherapie durchgeführt werden. Bei Fibrinogenwerten unter 50 mg/dl empfiehlt es sich, Urokinase für mehrere Stunden abzusetzen. Da Urokinase im Gegensatz zu Streptokinase eine lineare Dosis-Wirkungsbeziehung aufweist und zumeist kontinuierlich verabfolgt wird, eignen sich die zweimal täglich zu bestimmenden Parameter PTT, TZ und Fibrinogen zur Steuerung der Dosis.

Manche Autoren empfehlen, ohne dass hierfür wissenschaftliche Evidenz bestünde, die Dosis der Urokinase so einzustellen, dass der Fibrinogenwert bei 100 mg/dl liegt; die Effizenz sei dann optimiert.

9.2.1.3 Therapie mit Alteplase (rt-PA)

Eine Behandlung mit Alteplase bedarf wegen der hohen Fibrinselektivität und weitgehend fehlender Beeinflussung des Gerinnungs- und Fibrinolysesystems keiner Laborkontrollen; letztere dienen der Überwachung der begleitend notwendigen Antikoagulation.

9.2.2 Heparintherapie

Um die antithrombotische Wirkung einer Heparintherapie zu gewährleisten, ist eine Verlängerung der PTT auf das 1,5–2fache und/oder der TZ auf das 2–4fache der individuellen Ausgangswerte nötig. Bei längeren Zeiten sollte die Heparindosis um 100 IE/h, bei Zeiten über 2 Minuten um 200 IE/h reduziert, bei kürzeren Zeiten um 100 IE/h, bei Werten im Normbereich mindestens um 200 IE/h erhöht werden. Führt eine Dosissteigerung von UFH bis auf 60 000–80 000 IE/die nicht zu einer entsprechenden Verlängerung, muß an einen Mangel an Antithrombin gedacht und dieses ggf. substituiert werden. Bei Werten über 2 Minuten muss daran gedacht werden, dass die Blutprobe evtl. mit Heparin kontaminiert wurde, falls sie z.B. aus einem liegenden Venenkatheter entnommen wurde. Zur Steuerung der Heparintherapie sind ein bis zwei Kontrollen pro Tag erforderlich [1,4].

Wegen der Gefahr einer heparininduzierten Thrombozytopenie muss insbesondere ab dem 5. Behandlungstag mindestens an jedem 3. Tag die Thrombozytenzahl kontrolliert werden.

Die körpergewichtsadaptierte Therapie mit niedermolekularen Heparinen macht im Regelfall keine Gerinnungskontrollen nötig [7]. In besonderen Situationen wie Schwangerschaft, starker Auslenkung des Körpergewichts oder Niereninsuffizienz sollten wegen der veränderten Pharmakokinetik die Anti-Faktor-Xa-E/ml sowie die PTT gemessen werden. Das Risiko einer HIT Typ II (s. Abschnitt 10.2) ist wesentlich geringer als bei unfraktioniertem Heparin.

9.2.3 Therapie mit oralen Antikoagulantien s. Abschnitt 13.2.1

9.3 Technische Befunde

Bei Patienten mit Lungenembolie zumindest des Schweregrads III und IV sollte täglich ein Elektrokardiogramm registriert werden. Ventrikuläre oder supraventrikuläre Rhythmusstörungen können auf eine Dilatation der entsprechenden Herzabschnitte hinweisen. Neu auftretende atrioventrikuläre Blockierungen sind ein prognostisches Zeichen myokardialer Hypoxie. In den rechtspräkordialen Ableitungen treten oft erst nach einigen Tagen T-Inversionen in Erscheinung, sie bleiben dann aber längere Zeit bestehen.

Täglich bzw. aktuell bei Änderung der hämodynamischen Verhältnisse sollte eine echokardiographische Kontrolle durchgeführt werden [2]. Während der Katheterembolektomie bzw. -thrombusfragmentierung ist die transösophageale Echokardiographie ein ideales Steuerungs- und Kontrollverfahren.

Zumindest beim Schweregrad III und IV ist dreimal pro Tag eine Blutgasanalyse angezeigt; um eine Befundbewertung vornehmen zu können, sollte eine eventuell durchgeführte Sauerstoffzufuhr kurz unterbrochen werden. Bei schwerstkranken intensivpflichtigen Patienten sollte zur frühzeitigen Erkennung von pulmonalen Komplikationen wie Lungeninfarkt, Pneumonie, Abszessbildung täglich eine Röntgenaufnahme des Thorax angefertigt werden; ansonsten richtet sich die Häufigkeit nach klinischen Gesichtspunkten. Zur routinemäßigen Überwachung bei Schweregrad III und IV gehört auch die täglich mehrmalige Messung des zentralen Venendrucks sowie der Pulmonalisdrucke. Die Pulmonalarteriendrucke, die entweder über Pulmonaliskatheter direkt oder echokardiographisch indirekt bestimmt werden können, korrelieren bei Patienten ohne kardiopulmonale Vorerkrankungen mit dem Ausmaß der verschlossenen Pulmonalarterien und mit den Drucken im rechten Vorhof. Veränderungen der Druckverhältnisse können auf eine Abnahme der Gefäßobstruktion unter der Therapie bzw. auf Embolierezidive hinweisen [5].

Mit der Lungenperfusionsszintigraphie können die Erfolge lumenschaffender Behandlungsverfahren semiquantitativ sowohl für die individuelle Kontrolle als auch in Studien zum Vergleich der Effizienz unterschiedlicher Thrombolytika beurteilt werden. Wird zur primären Diagnosesicherung eine Pulmonalisangiographie durchgeführt, empfiehlt es sich, den Katheter für wenige Tage zu belassen [2]. Die hämodynamische Überwachung und die Therapiekontrollen können dann unproblematisch ohne erneute Punktionen über kontinuierliche arterielle Druckmessungen und abschließend über eine erneute angiographische Untersuchung erfolgen. Gleichzeitig gestattet dieser Katheter die Infusion initial eines Thrombolytikums, später weiterer Medikamente.

Literatur

[1] Grünewald M., Seifried E.: Labor-Überwachung während thrombolytischer Therapie in klinischer Praxis und Forschung. Z. Kardiol. 82, Suppl. 2, 129–135 (1993)

[2] Heinrich F.: Fibrinolytische Therapie der Lungenembolie. Med. Welt 42, 633–638 (1991)

[3] Knecht M. F.: Das Fibrinspaltprodukt D-Dimer. Med. Welt 45, 140–146 (1994)

[4] Ostermann H., Kienast J.: Wertigkeit der Labordiagnostik bei Thrombolysetherapie. Internist 33, 252–257 (1992)

[5] Shimizu H., Tanaka J., Yamada N. et al.: Evaluation of pulmonary arterial pressure in acute pulmonary embolism. Angiology 45, 149–154 (1994)

[6] Sosada M. E., Gulba D. C.: Stellenwert der Labordiagnostik bei Thrombolysetherapie. Inn. Med. 48, 289–295 (1993)

[7] Weitz J. I.: Low-molecular-weight heparins. New Engl. J. Med. 337, 688–698 (1997)

10 Intervention bei therapiebedingten Komplikationen

Bei der Therapie der Lungenembolie können je nach Therapieverfahren unterschiedliche, im Einzelnen sehr spezielle Komplikationen auftreten. Die wesentlichen im Zusammenhang mit gerinnungsaktiven Maßnahmen auftretenden Komplikationen sollen im Folgenden besprochen werden [8].

10.1 Blutungen

Bei jeder antithrombotischen bzw. thrombolytischen Therapie besteht ein individuell nicht vorhersehbares Blutungsrisiko. Wegen ihrer schwerwiegenden Folgen werden vor allem zerebrale Blutungen gefürchtet. Sie werden in Abhängigkeit von der Dosierung und vor allem von der Anwendungsdauer der thrombolytischen Substanzen in unterschiedlichem Umfang beobachtet. Die Inzidenz zerebraler Blutungen während einer Streptokinasebehandlung liegt etwas unter 1 % und ist damit etwa dreimal so häufig wie unter Heparin. Unter Urokinase werden in der Literatur weniger zerebrale Blutungen berichtet, wobei Urokinase häufig niedriger dosiert wird und vergleichende Daten aus randomisierten Studien zu dieser Frage nicht vorliegen. In vergleichenden Studien zwischen Urokinase und rt-PA wurde bei kleinen Fallzahlen kein Unterschied beobachtet. Daten zur Risikobewertung zwischen rt-PA und Streptokinase in der Behandlung der Lungenembolie liegen nicht vor.

Die Häufigkeit von Blutungskomplikationen kann gesenkt werden, wenn die Kontraindikationen und andere Maßregeln zur Antikoagulation bzw. Thrombolysetherapie strikt eingehalten werden und die Dauer der Behandlung möglichst kurz ist. Bei einer lebensbedrohlichen Lungenembolie der Schweregrade III und IV müssen jedoch Kontraindikationen relativiert werden, so dass ein höheres Blutungsrisiko in Kauf genommen werden muss.

Das Ausmaß einer Blutung muss in erster Linie durch klinische Zeichen wie Tachykardie und Blutdruckabfall abgeschätzt werden; der Abfall des Hämoglobins ist erst nach Stunden nachzuweisen. Nach Beherrschung einer Blutungskomplikation muss die antithrombotische Therapie fortgesetzt werden. Nach thrombolysebedingter Blutung erfolgt diese in der Regel mit Heparin in Abhängigkeit vom Ausmaß und von der Lokalisation der Blutung in therapeutischer oder in niedrigerer Dosierung (z. B. 500–800 IE/h) oder neuerdings mit einem der niedermolekularen Heparine.

Das Auftreten einer Blutung während der Behandlung einer Lungenembolie, die zur Unterbrechung einer antithrombotischen Behandlung zwingt, stellt oft eine Indikation für eine Cava-Sperrmaßnahme dar.

10.1.1 Blutungen unter thrombolytischer Therapie

Kommt es unter einer thrombolytischen Therapie zu einer bedeutsamen Blutungskomplikation, muss das Thrombolytikum unverzüglich abgesetzt werden. Dies und flankierende lokale Blutstillungsmaßnahmen reichen bei geringen Blutungen in den meisten Fällen aus. Wegen (sub)kutaner Blutungen oder einer Mikrohämaturie braucht die Lysetherapie zumeist nicht abgesetzt zu werden; u. U. genügen lokale Blutstillungsmaßnahmen und klinische Kontrollen. Bei Makrohämaturie hängt das weitere Vorgehen vom Ausmaß der Blutung, der Dringlichkeit der thrombolytischen Therapie, bestehenden therapeutischen Alternativen und evtl. sonstigen Begleitumständen ab, so dass in jedem Fall eine individuelle Entscheidung zu treffen ist.

Bei lebensbedrohlichen, insbesondere bei zerebralen Blutungen, müssen Antifibrinolytika verabreicht werden. In Frage kommt Aprotinin (z. B. Antagosan®, Trasylol®) in einer Dosierung von 100 000 KIE (Kallikrein-Inhibitor-Einheiten) als Bolus oder bis zu 500 000 KIE/30 min mit einer anschließenden Erhaltungsdosis von 100 000–200 000 KIE/h über 4 Stunden. Alternativ wird Tranexamsäure (z. B. Anvitoff®, Cyklokapron®, Ugurol®) in einer Dosierung von 1–2 g als Bolus intravenös und dann 5 mg/kg/h empfohlen. Bei starken Blutungen muss eine Supportivtherapie mit Erythrozyten- und Thrombozytenkonzentraten erfolgen. Bei Thrombolytika mit langer Halbwertszeit ist Zurückhaltung mit der Gabe von gefrorenem Frischplasma und/oder Fibrinogen zu empfehlen, da die Zufuhr des darin enthaltenen Plasminogens eine erneute Fibrinolyseaktivierung induzieren kann. Bei der gegebenen thrombophilen Grundkrankheit ist jede Gabe eines Antifibrinolytikums hochrisikohaft und wegen der Gefahr weiterer thromboembolischer Komplikationen nur bis zum Sistieren einer Blutung erlaubt.

10.1.2 Blutungen unter Heparintherapie

Auch während Behandlung mit (un)fraktioniertem Heparin kann es trotz sorgfältiger Beachtung der Kontraindikationen und korrekter Überwachung der Gerinnungswerte zu Blutungskomplikationen kommen. Dann muss Heparin unverzüglich abgesetzt werden, was in den meisten Fällen neben lokalen Maßnahmen zur Blutstillung ausreichend ist. Nur bei lebensbedrohlichen Blutungen sollte die Heparinwirkung mit Protaminchlorid (Protamin 1000/5000 „Roche"®) blockiert werden. Antagonisiert werden sollte die in den vorangegangenen 4 Stunden applizierte Heparinmenge. 1 ml Protaminchlorid 1000 inaktiviert jeweils 1000 IE Heparin. Gegen niedermolekulare Heparine steht kein spezifisches Antidot zur Verfügung; etwa ⅓ seiner Wirkung ist mit Protamin zu antagonisieren [9,10].

10.1.3 Blutungen unter Kumarinderivaten (s. auch Abschnitt 13.2.1.2)

Die Wirkung von Kumarinderivaten hält nach dem Absetzen noch 5–8 Tage lang an. Die häufigste Ursache für eine Blutung unter oraler Antikoagulantientherapie ist die gleichzeitige Gabe interferierender Medikamente, die Kumarinderivate aus ihrer Plasmabindung verdrängen und dadurch deren Wirksamkeit erhöhen (s. Tab. 13.**5**).

Das Vorgehen bei Blutungen unter oralen Antikoagulantien ist in Tab. 10.**1** beschrieben. Gegenmittel erster Wahl bei Blutungskomplikationen sind Faktorenkonzentrate, z.B. PPSB: 1 E/kg hebt den Quickwert um 1%. Die Vitamin-K-Gabe in Form von Konakion® als Antidot von Kumarinderivaten ist bei schweren Blutungen nicht ausreichend, da die Wirkung erst bis zu 24 Stunden nach der Gabe und damit zu spät einsetzt. Der schnelle Anstieg der Gerinnungsfaktoren nach

Tab. 10.**1** Maßnahmen bei Blutungskomplikationen unter oraler Antikoagulation

1. Sofortmaßnahmen im Notfall
   – Faktorenkonzentrate: II, VII, IX und X (PPSB)
   oder falls nicht verfügbar
   – gefrorenes Frischplasma (FFP)
2. Maßnahmen mit verzögerter Wirkung
   – Absetzen des oralen Antikoagulans
   – (Vitamin K_1 – je nach Dringlichkeit oral, s.c. oder i.v.)
3. Volumensubstitution, ggf. Blutkomponenten
   – Erythrozyten- und Thrombozytenkonzentrate, FFP
   – Humanalbumin, Hydroxyethylstärke

Gabe von Vitamin K kann bei bestehender Indikation für eine Antikoagulation zu Rezidivthrombosen führen. Deshalb ist eine erneute Thromboseprophylaxe so früh als möglich zu beginnen. Vitamin K wird eher selten als Antidot zur Therapie benötigt [1], häufiger in vorsichtiger Dosierung für die Anhebung stark erniedrigter Quick-Werte zur Prophylaxe einer Blutung angewandt.

10.2 Heparininduzierte Thrombozytopenie Typ II

Im Rahmen einer heparininduzierten Thrombozytopenie (HIT II) können bei Erwachsenen und Kindern auch Lungenembolien auftreten [4–6]. Wiederholte Lungenembolien im Verlauf der Therapie können somit eine andere Ursache als die Erstembolie haben.

Die wichtigste therapeutische Maßnahme bei HIT II ist das sofortige Absetzen des Heparins. Der Wechsel von einem Heparin zum anderen ist wegen Kreuzreaktivität obsolet.

Auch PPSB und Antithrombin-Präparate enthalten kleine Mengen Heparin. Wegen fortbestehender Antikoagulationsindikation, die durch erneute Thromboembolien dringlicher geworden ist, muss ein effektives alternatives Antikoagulans verabreicht werden. Danaparoid (Orgaran®) ist effektiv, verfügt in einem geringen Prozentsatz jedoch über Kreuzreaktivität, so dass es nach heutigem Kenntisstand bei thromboembolischen Erscheinungen infolge einer HIT Typ II nicht primär eingesetzt werden sollte, solange eine Kreuzreaktivität nicht ausgeschlossen ist [6a]. Dosierungsempfehlungen enthält die Tab. 10.**2**.

Tab. 10.2a Dosierungsschemata für Danaparoid zur parenteralen Antikoagulation bei Patienten mit HIT (modifiziert nach Greinacher 1999)

	Bolus Anti-Faktor-Xa-E	i.v. Infusion Anti-Faktor-Xa-E	Anti-Faktor-Xa-E/ml Bereich
HIT und TEK	2500 E i.v.*	400 E/h/4 h, 300 E/h/4 h; 150–200 E/h Erhaltungs- dosis	0,5–08 während der Erhaltungsdosis
HIT mit isolierter Thrombozytopenie	2–3 × 750 E s.c. (≤ 90 kg) pro Tag 2–3 × 1250 E s.c. (≥ 90 kg) pro Tag		0,2–0,4
Thrombose-Prophylaxe bei Patienten mit HIT in der Anamnese	2 × 750 E s.c. pro Tag		
Hämodialyse jeden 2. Tag	3750 E i.v. vor 1. und 2. Dialyse, 3000 E i.v. vor 3. Dialyse, Pat. < 55 kg Dosis jeweils um 20 % reduzieren		angestrebter Prädialyse- wert < 0,3; falls höher, Dosis entsprechend reduzieren
Hämofiltration	2500 E i.v. (≤ 55 kg) 2000 E i.v. (≥ 55 kg)	600 E/h/4 h, 400 E/h/4 h,** 200–600 E/h Erhaltungs- dosis, Pat. < 55 kg Beginn mit 400 E/h × 4 h	0,5–1,0
Herzkatheter, Angiographie	2500 E i.v.		
PTCA	2500 E i.v.	150–200 E/h i.v. (direkt nach OP über 1–2 Tage)	0,5–0,7 nach Bolus, 0,5–0,8 während der Infusion
Operationen an der Herz- Lungen-Maschine	125 E/kg KG nach Thorakotomie, 3 E/ml Primerflüssigkeit	7 E/kg KG/h nach Start der HLM, stopp 45 min vor Ende der HLM	1,5–2,0 während OP, 1,0 nach OP und später

* Bolusgabe muss an das Körpergewicht angepasst werden: < 55 kg 1250 E; > 90 kg 3750 E
** bei intensivpflichtig niereninsuffizienten Patienten genügt meist eine reduzierte Dosis von 50–150 E/h
ohne Bolusgabe (Spiegel 0,3–0,5 Anti-Faktor-Xa-E/ml)
HIT heparininduzierte Thrombozytopenie, TEK = thromboembolische Komplikation, KG = Körpergewicht,
i.v. intravenös, HLM = Herz-Lungen-Maschine

Ist eine Kreuzreaktivität des Danaparoids mit Heparin im Labortest nicht auszuschließen, steht genauso wirksam und ohne Gefahr einer Kreuzreaktion rekombinantes Hirudin (Lepirudin, Desirudin) zur Verfügung. Als Sättigungsdosis wird ein Bolus von 0,4 mg/kg empfohlen, als anschließende Erhaltungsdosis eine Infusion von 0,15 mg/kg/h mit Dosisanpassung, um die aPTT auf dem 1,5- bis 3,0-fachen des mittleren Normbereichs der aPTT-Laborwerte zu halten [3 b, 6 a]. Bei Niereninsuffizienz ist auf die Kumulationsgefahr zu achten. Vergleichende Untersuchungen zu Danaparoid und Hirudin sind derzeit im Gange. Thrombozytenaggregationshemmer (Acetylsalicylsäure, Ticlopidin) stellen keine therapeutische Alternative für die Behandlung venöser Thromboembolien dar [7]. In Einzelfällen kann versucht werden, die im Rahmen der HIT II aufgetretenen Gefäßverschlüsse thrombolytisch zu beseitigen, was infolge des Plättchenreichtums dieser Thromben (White-Clot-Syndrom) oft erfolglos bleibt [5].

Beim Wechsel auf orale Antikoagulantien muss berücksichtigt werden, dass Vitamin-K-Antagonisten einen passageren Mangel an Protein C verursachen und damit erneut thromboembolische Komplikationen auslösen können. Ein frühzeitiger Einsatz dieser Medikamente nach Eintritt einer HIT II ist daher kontraindiziert. Vielmehr ist nach ca. einwöchig überlappender Therapie mit Hirudin [2] oder Heparinoiden eine einschleichende Dosierung der oralen Antikoagulantien unter Kontrolle des Quick-Wertes zwingend geboten.

Tab. 10.2 b   Dosierungsschemata für Hirudin für die parenterale Antikoagulation bei HIT-Patienten. Diese Daten wurden mit Lepirudin erhoben, soweit nicht anders angegeben (modifiziert nach Greinacher 1999)

	Bolus	i.v. Infusion	Bereich der aPTT-Ratio*
HIT und TEK (zugelassene Indikation)	0,4 mg/kg KG[1] i.v.	0,15 mg/kg KG/h	1,5 – 3,0
HIT und Thrombolyse	0,2 mg/kg KG i.v.	0,1 mg/kg KG/h	1,5 – 3,0
HIT mit isolierter Thrombozytopenie		0,1 mg/kg KG/h	1,5 – 2,5
Thrombose-Prophylaxe bei Patienten mit HIT in der Anamnese	2 × 15 mg/kg KG s.c. täglich[2]		
Hämodialyse jeden 2. Tag	0,1 mg/kg KG i.v. vor der 1., 0,08 – 0,125 mg/kg ab der 2. Dialyse		2,0 – 3,0
Hämodialyse oder CVVH bei Intensivpatienten		Start mit 0,006 mg/kg KG/h	1,5 – 3,0
Operationen an der Herz-Lungen-Maschine	0,25 mg/kg KG i.v., 0,2 mg/kg KG in die Priming-Flüssigkeit der HLM	0,5 mg/min[4]	überwacht mit der ECT: > 2,5 µg/ml vor Start der HLM; 3,5 – 4,5 µg/ml während des Bypasses

* Dieser Bereich basiert auf der Verwendung von Actin FS oder Neothrombin Reagenzien
[1] maximales Körpergewicht 110 kg
[2] Empfehlung basiert auf den prospektiven Studien bei Patienten nach Hüftgelenksendoprothesenoperation (Eriksson et al. 1997)
[3] in den HAT-1- und HAT-2-Studien verwendet
[4] Stopp 15 min vor Ende der HLM, dann 5 mg Hirudin in die HLM-Maschine nach Diskonnektion geben, um die Gerinnung zu hemmen.
HIT = heparininduzierte Thrombozytopenie, TEK = thromboembolische Komplikation, KG = Körpergewicht, HLM = Herz-Lungen-Maschine; aPTT = aktivierte partielle Thromboplastin-Zeit; CVVH = chronisch veno-venöse Hämofiltration

Literatur

[1] Breddin H. K.: Blutungen und Thrombosen. In: Rahn K. H. (Ed.): Erkrankungen durch Arzneimittel. Georg Thieme Verlag Stuttgart, New York, 1984, S. 310 – 333
[2] Breddin H. K.: Neue Aspekte zu Hirudin. Med. Welt 48, 64 – 66 (1997)
[3a] Greinacher A.: Heparin-induzierte Thrombozytopenie – Pathogenese und Behandlung. Hämostaseologie 19, 1 – 13 (1999)
[3b] Greinacher A.: Rekombinantes Hirudin zur weiteren Antikoagulation bei Heparin-induzierter Thrombozytopenie. Hämostaseologie 19, 19 – 29 (1999)
[4] Maitra R. T., Scheffold N., Cyran J.: Heparin-assoziierte Thrombozytopenie Typ II als schwerwiegende Komplikation in der Intensivmedizin. Intensivmed. 34, 797 – 802 (1997)
[5] Melanson S. W., Silver B., Heller M. B.: Deep vein thrombosis, pulmonary embolism, and the white clot syndrome. Am. J. Emerg. Med. 14, 558 – 560 (1996)
[6] Popov D., Zarrabi H., Foda H., Graber M.: Pseudopulmonary embolism: acute respiratory distress in the syndrome of heparin-induced thrombocytopenia. Am. J. Kidney Dis. 29, 449 – 452 (1997)
[6a] Ranze O., Greinacher A.: Aktuelle Behandlungskonzepte bei Heparin-induzierter Thrombozytopenie. Dtsch. Med. Wschr. 124, 865 – 873 (1999)
[7] Scheffold N., Kuthan P., Cyran J.: Heparin-assoziierte Thrombozytopenie Typ II als Ursache multipler thromboembolischer Komplikationen. VASA 25, 168 – 173 (1996)
[8] Seifried E.: Tiefe venöse Thrombosen – etablierte Behandlungsverfahren und neue Trends. In: Bode C., Gulba D. C. (Eds.): Update in Thrombolysis – Thrombolyse '92. Z. Kardiol. 82, Suppl. 2, 49 – 60 (1993)
[9] Stammler F., Diehm C.: Niedermolekulare Heparine bei venöser Thromboembolie. Dtsch. Med. Wschr. 123, 604 – 611 (1998)
[10] Weitz J. I.: Low-molecular-weight heparins. New Engl. J. Med. 337, 688 – 698 (1997)

11 Diagnose und Therapie in besonderen Situationen

11.1 Intra- und perioperative Lungenembolie

Intraoperativ tritt eine Lungenembolie sehr selten auf. Längere präoperative Bettlägerigkeit stellt ein Risiko dar. Auslöser können eine Umlagerung des Patienten, eine iatrogene Blutleere oder Blutsperre sein. Eine während der Operation auftretende, nicht erklärbare Hypoxie und/oder Hypokapnie bzw. ein Abfall der O_2-Sättigung [13], ein Anstieg des Venendrucks [11,17] oder ein mittels Pulmonalarterienkatheter erkennbarer pulmonaler Druckanstieg können darauf hinweisen.

Differenzialdiagnostisch müssen vor allem eine Verlegung der Atemwege und eine Aspiration, bei neurologischen Operationen in sitzender Position eine Luftembolie, bei größeren unfallchirurgischen Eingriffen eine Fettembolie und in der Geburtshilfe eine Fruchtwasserembolie erwogen werden [9]. Am elegantesten gelingt die Klärung mit transösophagealer Echokardiographie [10,13].

Therapeutisch sind bei hämodynamischer Dekompensation eine Thrombolyse, Katheterverfahren oder operative Maßnahmen [19] zu erwägen. Auch unter Reanimationsbedingungen kann, insbesondere bei fehlenden Behandlungsalternativen, intraoperativ eine Lyse durchgeführt werden. Zur Dosierung s. Tab. 8.**9** S. 74 [1,6,7].

Im Einzelfall ist die Insertion eines Cava-Filters mit konsequenter Heparingabe notwendig [10].

Die perioperative Lungenembolie zählt mit einem Anteil von 10–20% zu den postoperativen Haupttodesursachen [1]. Bis zu 10 Tage nach einer Operation kann der fibrinöse Wundschorf durch systemisch oder lokal entstandenes Plasmin rasch aufgelöst werden, wodurch Blutungen aus Wundflächen reaktiviert werden. Deswegen ist der Einsatz der Thrombolyse bis zu 10 Tage nach einer Operation riskant und zumindest relativ kontraindiziert. Nach bestimmten Operationen ist eine Lysetherapie länger kontraindiziert, nach Eingriffen am Zentralnervensystem im Allgemeinen zwei Monate, mindestens zehn Tage [1,2,4,7,17] und nach Augenoperationen drei Wochen lang. Tritt während dieser Zeit eine Lungenembolie auf, muss der Einsatz der verschiedenen Therapieverfahren hinsichtlich ihres Nutzens und Risikos in Abhängigkeit vom Schweregrad sorgfältig gegeneinander abgewogen werden [8,12].

Bei einer fulminanten Lungenembolie (Schweregrad IV) muss das Risiko einer Einblutung in die Operationswunde unter einer thrombolytischen Therapie in Kauf genommen werden. Da das Blutungsrisiko einer postoperativen Thrombolysetherapie maßgeblich auch vom vorausgegangenen Eingriff abhängt, soll die Therapie mit dem Operateur abgestimmt werden. Um die Lungenstrombahn möglichst schnell wieder zu öffnen und da Blutungskomplikationen mit der Dauer einer thrombolytischen Therapie zunehmen, wird ein kurzdauerndes, hochdosiertes Thrombolyseverfahren bevorzugt. Appliziert werden Alteplase 0,6 mg/kg in 2 Minuten [5,14,15] oder Urokinase 1,5 Mio. IE in 10 Minuten. Streptokinase kann in einer Dosierung von 1,5 Mio. IE als Bolus oder als Kurzinfusion bis zu 60 Minuten appliziert werden [3,20]. Eine selektive pulmonalarterielle Applikation des Thrombolytikums ist der intravenösen Gabe nicht überlegen [8]; eine Kombination niedrigdosierter „lokaler" Thrombolyse mit Katheterfragmentation der pulmonalen Emboli ist eine weniger blutungsbehaftete Alternative.

Tödliche Blutungskomplikationen oder solche mit nachfolgenden neurologischen Defiziten treten nicht sehr häufig auf. Jedoch können operative Revisionen oder Massivtransfusionen notwendig werden [4,7,16].

Sobald eine deutliche hämodynamische Besserung eingetreten ist, sollte die Thrombolyse beendet werden, auch wenn noch eine tiefe Bein- oder Beckenvenenthrombose besteht, da der mögliche Nutzen nicht das hohe Risiko einer Einblutung in das frische Wundgebiet rechtfertigt.

Wenn ein hohes postoperatives Blutungsrisiko vorliegt, ist eine Thrombolysetherapie beim Patienten mit Lungenembolie Grad II und auch beim kreislaufstabilen Patienten mit massiver

Lungenembolie Grad III nicht angezeigt. In diesen Fällen sollte eine Therapie mit Heparin in risikoadaptierter Dosis erfolgen. Dies kann je nach Blutungsrisiko entweder in der therapeutischen oder in einer niedrigeren Dosierung (z. B. 500–800 IE/h) geschehen.

Bessert sich während oder nach einer postoperativen Lysetherapie der klinische Zustand nicht bzw. sinkt der erhöhte pulmonal-arterielle Druck nicht innerhalb von 2 Stunden, ist eine Pulmonalisembolektomie bzw. eine Katheterfragmentierung zu erwägen [8,13]. Zu den Indikationen, Kontraindikationen und der Letalität dieser Verfahren s. Abschnitte 8.4.1 und 8.5.1.

Literatur

[1] Böttiger B. W., Motsch J., Böhrer H., Hupp T.: Diagnostik und Therapie der perioperativen Lungenembolie. Zentralbl. Chir. 119, 616–624 (1994)

[2] Girard P., Baldeyrou P., Le Guillou J. L. et al.: Thrombolysis for life-threatening pulmonary embolism 2 days after lung resection. Am. Rev. Respir. Dis. 147, 1595–1597 (1993)

[3] Goldstein M.: Hochdosierte Kurzzeitlyse mit Streptokinase bei massiver Lungenembolie in der frühen postoperativen Phase. Anaesthesist 36, 239–241 (1987)

[4] Gulba D. C.: Thrombolysetherapie der Lungenembolie – eine therapeutische Alternative? Z. Kardiol. 82, Suppl. 2, 29–34 (1993)

[5] Hartmannsgruber M. W. B., Trent F. L., Stolzfus D. P.: Thrombolytic therapy for treatment of pulmonary embolism in the postoperative period: case report and review of the literature. J. Clin. Anesth. 8, 669–674 (1996)

[6] Hecker B. R., Lynch C.: Intraoperative diagnosis and treatment of massive pulmonary embolism complicating surgery on the abdominal aorta. Br. J. Anaesth. 55, 689–691 (1983)

[7] Hopf H. B., Floßdorf T., Breulmann M.: Rekombinanter Gewebeplasminogenaktivator (rt-PA) zur Notfallbehandlung der perioperativen lebensbedrohlichen Lungenembolie (Stadium IV). Anaesthesist 40, 309–314 (1991)

[8] Kienast J., van de Loo J.: Lysetherapie bei tiefer Beinvenenthrombose und Lungenembolie nach hüftchirurgischem Eingriff? Dtsch. Med. Wschr. 116, 676–677 (1991)

[9] King M. B., Harmon K. R.: Unusual forms of pulmonary embolism. Clin. Chest Med. 15, 561–580 (1994)

[10] Langeron O., Goarin J.-P., Pansard J.-L. et al.: Massive intraoperative pulmonary embolism: diagnosis with transesophageal two-dimensional echocardiography. Anesth. Analg. 74, 148–150 (1992)

[11] Michael S., Fraser R. B., Reilly C. S.: Intra-operative pulmonary embolism. Anaesthesia 45, 225–226 (1990)

[12] Nasraway S. A., Kabani N., Lawrence K. R.: Thrombolytic therapy for pulmonary embolism: reversal of shock in the early postoperative period. Pharmacoth. 14, 616–619 (1994)

[13] Pargger H., Stulz P., Friedli D. et al.: Massive intraoperative Lungenembolie. Diagnose und Erfolgskontrolle nach Embolektomie durch transösophageale Echokardiographie. Anaesthesist 43, 398–402 (1994)

[14] Pharo G. H., Andonakakis A., Chandrasekaren K. et al.: Survival from catastrophic intraoperative pulmonary embolism. Anesth. Analg. 81, 188–190 (1995)

[15] Scheeren T. W. L., Hopf H.-B., Peters J.: Intraoperative Thrombolyse mit rt-PA bei massiver Lungenembolie während venöser Thrombektomie. Anästhesiol. Intensivmed. Notfallmed. Schmerzther. 29, 440–445 (1994)

[16] Scholz K. H., Hilmer T., Schuster S. et al.: Thrombolyse bei reanimierten Patienten mit Lungenembolie. Dtsch. Med. Wschr. 115, 930–935 (1990)

[17] Sisto D., Hoffman D., Camacho M. et al.: Massive intraoperative pulmonary embolism. Chest 102, 307–308 (1992)

[18] Tebbe U., Neuhaus K. L.: Diagnostische und therapeutische Strategien bei der akuten Lungenarterienembolie. Med. Klin. 82, 105–109 (1987)

[19] Whitby M. E., Hellings M. J.: Massive intraoperative pulmonary thromboembolism treated by pulmonary embolectomy. Anaesth. Intens. Care 21, 342–343 (1993)

[20] Wilson A. T., Woodmansey P. A., Channer K. S.: Thrombolysis for postoperative pulmonary embolism. Lancet 340, 492 (1992)

11.2 Lungenembolie im Kindesalter

11.2.1 Häufigkeit

Für eine allgemeine pädiatrische Population werden Thrombosen tiefer Venen und/oder Lungenembolien in einer Häufigkeit von 0,07/10 000 angegeben [1]. 53 von 100 000 Kindern weisen bei stationärer Aufnahme ein derartiges Krankheitsbild auf. Autoptisch liegt die Inzidenz von Lungenembolien bei Kindern, die in einer Universitätsklinik stationär aufgenommen wurden, um 3,7%, wobei jede dritte autoptisch festgestellte Lungenembolie zum Tode beitrug. Unter 17 500

Autopsien bei Kindern (Toronto 1939–1989) fanden sich nur acht Kinder (0,05%) mit plötzlich aufgetretener tödlicher Lungenembolie [4]. Am häufigsten treten thromboembolische Erkrankungen bei Kindern unter einem Jahr und bei Jugendlichen auf. Das obere Venensystem ist dann zu 36%, das untere zu 58% thrombotisch verändert. Das Geschlecht ist kein Risikofaktor für eine Lungenembolie.

11.2.2 Auslösende Faktoren

Die wichtigsten Risikofaktoren zeigt Tab. 11.1 [1a, 3]. In ca. 33% der Fälle spielen zentrale Venenkatheter eine wesentliche Rolle. Bei Adoleszenten sind als zusätzliche Risikofaktoren Weichteilverletzungen der unteren Extremitäten, orale Antikonzeptiva und ein Abort von Bedeutung. Lungenembolien, die mit einem Antithrombin-, Protein-C- oder Protein-S-Mangel oder einem Faktor-V-Leiden zusammenhängen, treten meistens erst in der zweiten oder dritten Lebensdekade auf [5,14,17]. Als Besonderheiten sind Lungenembolien in Zusammenhang mit einem nephrotischen Syndrom [8], einer doppelt angelegten Vena cava inferior und Thrombose in einem Schenkel [16] und dem White-Clot-Syndrom [12] zu erwähnen.

Tab. 11.1 Risikofaktoren einer thromboembolischen Erkrankung bei Kindern (nach Buck et al. 1981 und Auberger 1998)

- zentraler Venenkatheter
- Immobilität
- Herzerkrankungen [9], insbesondere zyanotische Herzfehler
- ventrikuloatrialer Shunt
- Traumata [11]
- Neoplasien, Polychemotherapie
- Operationen
- Infektionen bakterieller bzw. viraler Art
- innere Erkrankungen (nephrotisches Syndrom, Lupus erythematodes, Lebererkrankungen, Colitis ulcerosa u. a.)
- Dehydratation
- Schock
- Adipositas
- Diabetes mellitus Typ I, diabetische Mutter
- Östrogenpräparate
- Hyperhomozysteinämie, Sichelzellanämie, Klinefelter-Syndrom
- hereditäre Thrombophilie

11.2.3 Therapie

Auch beim Kind muss, sobald der Verdacht auf eine Lungenembolie besteht, unverzüglich eine Therapie mit Heparin begonnen werden. Wie beim Erwachsenen wird zunächst ein Bolus in einer Dosierung von 50 IE/kg i.v. appliziert. Dann folgt eine kontinuierliche Infusion, zunächst in einer Dosis von (10) – 20 – (25) IE/kg/h [6,15]. Zu eingehenderen Dosisempfehlungen siehe Hirsh und Hoak [7].

Tab. 11.2 Dosierungen einer thrombolytischen Therapie bei Kindern (nach Evans und Wilmott 1994)

Thrombolytika	Dosierung
Alteplase	0,1–0,5 mg/kg/h (bis zu 3 Tage)
Urokinase	4400 IE/kg über 10 Minuten, dann 4400 IE/kg/h
Streptokinase	3500–4000 IE/kg über 30 Minuten, dann 1000–1500 IE/kg/h

Die Indikationen und Kontraindikationen für eine Thrombolysetherapie sind vergleichbar denen des Erwachsenen. Die Tab. 11.2 gibt einen Überblick über die Dosierungen. Dosen bis 1,3 mg Alteplase/kg über 2 h [5], aber auch niedrigere Dosen [9a] werden verabfolgt; erfolgreiche Alteplase-Infusionen über einen pulmonalarteriellen Katheter von 0,05–0,1 mg/kg/h über 11–12 Stunden sind publiziert [2,13]. Für keines der Thrombolytika sind kontrollierte Studien zur Anwendung im Kindesalter berichtet; die Dosierungen sind aus der Erwachsenenmedizin abgeleitet. Während der thrombolytischen Therapie mit Alteplase sollte die Heparintherapie fortgesetzt werden, unter Streptokinase oder Urokinase ist dies nicht zwingend erforderlich [6,10,14].

Tab. 11.3 zeigt die allgemeinen Maßnahmen, die bei einer Thrombolysetherapie bei Kindern zu beachten sind. Vor einer Thrombolyse müssen Erythrozytenkonzentrate bereitgestellt werden. Blutungen können bei Kindern sehr schnell vital bedrohlich werden. Bei einem einjährigen Kind z.B. bedeutet der Verlust von 200 ml Blut den Verlust von 25% des Gesamtblutvolumens. Belastend für Kinder sind oft wiederholte Blutentnahmen zur Kontrolle der Gerinnungsparameter. Bei unruhigen und widerstrebenden Kindern sind eine Sedierung und eine Analgesie häufig nicht zu umgehen. Um Blutungen frühzeitig erkennen zu können, müssen die Kinder besonders gründ-

Tab. 11.3 Allgemeine Maßnahmen im Zusammenhang mit einer Thrombolysetherapie bei Kindern (modifiziert nach Wilken 1993)

- Verlegung auf die Intensivstation
- Erythrozytenkonzentrat bereitstellen
- vor Thrombolysebeginn Gerinnungsparameter bestimmen
- dicklumige Kanüle für Blutentnahme oder arterielle Kanüle
- Kind eventuell sedieren und analgesieren
- mögliche Blutungsquellen nicht zudecken
- harte Gegenstände aus dem Bett entfernen, Bett polstern

lich klinisch kontrolliert werden. Neugeborene und besonders Frühgeborene sind in erhöhtem Maße durch intrazerebrale Blutungen gefährdet. Deshalb sind bei ihnen vor und unter der Therapie regelmäßige Ultraschalluntersuchungen des Gehirns angezeigt.

Auch für chirurgische Maßnahmen gelten die gleichen Indikationen und Kontraindikationen wie beim Erwachsenen (s. Kap. 8.4).

Zur Therapieüberwachung s. Kap. 9, zur Nachbehandlung s. Kap. 13.

Literatur

[1] Andrew M., David M., Adams M. et al.: Venous thromboembolic complications (VTE) in children: first analyses of the Canadian Registry of VTE. Blood 83, 1251–1257 (1994)

[1a] Auberger K.: Thrombosen im Kindesalter. Ellipse 14, 19–23 (1998)

[2] Beitzke A., Zobel G., Zenz W. et al.: Catheter-directed thrombolysis with recombinant tissue plasminogen activator for acute pulmonary embolism after Fontan operation. Pediatr. Cardiol. 17, 410–412 (1996)

[3] Buck J. R., Connors R. H., Coon W. W. et al.: Pulmonary embolism in children. J. Pediatr. Surg. 16, 385–391 (1981)

[4] Byard R. W., Cutz E.: Sudden and unexpected death in infancy and childhood due to pulmonary thromboembolism. An autopsy study. Arch. Pathol. Lab. Med. 114, 142–144 (1990)

[5] Degan T. A.: Thrombolysis in pulmonary embolism: an adolescent with protein S deficiency. J. Am. Board Fam. Pract. 7, 523–525 (1994)

[6] Evans D. A., Wilmott R. W.: Pulmonary embolism in children. Pediatr. Clin. North Am. 41, 569–584 (1994)

[7] Hirsh J., Hoak J.: Management of deep vein thrombosis and pulmonary embolism. A statement for healthcare professionals. Circulation 93, 2212–2245 (1996)

[8] Hoyer P. F., Gonda S., Barthels M. et al.: Thromboembolic complications in children with nephrotic syndrome. Acta Paediatr. Scand. 75, 804–810 (1986)

[9] Hsu D. T., Addonizio L. J., Hordorf A. J., Gersony W. M.: Acute pulmonary embolism in pediatric patients awaiting heart transplantation. J. Am. Coll. Cardiol. 17, 1621–1625 (1991)

[9a] Klinge J., Ries M., Hofbeck M., Singer H.: Thrombolyse im Kindesalter mit niedrig dosiertem rekombinantem Plasminogenaktivator (rt-PA). Sozialpäd. u. Kipra. 17, 563–566 (1995)

[10] Levy M., Benson L. N., Burrows P. E. et al.: Tissue plasminogen activator for the treatment of thromboembolism in infants and children. J. Pediatr. 118, 467–472 (1991)

[11] McBridge W. J., Gadowski G. R., Keller M. S., Vane D. W.: Pulmonary embolism in pediatric trauma patients. J. Trauma 37, 913–915 (1994)

[12] Melanson S. W., Silver B., Heller M. B.: Deep vein thrombosis, pulmonary embolism, and the white clot syndrome. Am. J. Emerg. Med. 14, 558–560 (1996)

[13] Pyles L. A., Pierpont M. E. M., Steiner M. E. et al.: Fibrinolysis by tissue plasminogen activator in a child with pulmonary embolism. J. Pediatr. 116, 801–804 (1990)

[14] Valenzuela T. D.: Pulmonary embolism. Emerg. Med. Clin. North Am. 6, 253–266 (1988)

[15] Wilken M.: Stellenwert der Thrombolysetherapie im Kindesalter. Inn. Med. 48, 356–361 (1993)

[16] Wißkirchen T., Simon H.: Lungenembolie bei einem 16-jährigen Mädchen mit Anomalie der Vena cava inferior. Herz/Kreisl. 29, 15–19 (1997)

[17] Zwerdling R. G., Brown J.: Pulmonary embolism in children: risks and prevention. J. Am. Med. Ass. 265, 2888 (1991)

11.3 Lungenembolie in der Schwangerschaft und im Wochenbett

11.3.1 Häufigkeit

Venöser Tonusverlust, Stase und Hyperkoagulabilität durch Erhöhung von Gerinnungsfaktoren und Erniedrigung des fibrinolytischen Potenzials erklären, weshalb thromboembolische Komplikationen in der Schwangerschaft fünf- bis sechsmal häufiger als bei gleichaltrigen nicht-schwangeren gesunden Frauen vorkommen [3–5].

Pro 10 000 Schwangerschaftsmonate treten acht Lungenembolien auf [8]. Die Inzidenz wird

11.3 Lungenembolie in der Schwangerschaft und im Wochenbett

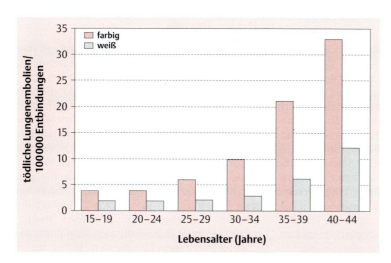

Abb. 11.1 Inzidenz mütterlicher Todesfälle infolge Lungenembolie im Zusammenhang mit Schwangerschaft (außer Aborten und ektopischen Schwangerschaften) und Entbindung in den USA (1970–1985), nach Altersgruppen und Rasse gegliedert (nach Franks et al. 1990, Darstellung nach Rutherford et al. 1991). Die Lungenembolien beinhalten Embolien von Fruchtwasser, Luft und Thromben (siehe Text).

in der Gravidität für die Jahre 1970–1980 mit 0,03 % [29] bzw. für die Jahre 1985–1996 mit 0,015 % [31a], für tödliche Lungenembolien mit 0,0026 % angegeben [14]. Die Lungenembolie stellt eine der Hauptursachen maternaler Morbidität und Mortalität dar: Mit 10 % bis 14 % steht sie an zweiter oder dritter Stelle [2–4,10,24,35]. Nach einer Analyse aller geburtshilflichen Todesfälle in den USA ist das Risiko, an einer Lungenembolie zu sterben, für farbige Frauen 2,5-fach höher als für weiße und für über 40 Jahre alte Frauen 10-fach höher als für jüngere (Abb. 11.1); im Untersuchungszeitraum von 1970–1985 nahm das Risiko um 50 % ab (Abb. 11.2) [14]. Die Lungenembolien waren etwa zur Hälfte antepartal und postpartal aufgetreten [31a]. Bei puerperalen Ovarialvenenthrombosen sind 3–33 % rezidivierende, u.U. „stumme" Lungenembolien beschrieben [8,39], die zu einem „Cor matrum" führen können.

Wesentlich häufiger als in der Schwangerschaft tritt eine Lungenembolie peripartal auf. In der Austreibungsperiode führen unterschiedliche Trigger zu einer zusätzlichen Aktivierung des Gerinnungssystems einschließlich der Thrombozyten. Im Vergleich zu einer Spontangeburt kommen bei einer Sectio caesarea die Traumatisierung und das allgemeine perioperative Risiko hinzu [32]. Der operative Eingriff der Sectio erfolgt in einem Zustand der puerperalen Hyperkoagulabilität und ist daher mit einem besonders hohen Thromboembolierisiko behaftet. Durch frühzeitige Thromboseprophylaxe kann dieses Risiko deutlich gesenkt werden. Frauen mit einer hereditären Thrombophilie sind besonders gefährdet

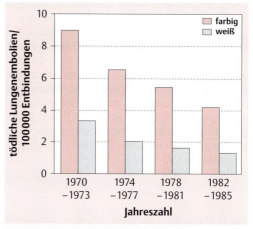

Abb. 11.2 Inzidenz mütterlicher Todesfälle infolge Lungenembolie im Zusammenhang mit Schwangerschaft (außer Aborten und ektopischen Schwangerschaften) und Entbindung in den USA (1970–1985), chronologisch gegliedert (nach Franks et al. 1990, Darstellung nach Rutherford et al. 1991). Die Lungenembolien beinhalten Embolien von Fruchtwasser, Luft und Thromben (siehe Text).

[20]. Ein routinemäßiger peripartaler Einsatz von Antifibrinolytika zur Vermeidung geburtshilflicher Komplikationen könnte das Thromboserisiko erhöhen und ist nicht indiziert [11].

Von 213 im Zusammenhang mit legalen Aborten in den USA (1972–1985) aufgetretenen Todesfällen waren 45 (21 %) durch Lungenembolien mit Luft, Thromben oder Amnionflüssigkeit bedingt [28].

11.3.2 Diagnostik

Bei der Diagnostik der Lungenembolie in der Schwangerschaft muss das je nach Gestationsalter unterschiedliche Risiko der fetalen Gefährdung durch die szintigraphischen und radiologischen Verfahren berücksichtigt werden. Auch bei sorgfältigem Vorgehen liegt die fetale Strahlenbelastung im Rahmen der Lungenemboliediagnostik bei 0,05 rad und zur Diagnose der tiefen Beinvenenthrombose bei 0,5 rad [16]. Die Lungenperfusionsszintigraphie kann u. U. mit reduzierter Tracer-Dosis durchgeführt werden. Stets sind das EKG, die Blutgasanalyse, der Pulmonalarteriendruck und vor allem die Echokardiographie vorzuziehen, ggf. ergänzt durch Lungensonographie, Impedanzrheographie und Ultraschalldiagnostik eventuell vorhandener Venenthrombosen, die in der Gravidität fast nur links-, selten doppel- und kaum rechtsseitig auftreten [8]. Da die therapeutischen Konsequenzen – gleich welcher Art – in der Schwangerschaft besonders risikoträchtig sind und daher einer gesicherten Diagnose bedürfen, darf man in kritischen Fällen nicht auf eine Pulmonalisangiographie verzichten [12]. Dabei ist auf Abdeckung des Abdomens und einen transbrachialen Zugang zu achten [44]. Bei Kontrastmittel-Überempfindlichkeit oder strikter Ablehnung jeglicher Röntgenstrahlen bietet die Kernspintomographie eine Alternative.

11.3.3 Therapie

Die Behandlung einer Lungenembolie in der Schwangerschaft oder im Wochenbett besteht in der Antikoagulation mit Heparin nach den allgemein hierfür gültigen Regeln [21, 38, 43]. Bei Anwendung von > 20 000 IE Heparin täglich über mehr als 5 Monate ist das Risiko der Osteoporose erhöht [21]. Deshalb sind niedermolekulare Heparine zu bevorzugen, die wie unfraktionierte Heparine nicht plazentagängig sind (Tab. 11.4).

Bei vitaler Gefährdung der Mutter, die sich durch alleinige Antikoagulation nicht abwenden lässt [37], muss der Einsatz von Thrombolytika ernsthaft in Erwägung gezogen werden. Die Entscheidung muss individuell nach sorgfältiger Risikoabwägung getroffen werden. Bisher liegen nur Einzelfallberichte hierüber vor (Tab. 11.5). Mit Streptokinase und Urokinase bestehen zwar größere klinische Erfahrungen, Alteplase hat aber geringere systemische Wirkungen auf das Hämostasesystem und führt schneller zu einer Thrombolyse. Um möglichst keine Blutungskomplikationen zu provozieren, kann die Dosis von Alteplase auf 60 mg begrenzt werden (z. B. 3 × 20 mg über 8 Stunden, oder 10 mg/h über 5 – 6 Stunden). Parallel dazu muss Heparin in aPTT-wirksamer Dosis verabfolgt werden [40].

Eine Alternative zur Thrombolyse kann in der Insertion eines Cava-Filters [1, 23] und Fortsetzung der Antikoagulation, in dramatischen Fällen in einer Embolektomie bestehen [2]. Eine Katheterfragmentierung, die eine längere Durchleuch-

Tab. 11.4 Antithrombotika und Thrombolytika in der Schwangerschaft (modifiziert nach Engelmann et al. 1993)

Antithrombotikum bzw. Thrombolytikum	plazentagängig	Verwendbarkeit in der Schwangerschaft SSW = Schwangerschaftswoche
unfraktioniertes Heparin (UFH)	–	während der gesamten Schwangerschaft möglich
niedermolekulares Heparin (NMH)	–	während der gesamten Schwangerschaft möglich; Prophylaxe bei angeborenem Antithrombinmangel bis nach der Geburt
Kumarinderivate	+	bis zur 12. SSW wegen Embryopathien absolut kontraindiziert, jenseits der 12. SSW bei strenger Indikation, z. B. künstliche Herzklappe bis zur 36. SSW möglich, anschließend UFH oder NMH, vorzuziehen ist primär NMH
Alteplase	–	ab der 14. SSW möglich, wegen kurzer Halbwertszeit und Fibrinselektivität bei massiver und fulminanter Lungenembolie bei strengster Indikation auch vorher indiziert
Urokinase	–	ab der 14. SSW möglich
Streptokinase	–	ab der 14. SSW möglich; cave: Allergie, Blutdruckabfall
Acetylsalicylsäure	+	keine Wirksamkeit bei Lungenembolien

UFH unfraktioniertes Heparin
NMH niedermolekulares Heparin

Tab. 11.5 Zusammenstellung von Einzelkasuistiken über die thrombolytische Behandlung von Lungenembolien in der Schwangerschaft (unter Verwertung der Angaben von Mazeika 1994, Russo 1993 und Seifried 1991)

Autor	J	W	n	1	2	3	4	5	6	7	Gr	Ly	Dosis	Dauer	K	M
Hall [18]	72	32	1	+	+			+	+		3	SK	600 000/30 min + 100 000/h	40 h	L	L
Ludwig [30]	73		3								1–2					
McTaggart [33]	77	34	1								3	SK		16 h	§	L
Delclos [7]	86	28	1	(+)	+			+			3	UK		12 h	L	L
Baudo [1a, 6]	90	35	1		+			+		+	2–3	t-PA	100 mg	3 h	#§	L
Fagher [11]	90	28	1	+	+	+		+	+		3–4	SK	100 000/h	29 h	L	L
Floßdorf [13]	90	28	1		+				+	+	3	t-PA	10 mg/h 2 mg/h	4 h 1,5 h		L
Seifried [40]	91	11	1		+	+	+			+	3	t-PA	20 mg/20 min + 2 × 20 mg		L	L
Mazeika [31]	94	25	1	+	+			+			4 R	SK	200 000/20 min 100 000/h; Σ 1,4 Mio.		#	L
Fritz [15]	95	37	1	+	+	+	+				4 R	t-PA	10 mg/2 min		#	L*

J = Jahr der Publikation; W = Gestationswoche; Gr = Schweregrad der Lungenembolie; Ly = Thrombolytikum;
1 = Synkope oder Herzstillstand; 2 = Blutgasanalyse; 3 = EKG; 4 = Echokardiogramm; 5 = Lungenperfusionsszintigramm;
6 = Pulmonalangiogramm; 7 = Rechtsherzkatheter; + = lungenembolietypischer Befund;
K = Kind; M = Mutter;
# = Sectio caesarea; L = lebend; L* = apallisches Syndrom; § = gestorben;
t-PA = rekombinanter Gewebe-Plasminogen-Aktivator (Alteplase); SK = Streptokinase; UK = Urokinase.

tungszeit erfordert, kommt erst post partum in Frage, evtl. in Verbindung mit einer niedrigdosierten „lokalen" Thrombolyse, da die große uterine Wundfläche eine systemische Thrombolyse riskant macht. Angebracht ist in jedem Falle ein interdisziplinäres Konsil, das auch die Option einer venösen Thrombektomie beinhaltet [27].

11.3.4 Prophylaxe

Zur primären Prophylaxe von Venenthrombosen und Lungenembolien in der Gravidität wird bei Risikopatienten mit bekannter Thrombophilie und/oder positiver Familienanamnese und auch bei früher ohne ersichtlichen Grund abgelaufener Thromboembolie die Gabe von 2 – 3 × 5000 IE Heparin s.c. täglich oder ein niedermolekulares Heparin (z. B. 0,2 – 0,5 antiXa-E) empfohlen [19, 36]. Bei sehr hohem Risiko durch Summation prädisponierender laborchemischer und klinischer Faktoren ist die dosisadjustierte Gabe von Heparin oder ein niedermolekulares Heparin in höherer Dosis vorzuziehen. Bei hereditärem Antithrombinmangel mit Heparinresistenz oder Thromboembolierezidiven trotz Gabe von Heparin kommt evtl. eine zusätzliche Antithrombin-Substitution in Betracht. Alternativ ist niedermolekulares Heparin einzusetzen. Selbst eine frisch aufgetretene Venenthrombose oder Lungenembolie rechtfertigt jedoch den Einsatz oraler Antikoagulantien nicht, die insbesondere im ersten Trimenon eine teratogene Wirkung haben [17].

Die Insertion eines permanenten Cava-Filters ist als primäre Prophylaxe einer Lungenembolie bei Schwangeren mit hohem Thromboembolierisiko [34, 42] nicht allgemein zu empfehlen, bei ausgedehnter frischer proximaler Venenthrombose für die Phase der Entbindung oder Operation mit akuter intraabdomineller Druckänderung jedoch temporär zu akzeptieren [1].

Literatur

[1] Basche S., Oltmanns G., Kachel R. et al.: Indikation zur temporären und permanenten Filterung der V. cava bei thromboembolischen Erkrankungen. VASA Suppl. 45, 53 – 54 (1995)

[1a] Baudo F., Caimi T. M., Redaelli R. et al.: Emergency treatment with recombinant tissue plasminogen activator of pulmonary embolism in a pregnant woman with antithrombin III deficiency. Am. J. Obstet. Gynecol. 163, 1274 – 1275 (1990)

[2] Blegvad S., Lund O., Nielsen T. T., Guldholt I.: Emergency embolectomy in a patient with massive pulmonary embolism during second trime-

ster pregnancy. Acta Obstet. Gynecol. Scand. 68, 267–270 (1989)
[3] Bolan J. C.: Thromboembolic complications of pregnancy. Clin. Obstet. Gynecol. 26, 913–922 (1983)
[4] Bonnar J.: Venous thromboembolism and pregnancy. Clin. Obstet. Gynaecol. 8, 455–473 (1981)
[5] Bonnar J.: Haemostasis and coagulation disorders in pregnancy. In: Bloom A. L., Thomas D. P. (Ed.) Haemostasis and Thrombosis. Thieme, Stuttgart, 1981
[6] Caimi H. T., Redaelli R., Nosari A. M. et al.: Emergency treatment with rt-PA of pulmonary embolism in pregnant woman. Hemost. Thromb. 1989 (Abstr. 548), 1745
[7] Delclos G. L., Davila F.: Thrombolysis therapy for pulmonary embolism in pregnancy: a case report. Am. J. Obstet. Gynecol. 155, 375–376 (1986)
[8] Demers C., Ginsberg J. S.: Deep venous thrombosis and pulmonary embolism in pregnancy. Clin. Chest Med. 13, 645–656 (1992)
[9] Engelmann L., Ruckhäberle K.-E., Engelmann B. et al.: Gestose, Thrombophilie und Lungenembolie bei einer Primipara mit Zwillingsschwangerschaft. Inn. Med. 48, 190–196 (1993)
[10] Evans G. L., Dalen J. E., Dexter L.: Pulmonary embolism during pregnancy. J. Am. Med. Ass. 206, 320–326 (1968)
[11] Fagher B., Ahlgren M., Åstedt B.: Acute massive pulmonary embolism treated with streptokinase during labor and the early puerperium. Acta Obstet. Gynecol. Scand. 69, 659–662 (1990)
[12] Fields C. L., Magee S. E., Exparza E., Roy T. M.: Double jeopardy: the diagnosis and treatment of pulmonary thromboembolism in pregnancy. Kentucky Med. Ass. J. 87, 554–559 (1989)
[13] Floßdorf T., Breulmann M., Hopf H.-B.: Successful treatment of massive pulmonary embolism with recombinant tissue type plasminogen activator (rt-PA) in a pregnant woman with intact gravidity and preterm labor. Intensive Care Med. 16, 454–456 (1990)
[14] Franks A. L., Atrash H., Lawson H., Colberg K. S.: Obstetrical pulmonary embolism mortality, United States, 1970–85. Am. J. Publ. Health 80, 720–722 (1990)
[15] Fritz K.-W., Michael R.-T., Voigt M.: Fulminante Lungenembolie nach Sectio caesarea. Notarzt 11, 132–134 (1995)
[16] Ginsberg J. S., Hirsh J., Rainbow A. J., Coates G.: Risks to the fetus of radiological procedures used in the diagnosis of maternal venous thromboembolic disease. Thromb. Haemostas. 61, 189–196 (1989)
[17] Ginsberg J. S., Hirsh J., Turner D. C. et al.: Risks to the fetus of anticoagulation therapy during pregnancy. Thromb. Haemostas. 61, 197–203 (1989)
[18] Hall R. J. C., Young C., Sutton G. C., Cambell S.: Treatment of acute massive pulmonary embolism by streptokinase during labor and delivery. Br. Med. J. 4, 647–649 (1972)
[19] Harenberg J., Leber G., Zimmermann R., Schmidt W.: Thromboembolieprophylaxe mit niedermolekularem Heparin in der Schwangerschaft. Geburtsh. Frauenheilk. 47, 15–18 (1987)
[20] Hirsch D. R., Mikkola K. M., Marks P. W. et al.: Pulmonary embolism and deep venous thrombosis during pregnancy or oral contraceptive use: prevalence of factor V Leiden. Am. Heart J. 131, 1145–1148 (1996)
[21] Hirsh J.: Heparin. New Engl. J. Med. 324, 1565–1574 (1991)
[22] Hirsh J., Hoak J.: Management of deep vein thrombosis and pulmonary embolism. A statement for healthcare professionals. Circulation 93, 2212–2245 (1996)
[23] Jackisch C., Schwenkhagen A., Budde T. et al.: Interventionelle Therapie der Vena cava inferior Thrombose in der Schwangerschaft – Einsatz eines neuartigen temporären Vena-cava-Filters. Zentralbl. Gyn. 117, 181–189 (1995)
[24] Kaunitz A. M., Hughes J. M., Grimes D. A. et al.: Causes of maternal mortality in the United States. Obstet. Gynecol. 65, 605–612 (1985)
[26] Kikuchi A., Okai T., Taketani Y.: Pulmonary embolism associated with Sjögren's syndrome in pregnancy. J. Obstet. Gynaecol. Res. 22, 421–423 (1996)
[27] Kolvenbach R., Grabitz K., Distler W. et al.: Die embolisierende Bein- und Beckenvenenthrombose in der Spät-Schwangerschaft: Indikation für ein simultanes, interdisziplinäres Vorgehen. Gynäkologe 24, 305–306 (1991)
[28] Lawson H. W., Atrash H. K., Franks A. L.: Fatal pulmonary embolism during legal induced abortion in the United States from 1972 to 1985. Am. J. Obstet. Gynecol. 162, 986–990 (1990)
[29] Letzky E. A., de Swiet N.: Thromboembolism in pregnancy and its management. Br. J. Haemat. 57, 543–552 (1984)
[30] Ludwig H.: Results of streptokinase therapy in deep venous thrombosis during pregnancy. Postgrad. Med. J. (Suppl. I), 65–67 (1973)
[31] Mazeika P. K., Oakley C. M.: Massive pulmonary embolism in pregnancy treated with streptokinase and percutaneous catheter fragmentation. Eur. Heart J. 15, 1281–1283 (1994)
[31a] McColl M. D., Ramsay J. E., Tait R. C. et al.: Risk factors for pregnancy associated venous thromboembolism. Thromb. Haemost. 78, 1183–1188 (1997)

[32] McHale S. P., Tilak M. D. V., Robinson P. N.: Fatal pulmonary embolism following spinal anaesthesia for Caesarean section. Anaesthesia 46, 128–130 (1992)

[33] McTaggart D. R., Ingram T. G.: Massive pulmonary embolism during pregnancy, treated with streptokinase. Med. J. Austr. 1, 18–20 (1977)

[34] Narayan H., Cullimore J., Krarup K. et al.: Experience with the cardial inferior vena cava filter as prophylaxis against pulmonary embolism in pregnant women with extensive deep venous thrombosis. Br. J. Obstet. Gynaecol. 99, 637–640 (1992)

[35] Poole J.: Pulmonary embolism. Naagocs Clin. Iss. Perinat. Womens Health Nurs. 3, 461–468 (1992)

[36] Rasmussen C., Wadt J., Jacobsen B.: Thromboembolic prophylaxis with low molecular weight heparin during pregnancy. Intern. J. Gynecol. Obstet. 47, 121–125 (1994)

[37] Russo R., Marcolongo R., Schivazappa L.: Tromboembolia polmonare e trombolitici in gravidanza: Descrizone di un caso clinico e revisione della letteratura. G. Ital. Cardiol. 23, 161–164 (1993)

[38] Rutherford S. E., Phelan J. P.: Clinical management of thromboembolic disorders in pregnancy. Crit. Care Clin. 7, 809–828 (1991)

[39] Scala P. J., Tubiana J. M., Le Heuzey J. Y. et al.: Thrombose puerpérale de la veine ovarienne droite compliquée d'embolies pulmonaires. Aspects cliniques et radiologiques. A propos d'un cas. Arch. Mal. Coeur 85, 367–371 (1992)

[40] Seifried E., Gabelmann A., Ellbrück D., Schmidt A.: Thrombolytische Therapie einer Lungenarterienembolie in der Frühschwangerschaft mit rekombinantem Gewebe-Plasminogen-Aktivator. Geburtsh. Frauenheilk. 51, 655–658 (1991)

[41] tenHoopen D. J., Sherer D. M., Abramowicz J. S., Papadakos P. J.: Extensive pulmonary embolism presenting as severe adult respiratory distress syndrome after surgical resection of a cornual pregnancy. Am. J. Obstet. Gynecol. 165, 41–42 (1991)

[42] Thomas L. A., Summers R. R., Cardwell M. S.: Use of Greenfield filters in pregnant women at risk for pulmonary embolism. South. Med. J. 90, 215–217 (1997)

[43] Toglia M. R., Nolan T. E.: Venous thromboembolism during pregnancy: a current review of diagnosis and management. Obstet. Gynecol. Surv. 52, 60–72 (1996)

[44] Wolfe M. W., Skibo L. K., Goldhaber S. Z.: Pulmonary embolic disease: diagnosis, pathophysiologic aspects, and treatment with thrombolytic therapy. Curr. Probl. Cardiol. 18, 585–636 (1993)

11.4 Lungenembolie bei geriatrischen Patienten

11.4.1 Häufigkeit

Die jährliche Inzidenz einer Lungenembolie bei 1000 Patienten im Alter zwischen 65 und 69 Jahren beträgt in den USA 1,3. Sie steigt mit zunehmendem Alter bis auf 2,8 bei Patienten zwischen 85 und 89 Jahren. Männer erkranken häufiger als Frauen, Schwarze häufiger als Weiße. Die zur höheren Inzidenz von Lungenembolien beim älteren Patienten beitragenden Faktoren sind in Tab. 11.**6** zusammengestellt.

Unter 6374 zwischen 1983 und 1985 in Barnsley/UK stationär behandelten Patienten > 70 Jahren trat 91-mal (1,9%) eine Lungenembolie auf, unter 10 642 Patienten im Alter von 15–69 Jahren 119-mal (1,2%); 47- bzw. 94-mal war sie szintigraphisch, 44- bzw. 94-mal erst postmortal diagnostiziert worden. Zwischen den 50–69 Jahre alten und den > 70-jährigen Patienten bestanden allerdings keine Unterschiede in der Prävalenz ernsthafter Begleiterkrankungen. Der Anteil der erst postmortal diagnostizierten Lungenembolien und die Gesamtletalität war bei den 50–69 Jahre alten Patienten geringer als bei den > 70-jährigen [5]. Bei Patienten > 70 Jahren wird eine tödliche Lungenembolie prämortal in weniger als 10% der nachträglich autoptisch gesicherten Lungenembolien diagnostiziert [3].

Tab. 11.**6** Faktoren, die das Risiko venöser Thromboembolien bei älteren Menschen erhöhen (modifiziert nach Hirsh 1991)

– Aktivierung der Blutgerinnung
– Venendilatation > Stase
– herabgesetzte venöse fibrinolytische Aktivität
– chronische kardiorespiratorische Erkrankungen
– hüftgelenknahe Frakturen
– Malignome (Zytostatika)
– Immobilität
– Exsikkose

11.4.2 Diagnostik

Die Symptomatik unterscheidet sich beim älteren Menschen nicht grundsätzlich von jener bei jüngeren Patienten [10], kann sich allerdings auch „nur" in einer scheinbar harmlosen hypoxiebedingten Synkope [4] oder in Verwirrungszuständen manifestieren [11]. Derartige Symptome sollten zur Blutgasanalyse und ggf. weiteren Untersuchungen veranlassen. Hinweisende Symptome auf eine Lungenembolie fehlten in der oben zitierten Untersuchung bei 14/91 der > 70-jährigen und nur bei 3 von 95 der Patienten im Alter von 50–69 Jahren [5].

Die im Alter häufig vorliegenden kardiopulmonalen Erkrankungen lassen eine submassive Lungenembolie gefährlich werden; deshalb muss der Verdacht auf kleine Lungenembolien im Alter konsequent abgeklärt werden. Die Befunde von EKG, Blutgasanalyse, Röntgen-Thorax und Szintigraphie können durch andere Störungen verändert bzw. überlagert sein. Die transthorakale Echokardiographie ist oftmals wegen Lungenemphysem schwierig durchzuführen und zu interpretieren [3]. Eine Pulmonalisangiographie ist bei geringem Verdacht nicht, bei ernsthaftem Verdacht jedoch indiziert. Sie ist im höheren Alter nicht häufiger mit Komplikationen behaftet als bei jüngeren Patienten [13]; auf ausreichende Flüssigkeitszufuhr zur Vermeidung renaler Komplikationen muss geachtet werden. Bei Bedenken gegen eine invasive Untersuchung bietet die Spiral-Computertomographie, zukünftig die Magnetresonanztomographie, eine Alternative. Zur Abklärung der Venenverhältnisse sind Kompressionssonographie und ggf. Impedanzplethysmographie einer Phlebographie vorzuziehen.

11.4.3 Therapie

Grundsätzlich gelten beim alten Menschen mit Lungenembolie die gleichen Therapieindikationen wie beim jungen [8]. Das Alter per se stellt gegen eine Antikoagulation keine, gegen eine Thrombolyse eine relative Kontraindikation dar. Im Alter müssen die in diesem Lebensabschnitt häufig vorliegenden Risiken und Kontraindikationen sorgfältig beachtet werden, da Blutungskomplikationen im höheren Alter schlecht kompensiert werden können.

Früher wurde älteren Menschen bei einer akuten schweren Lungenembolie eine thrombolytische Therapie vorenthalten, da man ein erhöhtes Risiko an Blutungskomplikationen befürchtete. In einer prospektiven Studie wurden 89 Patienten mit Lungenembolie verglichen, die jünger (n = 53) und älter als 75 Jahre (n = 36) alt waren, keine Kontraindikationen aufwiesen und sich nicht im Ausmaß der Lungenembolie unterschieden: Nach der Thrombolysetherapie wurden keine Unterschiede in der klinischen Beurteilung, im Pulmonalarteriendruck und in der Letalität gefunden; auch die Blutungskomplikationen waren nicht unterschiedlich [7]. Dass auch ältere Patienten von einer Thrombolysetherapie profitieren, konnte beim Myokardinfarkt gezeigt werden [2]. Eine langdauernde Thrombolysetherapie bei Patienten mit tiefer venöser Thrombose führt allerdings im Alter > 60 Jahren signifikant häufiger zu zerebralen Blutungen als bei < 60 Jahren. Wenn keine absoluten Kontraindikationen vorliegen, sollte beim älteren Patienten mit massiver vital bedrohlicher Lungenembolie und mit submassiver Lungenembolie bei entsprechender kardiopulmonaler Vorerkrankung eine thrombolytische Therapie erwogen werden [1].

Einer pulmonalen Embolektomie stehen im Alter gewichtige Gründe entgegen, so dass bei dringender Indikation die Katheterfragmentierung der Emboli möglichst in Verbindung mit einer niedrigdosierten „lokalen" Thrombolyse die Therapie der Wahl darstellt. Diese Vorgehensweise wird unterstützt durch Daten einer Publikation, die berichtet, dass bei 0,2 % der Lungenembolien im Alter über 65 Jahren eine Embolektomie, bei 4,4 % Eingriffe an der Vena cava wie Ligatur, Plikatur oder Filterimplantation vorgenommen wurden. Die Rezidivrate im ersten Jahr lag bei 8 %, die Krankenhausletalität bei 21 % und die Letalität im ersten Jahr bei 39 % [4].

Nach stattgehabter Lungenembolie muss auch im hohen Alter antikoaguliert werden. Bei geeigneten klinischen Voraussetzungen kann dies mit oralen Antikoagulantien geschehen. Wegen oft bestehender Kontraindikationen wird unfraktioniertes oder niedermolekulares Heparin subkutan in therapeutischer Dosis verabfolgt. Deren Wirkung klingt bei zur Unterbrechung zwingenden Komplikationen rasch ab. Zudem kann unfraktioniertes Heparin antagonisiert werden. Bei bleibender Rezidivgefahr wird man sich im Alter zur Implantation eines Cava-Filters entschließen [6].

11.4.4 Prophylaxe

Da das Alter einerseits Venenthrombosen und Lungenembolien begünstigt und andererseits Diagnostik und Therapie problematischer macht, ist bei entsprechenden Risikosituationen auf eine konsequente Thromboseprophylaxe besonderer Wert zu legen [12]. In den Checklisten zur Thromboembolieprophylaxe [9] hat ein Alter über 60 Jahren eine vergleichbare Risikobewertung wie die Kombination von oralen Antikonzeptiva plus

Rauchen oder orthopädische Eingriffe an Becken/ Hüfte/proximalem Oberschenkel oder große Eingriffe am Knie.

Literatur

[1] Gisselbrecht M., Diehl J.-L., Meyer G. et al.: Clinical presentation and results of thrombolytic therapy in older patients with massive pulmonary embolism: a comparison with non-elderly patients. J. Am. Geriatr. Soc. 44, 189–193 (1996)

[2] Gore J. M.: Patient selection issues in the use of thrombolytic therapy in patients with acute myocardial infarction. Z. Kardiol. 82, Suppl. 2, 143–146 (1993)

[3] Hirsh J.: Pulmonary embolism in the elderly. Cardiol. Clin. 9, 457–474 (1991)

[4] Kniffin W. D., Baron J. A., Barrett J. et al.: The epidemiology of diagnosed pulmonary embolism and deep venous thrombosis in the elderly. Arch. Intern. Med. 154, 861–866 (1994)

[5] Mangion D. M.: Pulmonary embolism – incidence and prognosis in hospitalized elderly. Postgrad. Med. J. 65, 814–817 (1989)

[6] Mathew T. C., Ramsaran E. K., Benotti J. R.: Pulmonary embolism. Texas Heart J. 22, 350 (1995)

[7] Meneveau N., Bassand J.-P., Schiele F. et al.: Safety of thrombolytic therapy in elderly patients with massive pulmonary embolism: a comparison with nonelderly patients. J. Am. Coll. Cardiol. 22, 1075–1079 (1993)

[8] Prandoni P., Zambon G., Breda A., Ruol A.: La tromboembolia polmonare nell'età anziana. Ann. Ital. Med. Int. 2, 12–21 (1987)

[9] Reilmann H., Bosch U., Barthels M.: Thromboembolieprophylaxe in der Chirurgie. Orthopäde 17, 110–117 (1988)

[10] Rodriguez-Garcia J. L., Serrano M., Calleja J. L., Aguado M.: Pulmonary embolism in the elderly. Eur. J. Intern. Med. 2, 153–158 (1991)

[11] Shaw J. E., Belfield P. W.: Pulmonary embolism: a cause of acute confusion in the elderly. Postgrad. Med. J. 67, 560–561 (1991)

[12] Siddique R. M., Siddique M. I., Connors A. F., Rimm A. A.: Thirty-day case-fatality rates for pulmonary embolism in the elderly. Arch. Intern. Med. 156, 2343–2347 (1996)

[13] Stein P. D., Gottschalk A., Saltzman H. A., Terrin M. L.: Diagnosis of acute pulmonary embolism in the elderly. J. Am. Coll. Cardiol. 18, 1452–1457 (1991)

12 Chronisch rezidivierende Lungenembolien

12.1 Epidemiologie, Ätiologie, Pathogenese, Pathophysiologie

Dalen und Alpert schätzen, dass in den USA jedes Jahr 280 000 Patienten eine Lungenembolie überleben, die nicht diagnostiziert und behandelt wurde. Es wird angenommen, dass bei der Hälfte dieser Patienten chronisch rezidivierende Embolien und in der Folge eine pulmonale Hypertonie auftreten [7], die oft erst im fortgeschrittenen Stadium erkannt wird [13].

Auch bei adäquat behandelten Patienten können Lungenembolien rezidivieren. Die UPET- und die USPET-Studie zeigten, dass 15 % der Patienten mit akuter massiver Lungenembolie zuvor zwei oder mehrere kleinere Attacken hatten und dass 20 % der Patienten innerhalb der ersten zwei Wochen nach Behandlung Symptome einer erneuten Lungenembolie entwickelten. Die Prognose einer adäquat behandelten akuten Lungenembolie gilt als gut [34, 35].

Subakute Lungenembolien zeichnen sich durch eine Dyspnoe aus, die länger als bei der akuten Lungenembolie andauert und in ihrer Intensität innerhalb von 1–4 Wochen zunimmt, ohne dass akute Schübe oder Synkopen auftreten. Bei einem kleinen Teil dieser Patienten entwickelt sich innerhalb von 4–6 Jahren eine pulmonale Hypertonie [27, 31].

Folgende Patientengruppen haben das höchste Risiko einer chronischen, durch Embolien verursachten pulmonalen Hypertonie: Patienten, bei denen die Lungenembolie nicht diagnostiziert und folglich nicht behandelt wird; Patienten, bei denen rezidivierend kleinere Embolien aus unbekannten Emboliequellen, z. B. aus dem Beckenbereich, oder von schrittmacherassoziierten rechtsatrialen Thromben [11], in die Lunge gelangen; Patienten, bei denen die Thrombolysetherapie einer akuten Lungenembolie nicht erfolgreich war; Patienten mit hereditärer oder erworbener „Thrombophilie" [20, 36]. Je nach Größe der betroffenen Pulmonalgefäße sind rezidivierende Makro- und Mikroembolien zu unterscheiden. Bei letzteren zeigt erst eine pathohistologische Untersuchung das Ausmaß der Gefäßobstruktion.

Die Prävalenz der thromboembolisch verursachten chronischen pulmonalen Hypertonie liegt bei obduzierten Patienten zwischen 0,15 und 0,38 % und hat sich in den letzten 50 Jahren offensichtlich kaum verändert [24, 33, 36]. In den letzten Jahren ist infolge besserer diagnostischer Möglichkeiten ein Anstieg der klinischen Diagnose zu verzeichnen [13]. Aufgrund des heutigen Kenntnisstandes müssen wir bei bis zu 4,0 % aller Patienten mit frischen Lungenembolien eine chronische pulmonale Hypertonie befürchten [6, 21]. In den USA gilt bei Patienten im Alter > 50 Jahren das chronische Cor pulmonale, das nicht immer embolisch bedingt ist, als dritthäufigste Herzerkrankung und ist bei 20 % aller Patienten mit Herzinsuffizienz als deren Ursache anzusehen [13].

Pathophysiologisch [9, 13] führt die chronische Druckerhöhung in der Pulmonalarterie zu einer gesteigerten Durchblutung der Restlunge und zu einer Hypertrophie des rechten Ventrikels, einem sogenannten Cor pulmonale chronicum. Dessen Dekompensation hat einen Druckanstieg im rechten Vorhof, evtl. mit Eröffnung eines Foramen ovale und Rechts-links-Shunt, zur Folge. Wenn die kompensatorische Erweiterung und Proliferation der Bronchialarterien für die Versorgung des Lungenparenchyms nicht ausreicht, entstehen Lungeninfarkte evtl. mit Gewebseinschmelzungen und pleuralen Veränderungen. Der vermehrte alveoläre Totraum erklärt die Erhöhung des alveolo-arteriellen O_2-Gradienten.

12.2 Anamnese und Symptome

Die rezidivierende Makroembolie verläuft phasenweise. Da die einzelnen Schübe einer Lungenembolie stumm oder unerkannt verlaufen können, ist die Vorgeschichte oft leer. Angaben über Dyspnoe (85 %), pleuralen Schmerz (31 %) oder Phlebitis (46 %), die Monate oder Jahre vorher bestanden, werden in der Anamnese oft missachtet oder unterschätzt [25]. Abhängig vom eingetretenen Schweregrad der pulmonalen Hypertonie bestehen die Klagen der Patienten in unerklärlicher Leistungsminderung, chronischer Müdigkeit und erhöhtem Schlafbedürfnis. Spezifischer sind die zunehmend deutlicher werdende Belastungs-, schließlich auch Ruhe-Dyspnoe (92%), belastungsabhängige retrosternale Beschwerden (100%), chronischer unproduktiver Husten, gelegentliche Hämoptysen sowie mitunter Heiserkeit durch Druck der erweiterten Pulmonalarterie auf den Nervus recurrens. Synkopen oder Präsynkopen weisen auf eine schon beträchtliche pulmonal-arterielle Drucksteigerung hin. Anfälle vermeintlicher Hyperventilationstetanie sollten immer auch an kleinere, rezidivierende Lungenembolien denken lassen (Tab. 12.1) [29].

Die rezidivierende Mikroembolie verläuft schleichend. Die Patienten haben zunächst keine Beschwerden und kommen in der Regel erst im Endstadium mit dem klinischen Vollbild der pulmonalen Hypertonie in ärztliche Behandlung.

Tab. 12.1 Hauptsymptome der rezidivierenden Lungenembolie in abnehmender Häufigkeit (nach Schepping und Breddin 1975)

– unklare „Anfälle" von Dyspnoe, Tachykardie und Hyperventilation
– passagere Lungenverschattungen
– sogenannte Wanderpneumonien
– zunehmende zentrale Zyanose

12.3 Diagnostik

Die Diagnostik bei chronisch-rezidivierenden Lungenembolien zielt in erster Linie auf die Erkennung der pulmonalen Hypertonie bzw. des chronischen Cor pulmonale ab. Zum Hinweis auf die embolische Genese führen eine sorgfältige Anamnese und die Untersuchung des Venensystems, zum Beweis die Lungenszintigraphie, die Angiographie und die Spiral-CT.

12.3.1 Klinische Diagnostik

Im Gegensatz zur akuten Lungenembolie werden bei chronisch rezidivierender Lungenembolie klinisch verwertbare Zeichen gefunden. Ausdruck der pulmonalen Hypertonie sind [13] atemfixierte Spaltung des 2. Herztons mit Betonung des pulmonalen Anteils, pulmonaler „ejection click" und u. U. ein Diastolikum infolge einer Pulmonalklappeninsuffizienz. Auf rechtsventrikuläre Hypertrophie und evtl. Dilatation sind hebende Aktionen des rechten Ventrikels (sogenannte epigastrische Pulsationen), Systolikum infolge Trikuspidalinsuffizienz und rechtsatrialer 4. Herzton zurückzuführen [1]. Eine Rechtsherzinsuffizienz führt zu hepatojugulärem Reflux, Halsvenenstauung, Hepatomegalie, Aszites und Ödemen. Alle genannten Phänomene sind Ausdruck des chronischen Cor pulmonale, ohne dass sie Rückschlüsse auf dessen Ätiologie erlauben. Die zunehmend stärker werdende Zyanose ist primär auf pulmonale Ursachen, mit stärkerer Herzinsuffizienz auch auf eine vermehrte periphere O_2-Ausschöpfung zurückzuführen und wird durch einen evtl. hinzutretenden Rechts-links-Shunt verstärkt.

12.3.2 Lungenfunktion und Blutgasanalyse

Die Lungenfunktion ist im Frühstadium oft noch normal [13] und weist weitgehend normale Lungenvolumina auf; etwa 10% der Patienten entwickeln restriktive Störungen. Lungenfunktionstests dienen in erster Linie dem Ausschluss obstruktiver bzw. restriktiver Ventilationsstörungen [18]. Die Blutgasanalyse ergibt eine arterielle Hypoxämie und/oder Hyperkapnie, oft auch eine respiratorische Alkalose [14]. Eine Polyglobulie und eine Proteinurie sind regelmäßig feststellbar.

12.3.3 Elektrokardiographie (EKG)

Abhängig vom Schweregrad der pulmonalen Hypertonie und unabhängig von ihrer Ursache enthält das EKG Zeichen einer Rechtshypertrophie wie Rechtstyp, Rechtsschenkelblock, deutliche S-Zacken in den Ableitungen I, II, III, hohes R (> 0,7 mV) und kleines S (< 0,2 mV) in der Brustwandableitung V_1. Die Summe der R-Amplitude in V_1 oder V_2 plus der S-Amplitude in V_5 oder V_6 liegt oft > 1,05 mV, d. h. der Sokolow-Index ist im Sinne einer Rechtshypertrophie erhöht. Nicht selten werden uncharakteristische Störungen der Erregungsrückbildung gefunden. Bei ausgeprägtem Cor pulmonale werden ein P pulmonale in 67%, rechtspräkordiale T-Inversionen in 75% und ST-Senkungen in 75% nachgewiesen [25].

12.3.4 Echokardiographie (UKG)

Während das Echokardiogramm [27] im Frühstadium eines chronischen Cor pulmonale noch normal ausfallen kann, zeigt es mit zunehmender

Krankheitsdauer eine Hypertrophie des rechten Ventrikels und dilatierte zentrale Pulmonalarterien, schließlich eine Dilatation des rechten Ventrikels mit paradoxen Wandbewegungen und Regurgitation über die Trikuspidalklappe, eine Erweiterung des rechten Vorhofs, eine Abflachung des Septums und eine Kompression des linken Ventrikels. Gelegentlich entsteht ein Perikarderguss [13].

12.3.5 Lungenszintigraphie

Das Perfusionsszintigramm der Lunge kann zwar die embolische Ätiologie einer Störung nahelegen, lässt aber keine Aussagen über die Schwere der chronischen Gefäßobstruktion zu [13].

12.3.6 Röntgenbild des Thorax

Zeichen pulmonaler Hypertonie sind eine Prominenz des Pulmonalissegmentes, die sich gelegentlich fast tumorartig manifestiert, ein sogenannter „Kalibersprung" der Gefäße sowie eine „helle Peripherie" durch verminderte Durchblutung. Eine Vergößerung der Hili wird bei 100%, des rechten Herzens bei 77% und der Vena azygos bei 46% der Patienten beschrieben [25].

12.3.7 Pulmonalisangiographie

Die in konventioneller Technik durchgeführte Angiographie ergibt als direkte Zeichen [2,13] umschriebene und zum Teil unscharf begrenzte Füllungsdefekte, segmentale Einengungen der Arterien mit poststenotischer Dilatation, spitz zulaufende oder abrupte Abbrüche eines großen Gefäßes, sog. pouching, und vor allem intraarterielle Stränge oder Netze (Strickleiterarterien), als indirekte Zeichen regionale Minderperfusion mit verzögertem bzw. vermindertem venösen Rückstrom [21]. Die digitale Subtraktionsangiographie (DSA) liefert bei diesem Krankheitsbild keine hinreichenden Aussagen, insbesondere nicht, wenn eine Thrombendarteriektomie (s. unten) zur Entscheidung ansteht. Präoperativ ist u.U. eine Arteriographie der Bronchialarterien angebracht.

12.3.8 Computertomographie (CT), Spiral-CT, Ultrafast-CT

In der konventionellen CT stellen sich als häufigste Befunde bereits unter Nativbedingungen umschriebene infiltratartige Verdichtungen des noch durchbluteten Lungenparenchyms auf segmentaler und subsegmentaler Ebene nebst keilförmigen pleuraständigen Verdichtungen dar. Emboli selbst sind isodens, so dass zu ihrem Nachweis Kontrastmittelgaben nötig sind [30].

Die Spiral-CT erleichtert den direkten Nachweis von Emboli und Gefäßveränderungen, von Lungeninfarkten und relativer Hyperperfusion sowie von Zeichen einer pulmonal-arteriellen Hypertonie und Rechtsherzbelastung [21]. Die kompensatorische Dilatation und Schlängelung der Bronchialarterien kann sichtbar werden. Die noch wenig verfügbare Ultrafast-CT liefert vergleichbare Aussagen wie die Spiral-CT [21].

12.3.9 Hämodynamische Messungen

Die wichtigste Methode zur Beurteilung des Ausmaßes der pulmonalen Hypertonie ist die Rechtsherzkatheteruntersuchung in Ruhe und nach Belastung. Sie kann mit zusätzlichen Vasodilatationstests während der Untersuchung ergänzt werden. Beim latenten Cor pulmonale ist der Pulmonalarteriendruck in körperlicher Ruhe normal, bei körperlicher Belastung aber erhöht. Beim manifesten, aber kompensierten Cor pulmonale ist der Pulmonalarteriendruck in Ruhe erhöht, der enddiastolische Druck im rechten Ventrikel und die Drücke im rechten Vorhof sind jedoch in Ruhe noch normal. Beim dekompensierten Cor pulmonale sind diese Drücke in Ruhe erhöht und das Herzzeitvolumen ist reduziert. Diese differenzialdiagnostische Quantifizierung ist für die Prognose von großer Bedeutung (Tab. 12.2).

Tab. 12.2 Prognose der chronisch rezidivierenden Lungenembolie in Abhängigkeit von der Höhe der pulmonalen Hypertonie (nach Widimský 1991)

mittlerer Pulmonalarteriendruck bei der ersten Untersuchung	5-Jahres-Überlebensrate
< 20 mm Hg	97%
21–30 mm Hg	94%
31–40 mm Hg	45%
41–50 mm Hg	32%
51–70 mm Hg	7,5%

12.3.10 Intravaskuläre Ultraschallsonographie (IVUS) und Angioskopie

Eine IVUS wird in der Regel in gleicher Sitzung wie eine Angiographie durchgeführt, ohne dass die Komplikationsrate erhöht wird. Sie lässt außer der Gefäßintima auch die Gefäßwand beurteilen, d. h. sie kann nachweisen, ob Thromboembolien in die Wand einbezogen wurden. Ihre Treffsicherheit in der Erkennung thromboembolischer Wandauflagerungen ist hoch [23,26]. Eine kleine Fallstudie zeigte, dass mit dem durch einen Angiographiekatheter eingeführten Endoskop ⅚ der in die Gefäßwand inkorporierten Gerinnsel nachgewiesen werden konnten [32].

12.3.11 Untersuchungen des Venensystems

Auch und gerade bei chronisch rezidivierender Lungenembolie sind Untersuchungen des Venensystems nach den im Abschnitt 5.14 gegebenen Regeln notwendig. Dies ist weniger wegen der aktuellen Bedrohung durch akute Rezidive wichtig, sondern um die chronische Emboliequelle sanieren zu können.

12.4 Differenzialdiagnostische Aspekte

Eine chronisch-rezidivierende Lungenembolie wird erfahrungsgemäß oft lange Zeit als Asthma bronchiale, koronare Herzkrankheit, rezidivierende Pneumonie, interstitielle Lungenerkrankung oder auch psychogene Störung [4] fehldiagnostiziert.

Die Tab. 12.3 zeigt die Unterschiede zwischen der primären pulmonalen Hypertonie, z. B. auch durch Appetitzügler, und der thromboembolisch bedingten sekundären pulmonalen Hypertonie [36]. Klare klinische und diagnostische Unterscheidungsmerkmale gibt es allerdings nicht [4], da bei mehr als 50% der Patienten mit „primärer" Hypertonie autoptisch doch rezidivierende Embolien nachgewiesen wurden [15]. Vasodilatatoren bei thromboembolisch bedingter pulmonaler Hypertonie sind therapeutisch wenig wirksam, da die Pulmonalgefäße durch organisierte Thromben verschlossen sind [16]; sie können diagnostisch hilfreich sein, indem sie die nicht betroffenen Pulmonalgefäße erweitern.

Angiographisch sind differenzialdiagnostisch kongenitale Gefäßstenosen bzw. -atresien, Arteriitiden, Gefäßtumoren, neoplastische Gefäßwandinfiltrationen und eine Mediastinitis mitunter schwierig abzugrenzen [13]. Dies trifft auch bei multipler Mikrometastasierung maligner Tumoren, besonders eines Magenkarzinoms, in die Lunge zu. Praktisch unmöglich ist intra vitam die Abgrenzung von in situ entstandenen Thrombosen der kleinen Lungenarterien [1].

12.5 Prognose und Therapie

Die Prognose chronisch rezidivierender Lungenembolien ist ungünstig und hängt vom Ausmaß der pulmonalen Hypertonie ab (s. Tab. 12.2) [3]. Ein schweres chronisches Cor pulmonale weist eine Letalität von 100% in drei Jahren auf [13]. Druckerhöhungen im rechten Vorhof verschlechtern die Prognose beträchtlich. Dies zeigen entsprechende Untersuchungen an Patienten mit chronischem Cor pulmonale. Von den Patienten mit Drücken im rechten Vorhof unter 6 mmHg lebten nach knapp 5 Jahren noch 82%, dagegen nur 18% mit Drücken über 6 mmHg [24,27].

Tab. 12.3 Aspekte der Differenzialdiagnose zwischen primärer pulmonaler Hypertonie und sekundärer thromboembolisch bedingter pulmonaler Hypertonie (modifiziert nach Widimský 1991)

	primäre pulmonale Hypertonie	sekundäre thromboembolisch bedingte pulmonale Hypertonie
anamnestisch tiefe Venenthrombosen oder Lungenembolien	–	+
fokale Defekte im Lungenperfusionsszintigramm	–	+
angiographisch positiver Befund	–	+
Bildung von Bronchialkollateralen	–	Zunahme
Wirkung von Vasodilatatoren	+	?

12.5.1 Medikamentöse Maßnahmen

Als Basisbehandlung ist eine orale Antikoagulation unabdingbar [13]. Der Lungengefäßwiderstand normalisiert sich unter dieser Behandlung nur ausnahmsweise bei leichten pulmonalen Hypertonien. Eine Heilung ist durch diese Maßnahme nicht zu erwarten. Die orale Antikoagulation ist dennoch in allen Fällen indiziert, weil Verlaufskontrollen die Annahme stützen, dass die Progredienz der Lungengefäßobstruktion in der Mehrzahl der Fälle dadurch verzögert wird [5].

Wenn Antikoagulantien kontraindiziert sind, kommt die Implantation eines Cava-Filters in Frage. Thrombozytenaggregationshemmer sind keine Alternative. Ein Therapieversuch mit Vasodilatatoren wie Hydralazin, Nitraten, Kalziumantagonisten, ACE-Hemmern, Prostaglandinen ist zu empfehlen. Eine Nebenwirkung ist eine systemische Hypotension, da die erforderliche Dosierung hoch ist und periphere Gefäße sensibler reagieren als die Lungengefäße. Diese Behandlung ist daher engmaschig zu kontrollieren. Eine direkte Applikation von Adenosin oder Prostaglandinen in die Pulmonalarterie kann nur begrenzte Zeit vorgenommen werden. Bei tachykardem Vorhofflimmern können Digitalispräparate eingesetzt werden. Zur Vorlast-Senkung bzw. gegen ein interstitielles Ödem sind Diuretika angezeigt [13]. Aminophyllin, β-Rezeptor-Stimulatoren und Kortikosteroide können bei zusätzlicher Bronchialobstruktion gegeben werden.

12.5.2 Inhalative Therapie

Bei fortgeschrittener Symptomatik ist eine inhalative Sauerstofftherapie zur Linderung der Symptome oft unverzichtbar. Eine Langzeittherapie mit Sauerstoff ist indiziert, wenn
- der arterielle pO_2 unter 55 mgHg gesunken ist,
- der pO_2 unter Sauerstoffbeatmung ansteigt,
- der pCO_2 unter Sauerstoffbeatmung nicht bedrohlich ansteigt und
- der Patient kooperationsfähig und genug motiviert ist, die Sauerstofftherapie mindestens 16 Stunden lang pro Tag zu Hause durchzuführen.

Eine Steigerung des pO_2 über 60 mgHg hinaus ist nicht zweckmäßig, da durch den Wegfall des Hypoxiereizes die Gefahr einer Atemdepression besteht. Die Applikation von Stickoxid (NO) zur Therapie der pulmonalen Hypertonie wird gegenwärtig erforscht; bei schwerer pulmonaler Hypertonie kommt auch die inhalative Anwendung von Prostaglandinen in Frage.

12.5.3 Aderlass

Der Anstieg des Hämatokritwertes ist Folge einer „Bedarfspolyglobulie". Bei einem Anstieg des Hämatokritwertes > 50% ist die Herzarbeit des erkrankten Patienten erschwert und die Sauerstoffausnutzung nicht optimal. Mit einer Senkung des Hämatokrits auf Werte < 50% durch eine Aderlasstherapie soll eine Entlastung der Herzarbeit durch Herabsetzung der Blutviskosität bewirkt werden.

12.5.4 Chirurgische Therapie

Seit einigen Jahren gewinnt das Verfahren der pulmonalen Thrombendarteriektomie zunehmend an Bedeutung. Während Kreislaufstillstand unter Verwendung der Herz-Lungen-Maschine und in Hypothermie wird eine Ausschälplastik der Lungenarterien durchgeführt. Die Indikation hierfür besteht in praktisch jedem Lebensalter, wenn die Herzinsuffizienz ein Stadium NYHA III oder IV erreicht hat und der Lungengefäßwiderstand in Ruhe 300 dyn × s × cm^{-5} bzw. der pulmonal-arterielle Mitteldruck 30 mmHg übersteigen [10,12,13,19,20]. Voraussetzungen sind eine sorgfältige Abwägung der Risiken des Eingriffs gegen die Prognose bei Spontanverlauf und eine 3–6 Monate zuvor durchgeführte Antikoagulation.

Zum Nachweis technischer Operabilität ist eine in konventioneller Technik durchgeführte Pulmonalangiographie, in Einzelfällen eine zusätzliche Bronchialarteriographie, erforderlich, mit der die Begrenzung der Veränderungen auf die zentralen Lungenarterien bewiesen wird; eine Spiral-CT kann wertvolle Zusatzinformationen über Lungenparenchymveränderungen liefern. Operiert werden können Patienten, bei denen eine Obstruktion der zentralen Lungenarterien vorliegt; isolierte periphere Obstruktionen sind operativ nicht zugänglich. Außer der obligaten präoperativen Rechtsherzkatheterisierung wird ab dem 40. Lebensjahr auch eine Linksherzkatheterisierung empfohlen, um ggf. begleitende Erkrankungen wie koronare Herzkrankheit oder Vitien operativ mitkorrigieren zu können. Spezifische Komplikationsmöglichkeiten bestehen in einem postoperativen Lungenödem infolge capillary-leck-syndrome, unspezifische in Sepsis, Blu-

Parameter	Patienten n	Tod n	%	p*
Lebensalter ≤ 40 Jahre	44	9	20,5	
> 40 ≤ 50 Jahre	23	5	21,7	n.s.
> 50 ≤ 60 Jahre	19	6	31,6	n.s.
> 60 Jahre	13	4	30,8	n.s.
NYHA II	4	0	0	
NYHA III	56	9	16,1	0,05
NYHA IV	39	15	38,5	0,05
PVR (dyn × s × cm^{-5}) ≤ 600	17	1	5,9	
> 600 < 1 200	46	4	8,7	0,001
≥ 1 200	36	19	52,8	0,001
PAPm (mmHg) ≤ 40	27	1	3,7	
> 40 < 50	29	6	22,2	0,01
≥ 50	43	17	39,5	0,01

Tab. 12.4 Perioperative Letalität der pulmonalen Thrombendarteriektomie im Vergleich zu Lebensalter, präoperativem NYHA-Stadium und präoperativen Hämodynamikwerten (modifiziert nach Iversen 1994)

* bedeutet Vergleich mit den Angaben in der jeweils darüber liegenden Zeile
NYHA New York Heart Association
PVR pulmonaler Gesamtgefäßwiderstand
PAPm pulmonal-arterieller Gefäßmitteldruck

tung und Herzinsuffizienz. Kontraindikationen sind parenchymatöse Lungenerkrankungen und schwere Niereninsuffizienz. Ein pulmonaler Gesamtgefäßwiderstand von > 1000 dyn × s × cm^{-5} bzw. ein PAPm > 50 mmHg erhöhen die Operationsletalität beträchtlich [17]. Die perioperative Letalität (Tab. 12.4), die in den letzten Jahren wesentlich gesenkt werden konnte, liegt bei ≤ 10% [13,20]. Die Langzeitergebnisse sind gut [22], die 5-Jahres-Überlebensrate beträgt 80%.

Wenn eine Thrombendarteriektomie nicht mehr erfolgversprechend bzw. nicht möglich ist, kommt eine kombinierte Herz-Lungentransplantation in Betracht. Von einer alleinigen Herztransplantation ist bei fixierter pulmonaler Hypertonie abzusehen.

Literatur

[1] Alavi A., Palevsky H. I., Weiss D. W.: Pulmonary hypertension secondary to chronic thromboembolism. J. Nucl. Med. 31, 1–9 (1990)
[2] Auger W. R., Fedullo P. F., Moser K. M. et al.: Chronic major-vessel thromboembolic pulmonary artery obstruction: appearance at angiography. Radiology 182, 393–398 (1992)
[3] Breddin K., Riemann H., Schepping M.: Beziehungen zwischen Angiologie und Pneumologie unter besonderer Berücksichtigung der Lungenembolie. Therapiewoche 26, 8342–8357 (1976)
[4] Brune J., Perol M., Mornex J. F.: L'hypertension artérielle pulmonaire thrombo-embolique. Rev. Prat. (Paris) 41, 1554–1559 (1991)
[5] Corrodi P., Bühlmann A. A.: Zur Prognose des Cor pulmonale bei multipler Lungengefäßobstruktion unter Dauerantikoagulation. Schweiz. Med. Wschr. 103, 96–100 (1973)
[6] Daily P. O.: Chronic pulmonary embolism. Adv. Card. Surg. 4, 25–46 (1993)
[7] Dalen J. E., Alpert J. S.: Natural history of pulmonary embolism. Progr. Cardiovasc. Dis. 17, 259–270 (1975)
[8] Dantzker D. R., Bower J. S.: Partial reversibility of chronic pulmonary hypertension caused by pulmonary thromboembolic disease. Am. Rev. Respir. Dis. 124, 129–131 (1981)
[9] Daum S.: Pathophysiologie der pulmonalen Hypertonie und des chronischen Cor pulmonale. Z. Ges. Inn. Med. 48, 525–531 (1993)
[10] Demertzis S., Schäfers H.-J.: Pulmonale Thrombendarteriektomie. Med. Klin. 92 (Suppl. V), 23–26 (1997)
[11] De Vries H., Iversen S., Zimmermann W., Blanke H.: Chronisches thromboembolisches Cor pulmonale bei schrittmacherassoziierten rechtsatrialen Thromben. Dtsch. Med. Wschr. 116, 294–298 (1991)
[12] Fedullo P. F., Moser K. M.: Advances in acute pulmonary embolism and chronic pulmonary hypertension. Adv. Intern. Med. 42, 67–104 (1997)

[13] Feied C. F., Miller G. H., Stephen J. M., Handler J. A.: Chronic pulmonary embolism. Often misdiagnosed, difficult to treat. Postgrad. Med. J. 97, 75–84 (1995)

[14] Fischer B. M., Kreiselmeyer M., Schlegel J. et al.: Lungenfunktion bei chronisch persistierender Lungenembolie. Pneumologie 49, 273–276 (1995)

[15] Fuster V., Steele P. M., Edwards W. D. et al.: Primary pulmonary hypertension: natural history and the importance of thrombosis. Circulation 70, 580–587 (1984)

[16] Gray H. H., Firoozan S.: Management of pulmonary embolism. Thorax 47, 825–832 (1992)

[17] Hartz R. S., Byrne J. G., Levitsky S. et al.: Predictors of mortality in pulmonary thromboendarterectomy. Ann. Thorac. Surg. 62, 1255–1260 (1996)

[18] Herzog H., Perruchoud A., Dalquen P., Tschan M.: Chronisch rezidivierende Lungenembolie. Dtsch. Med. Wschr. 103, 1473–1478 (1978)

[19] Iversen S.: Zur operativen Behandlung der thromboembolisch bedingten pulmonalen Hypertonie. Z. Kardiol. 83, Suppl. 8, 193–199 (1994)

[20] Iversen S.: Chirurgische Aspekte der akuten und chronischen Lungenembolie. Med. Welt 48, 343–347 (1997)

[21] Kauczor H.-U., Schwickert H. C., Cagil H. et al.: Spiralcomputertomographie der Pulmonalarterien: Diagnostik der akuten und chronischen Lungenembolie. Akt. Radiol. 5, 87–90 (1995)

[22] Mayer E., Dahm M., Hake U. et al.: Thrombendarteriektomie bei chronischer thromboembolischer pulmonaler Hypertonie. Dtsch. Med. Wschr. 121, 9–15 (1996)

[23] Neuerburg J., Vorwerk D., Günther R.-W.: Chronische Lungenembolie. Darstellung mittels intravaskulärer Sonographie. Fortschr. Röntgenstr. 161, 254–256 (1994)

[24] Owen W. R., Thomas W. A., Castleman B., Bland E. F.: Unrecognized emboli to the lungs with subsequent cor pulmonale. New Engl. J. Med. 249, 919–926 (1953)

[25] Palla A., Formichi B., Santolicandro A. et al.: From not detected pulmonary embolism to diagnosis of chronic thromboembolic pulmonary hypertension: a retrospective study. Respiration 60, 9–14 (1993)

[26] Ricou F., Nicod P. H., Moser K. M., Peterson K. L.: Catheter-based intravascular ultrasound imaging of chronic thromboembolic pulmonary disease. Am. J. Cardiol. 67, 749–752 (1991)

[27] Rieben F. W., Weber R.: Bedeutung der Echokardiographie in der allgemeinen klinischen Routine. Z. Kardiol. 82, 337–344 (1993).

[28] Riedel M., Staněk V., Widimský J., Prérouský I.: Longterm follow-up of patients with pulmonary thromboembolism. Late prognosis and evolution of haemodynamic and respiratory data. Chest 81, 151–158 (1982)

[29] Schepping M., Breddin H. K.: Die Lungenembolie. Dt. Ärztebl. 72, 1039–1044 (1975)

[30] Schwickert H., Schweden F., Schild H. et al.: Darstellung der chronischen rezidivierenden Lungenembolie mit der Spiral-CT. Fortschr. Röntgenstr. 157, 308–313 (1993)

[31] Sutton G. C., Hall R. J. C., Kerr I. H.: Clinical course and late prognosis of treated subacute massive, acute minor, and chronic pulmonary embolism. Br. Heart J. 69, 1135–1142 (1977)

[32] Uchida Y., Oshima T., Hirose J. et al.: Angioscopic detection of residual pulmonary thrombi in the differential diagnosis of pulmonary embolism. Am. Heart J. 130, 854–859 (1995)

[33] Urbanová D., Staněk V.: Thromboembolic attacks in a cardiological department. Cás. Lék. Ces. 129, 747–750 (1990)

[34] Urokinase pulmonary embolism trial; phase 1 results. J. Am. Med. Ass. 214, 2163–2172 (1970)

[35] Urokinasestreptokinase pulmonary embolism trial, phase 2 results. J. Am. Med. Ass. 229, 1606–1613 (1974)

[36] Widimský J: Acute pulmonary embolism and chronic thromboembolic pulmonary hypertension: is there a relationship? Eur. Respir. J. 4, 137–140 (1991)

13 Nachbehandlung und Überwachung

13.1 Nachbehandlung mit gerinnungsaktiven Substanzen

13.1.1 Kumarinderivate

13.1.1.1 Wirkungsweise

Kumarinderivate wie Phenprocoumon (Marcumar®) und Warfarin (Coumadin®) werden oral verabreicht und im Darm rasch und vollständig resorbiert. Sie wirken indirekt gerinnungshemmend als spezifische kompetitive Inhibitoren des ähnlich strukturierten Vitamin K und blockieren die Synthese der Gerinnungsfaktoren II, VII, IX und X in der Leber. Unter ihrem Einfluss entstehen Vorstufen dieser vier Gerinnungsfaktoren, die keine Gerinnungsaktivität besitzen und PIVKA-Faktoren (Proteins Induced by Vitamin K Absence or Antagonists) genannt werden. Die Gerinnungshemmung durch Kumarinderivate beruht auf der verminderten Konzentration der Gerinnungsfaktoren und auf der thrombininhibierenden Wirkung der PIVKA-Faktoren. Die verminderte Thrombinbildung führt, da Thrombin ein Mediator der Plättchenadhäsion ist, auch zu einer verminderten Plättchen-Endothel-Interaktion. Entsprechend den Halbwertszeiten sinkt zunächst die Faktor-VII-Konzentration (Halbwertszeit 5 Stunden), dann die Faktor-X-Konzentration (Halbwertszeit 48 Stunden) und zuletzt der Faktor-II- bzw. Prothrombinspiegel (Halbwertszeit 60 Stunden). Die volle Wirkung der Kumarinderivate tritt je nach Struktur des Medikaments nach 36–90 Stunden ein [2,7,9].

Vitamin-K-Antagonisten führen nicht nur zur Synthesestörung prokoagulatorischer, sondern auch antikoagulatorischer Gerinnungsproteine (Inhibitoren) wie Protein C und Protein S; aufgrund der sehr kurzen Halbwertszeit fällt die Konzentration an Protein C schneller als die der Gerinnungsfaktoren II, VII, IX und X ab, so dass nach Beginn einer Antikoagulation für sehr kurze Zeit eine Hyperkoagulabilität besteht. Nach der Einleitungsphase sind die genannten Komponenten des Hämostasesystems gleichsinnig erniedrigt, so dass die antikoagulatorische Wirksamkeit der Kumarine bei weitem überwiegt [7].

Zur Behandlung stehen unterschiedliche Präparate zur Verfügung, die sich im Wesentlichen hinsichtlich ihrer Halbwertszeiten (HWZ) unterscheiden. In Deutschland wird vorwiegend Phenprocoumon (z.B. Marcumar®), in der Schweiz Acenocoumarol (Sintrom®), in den angelsächsischen Ländern und in Skandinavien fast nur Warfarin (Coumadin®) angewandt.

Die Wirkdauer von Kumarinderivaten nach einer einmaligen Gabe hängt entscheidend von ihrer Ausscheidungszeit ab. Präparate mit langer Ausscheidungszeit, wie z.B. Phenprocoumon mit einer HWZ von 160 Stunden und Warfarin mit einer HWZ von 44 Stunden, neigen zur Kumulation, sind aber bei Dauerbehandlung leichter steuerbar. Erfolgt die Tabletteneinnahme einmal nicht, so führt dies nur zu einer geringen Störung der Wirkung. Entsprechend den HWZ sind bei der Verwendung unterschiedlicher Kumarinderivate unterschiedliche Zeitintervalle für Kontrolluntersuchungen erforderlich. Präparate mit langer HWZ gestatten eine stabile Einstellung auf die gewünschte INR und sind gegenüber unterschiedlichen Einflussgrößen wenig störanfällig. Die Wirkung von Phenprocoumon hält nach dem Absetzen noch 8–10 Tage, die von Acenocoumarol noch 1–4, die des Warfarins noch 3½–4½ Tage an [3,7].

13.1.1.2 Nebenwirkungen, Kontraindikationen

Die wichtigste Nebenwirkung der oralen Antikoagulation ist die Blutung. Die Angaben über die Blutungsfrequenz unter Antikoagulantien schwanken zwischen 0,7 und 22%. Stärkere Blutungen treten bei 1,5–2,5% der Patienten auf. Dosierungsfehler, Nichtbeachten oder Nichterkennen von Kontraindikationen, insbesondere aber unzureichende und fehlerhafte Laborkontrollen können Blutungszwischenfälle bedingen, die sich auch bei exakter Kontrolle nicht immer vermeiden lassen; sie treten manchmal bei optimaler Einstellung der Gerinnungswerte auf und können Hinweis auf eine okkulte Blutungsquelle (z.B. Ulkus, Karzinom im Magen-Darm-Trakt,

Tab. 13.1 Lokalisation von 112 Blutungen bei 2000 ambulanten Patienten während 1200 Behandlungsjahren (modifiziert nach Loeliger 1961)

Harnwege	44	39%
Magen-Darm-Trakt	28	25%
Haut	15	13%
Respirationstrakt	15	13%
Kreislauforgane	3 (1 × Exitus)	2,6%
Zentralnervensystem	7 (6 × Exitus)	6,2%

Blasenpapillom u. ä.) sein und einen diagnostischen Gewinn bedeuten. Es ist sinnvoll, während einer Behandlung mit oralen Antikoagulantien nach okkultem Blut im Stuhl zu suchen. Die Tab. 13.1 zeigt häufige Lokalisationen von antikoagulantieninduzierten Blutungen [12].

Gefürchtet sind intrakranielle und intraspinale, aber auch retroperitoneale Blutungen. Besonders blutungsgefährdet sind Hypertoniker. Hierbei ist zu beachten, dass ein Patient während einer langfristigen Antikoagulantientherapie hyperton werden kann. Wegen der Gefahr massiver Einblutungen in die Muskulatur müssen intramuskuläre und intraartikuläre Injektionen während der oralen Antikoagulation unterbleiben. Maßnahmen bei Blutungskomplikationen s. Abschnitt 10.1.

Bei etwa 0,1–0,7% der mit Kumarinderivaten behandelten Patienten – Frauen sind wesentlich häufiger betroffen – treten 3–6 Tage nach Beginn der Therapie – meist am 3. oder 4. Tag – Hautnekrosen auf. Sie werden auf die in der Initialphase der Behandlung mit oralen Antikoagulantien mögliche Hyperkoagulabilität (s. oben) zurückgeführt. Histologisch finden sich vor allem in den Venolen der betroffenen Hautgebiete Fibringerinnsel und Plättchenthromben. Die Nekrose beginnt mit einem Erythem und schmerzhaftem Taubheitsgefühl in den betroffenen Hautbezirken. Nach kurzer Zeit erscheinen Petechien, die rasch zu größeren und kleineren Hämatomen verschmelzen; in wenigen Stunden wird der Hautbezirk nekrotisch. Demarkation und Heilung dauern Wochen bis Monate [3, 5a, 7, 19].

Initial hohe Kumarindosen bewirken einen schnelleren Abfall von Protein C als von Vitamin-K-abhängigen Gerinnungsfaktoren, so dass eine erhöhte Thromboseneigung auftritt. Bei bekanntem Protein-C-Mangel muss daher immer eine einschleichende Medikation mit Kumarinderivaten und eine begleitende Heparintherapie erfolgen, bis der Quick-Wert im therapeutischen Bereich liegt [7]. Bei heparininduzierter Thrombozytopenie darf nicht zu früh ein Kumarinderivat gegeben werden, vielmehr sind dann Hirudin oder Heparinoide angebracht.

Bei Auftreten einer Kumarinnekrose ist die möglichst frühzeitige Gabe von Heparin (außer bei HIT) indiziert. Behandlungserfolge wurden auch mit frühzeitiger Streptokinasebehandlung, Prednison und Vitamin K beschrieben [3].

Weitere, gelegentlich auftretende Nebenwirkungen sind Thrombozytopenien, Übelkeit, Brechreiz, Durchfälle, Hautreaktionen und nicht ganz selten ein zumeist jedoch reversibler Haarausfall. Selten treten 3–8 Wochen nach Therapiebeginn sogenannte Cholesterinkristallembolien auf, am ehesten nach einer die wandständigen Thromben ablösenden Thrombolysetherapie [3, 6, 7]. Die Kontraindikationen der Kumarintherapie zeigt die Tab. 13.2 [2, 11]. Um neu auftretende Kontraindikationen rechtzeitig zu erkennen, sind klinische Kontrollen in etwa halbjährlichen Abständen dringend zu empfehlen; außerdem sollte der antikoagulierte Patient eingehend über Symptome innerer Blutungen (Teerstuhl, Kollaps) aufgeklärt werden.

Tab. 13.2 Kontraindikationen der Therapie mit Kumarinderivaten

- akute Blutung
- hämorrhagische Diathese, schwere Thrombozytopenie
- Ulkus oder Karzinom im Magen-Darm-Trakt
- Hypertonie (> 200/105 mmHg)
- Gravidität
- Apoplexie in den letzten 6 Monaten
- Operation an Gehirn und Rückenmark (in den letzten 3–6 Monaten)
- urologische Operation, solange eine Makrohämaturie besteht
- Organpunktion, Lumbalpunktion, Angiographie (in den letzten 2 Wochen)
- schwere Leberparenchymerkrankung
- schwere Niereninsuffizienz
- Retinopathie mit Blutungsrisiko (Diabetes mellitus, Hypertonie)
- floride Endokarditis
- Hirnarterienaneurysma
- kavernöse Lungentuberkulose
- fortgeschrittene Zerebralsklerose
- unzureichende Compliance des Patienten
- Inkompetenz des überwachenden Arztes

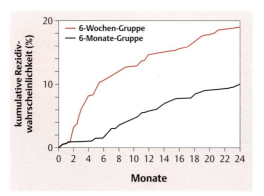

Abb. 13.**1** Kumulative Wahrscheinlichkeit erneuter venöser Thrombosen und/oder Lungenembolien nach einem ersten Ereignis bei verschieden langer Antikoagulationstherapie (nach Schulman et al. 1995).

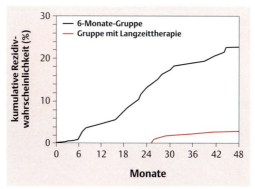

Abb. 13.**2** Kumulative Wahrscheinlichkeit erneuter venöser Thrombosen und/oder Lungenembolien nach einem zweiten thromboembolischen Ereignis bei verschieden langer Antikoagulation (nach Schulman et al. 1997).

13.1.1.3 Indikationen

Jeder Patient mit akuter Lungenembolie und/oder Phlebothrombose wird nach der initialen Behandlungsphase mit antithrombotisch wirksamen Medikamenten nachbehandelt. In der Regel werden dafür orale Antikoagulantien verwandt. Dabei spielt es keine Rolle, ob zur Akuttherapie Thrombolytika oder Heparine verabreicht wurden. Bei nicht erhöhtem Risikoprofil dauert die Nachbehandlungsphase sechs Monate. Bei einer kurzen Nachbehandlung treten Thromboembolierezidive im Laufe der ersten sechs Monate besonders häufig auf (Abb. 13.**1**). Eine sechswöchige Nachbehandlung kann im Einzelfall ausreichend sein, wenn eine Erstthrombose bzw. -embolie mit einem nur temporären Thromboserisiko, wie z.B. Unfall oder Operation, vorliegt. Dabei wird jedoch ein erhöhtes Rezidivrisiko in Kauf genommen.

Liegen erhöhte Risiken für venöse Thromben und Embolien vor, wie z.B. vorangegangene Thrombosen und/oder Lungenembolien [17], Karzinomerkrankungen, dauerhafte Bettlägerigkeit oder eine hereditäre Thrombophilie mit z.B. verminderten Werten für Antithrombin, Protein C, Protein S, oder eine APC-Resistenz, muss die orale Antikoagulation insbesondere beim Rezidiv länger als sechs Monate, im Einzelfall unter Umständen lebenslang fortgesetzt werden (Abb. 13.**2**). Im höheren Alter muss von Zeit zu Zeit eine Nutzen-Risiko-Abwägung der Fortsetzung erfolgen [10, 11, 15, 16].

13.1.1.4 Dosierung und Therapiekontrolle

Die Behandlung mit Kumarinderivaten wird während der Heparintherapie eingeleitet. Heparin darf erst abgesetzt werden, wenn die Prothrombinzeit (PTZ) (Quick-Wert) bzw. die International Normalized Ratio (INR) im gewünschten therapeutischen Bereich von 25–35 % bzw. 2,0–3,0 liegen.

$$\text{INR} = \frac{\text{PTZ des Patientenplasmas}}{\text{PTZ eines Plasmapools gesunder Personen}}$$

Die Weltgesundheitsorganisation hat ein Kalibrierungsschema für die Angabe der PTZ als „internationalen Normalbereich" (INR) vorgeschlagen. Das INR basiert auf der PTZ des Patienten und der durchschnittlichen normalen Plasmaprothrombinzeit, mit einer Korrektur für die „Sensitivität" des verwendeten Thromboplastins. Hierzu wird der Kalibrierungswert bzw. der internationale Sensitivitätsindex (ISI) des Reagenz herangezogen. Bei der PTZ-Bestimmung unter Heparintherapie sollte ein nicht-heparinempfindliches Reagenz benutzt werden.

Die Einleitungsphase der Behandlung erfolgt möglichst standardisiert. Die Tab. 13.**3** zeigt das Vorgehen. Aufgrund individuell unterschiedlicher pharmakokinetischer Gegebenheiten ist die Erhaltungsdosis der Kumarinderivate sehr unterschiedlich. Der Bedarf schwankt zwischen ¼ Tablette Marcumar® (0,75 mg) bis zu 2½ Tabletten (7,5 mg) täglich. Die Ursache hierfür ist unbekannt. Soll die Antikoagulation beendet werden, wird die Medikation abgesetzt. Ein „Ausschlei-

Tab. 13.3 Orale Antikoagulantientherapie mit Phenprocoumon (Marcumar®) nach der akuten Phase einer Lungenembolie beim Fehlen von Kontraindikationen

bei initial normalem INR- bzw. Quick-Wert	1. Tag	3 Tabletten (9 mg)
	2. Tag	2 Tabletten (6 mg)
	3. Tag	2 Tabletten (6 mg)
	4. Tag	1 Tablette (3 mg)
ab 3. Tag		INR-/Quick-Kontrolle, gegebenenfalls Dosisanpassung
Ziel:		INR 2,0–3,0 bzw. Quick-Wert 25–35 %. Wenn INR-/Quick-Wert im therapeutischen Bereich → Heparin absetzen

Tab. 13.4 Procedere bei INR-Wert außerhalb des therapeutischen Bereichs

therapeutischer Bereich	Komplikation	akute Maßnahmen zur Einstellung auf den therapeutischen Bereich	Änderung der Dauerdosis nach Erreichen des therapeutischen Bereichs
überschritten	INR > 5 erhebliche Blutung	Antikoagulation unterbrechen, ca. 2000 E PPSB geben bzw. 4 E GFP und 5 mg Vitamin K (Konakion®) i.v.	
	INR > 5 geringe Blutung	Antikoagulation unterbrechen, Vitamin K (Konakion®) 2–5 mg p.o. oder i.v. geben	
	INR > 5 ohne Blutung	Antikoagulation unterbrechen	
	INR > 9 ohne Blutung	Antikoagulation unterbrechen 2 mg Vitamin K (Konakion®) p.o.	
infolge akuter Überdosierung bzw. Interferenz			Langzeitdosis beibehalten
infolge zu hoher Dauerdosierung bzw. Interferenz			Langzeitdosis verringern
unterschritten		einmalige höhere Dosis des Antikoagulans	
infolge vorübergehender Unterdosierung bzw. Interferenz			Fortführung der bisherigen Dauerdosis
infolge zu niedriger Dauerdosis bzw. Interferenz			Erhöhung der bisherigen Dauerdosis

PPSB Prothrombinkomplexpräparat
GFP gefrorenes Frischplasma

chen" ist nicht notwendig, da die Gerinnungsfaktoren ohnehin nur langsam wieder zur Norm ansteigen. Ein „Reboundphänomen" ist nur scheinbar vorhanden: Rezidivthrombosen können nach Absetzen der Kumarinderivate auftreten, wenn die Ursachen für eine erhöhte Thromboseneigung weiter bestehen [3].

Das Vorgehen bei Auslenkung des INR- bzw. Quick-Wertes aus dem therapeutischen Bereich zeigt die Tab. 13.4. Bei oraler Antikoagulation niedriger Intensität bieten die INR-Werte bzw. die PTZ nur bedingt befriedigende Informationen. Beide Werte können nur Auskunft über die verminderte Aktivität bestimmter Gerinnungsfaktoren, nicht aber über den Aktivierungszustand des Hämostasesystems eines Patienten als Ganzes geben. Diese Information erhält man durch die zusätzliche Bestimmung von Aktivierungsmarkern wie des Thrombin-Antithrombin-(TAT)-Komplexes bzw. Prothrombin-Fragments 1 + 2 (F1 + 2). Diese Aktivierungsmarker werden im Zustand akuter Thromboembolien erhöht gemessen und sinken nach Einleitung einer antikoagulatorischen Therapie in ihrer Konzentration ab. Vor allem bei niedriger INR unter niedrigdosierter oraler Antikoagulation könnten diese Parameter besser geeignet sein, die individuell erzielte antithrombotische Wirkung zu charakterisieren [4].

13.1.1.5 Vorgehen bei Operationen

Ist eine Zahnextraktion erforderlich, genügt ein Ansteigenlassen des Quick-Wertes auf etwa 40 %. In der Regel ist dieser Wert nach dem Aussetzen von 3–5 Tagesdosen Phenprocoumon erreicht. Bei besonders sorgfältiger lokaler Blutstillung kann unter voller Antikoagulation extrahiert werden. Nach der Zahnextraktion kann die Behandlung mit erhöhter Dosis wiederaufgenommen werden. Punktionen parenchymatöser Organe und Operationen sind bei Quick-Werten über 50 % möglich. Bei geplanten Eingriffen kann die spontane „Normalisierung" des Quick-Wertes nach Absetzen des Antikoagulans unter Heparinschutz abgewartet werden; im Notfall muss Prothrombinkonzentrat (PPSB) verabreicht werden. Als Faustregel gilt, dass 1 Einheit PPSB pro kg Körpergewicht den Quick-Wert um 1 % ansteigen lässt [11]. Wenn der antikoagulatorische Schutz auf keinen Fall unterbrochen werden sollte, kann statt des oralen Antikoagulans ein niedermolekulares Heparin subkutan verabfolgt werden, dessen Wirkung rasch abklingt.

13.1.1.6 Interaktionen

Einige Arzneimittel verstärken oder hemmen die Kumarinwirkung. Diese Interaktionen sind von großer praktischer Bedeutung, denn die häufigste Ursache für eine Blutung während der Therapie mit Kumarinderivaten ist die gleichzeitige Gabe von Medikamenten, die das Kumarinderivat rasch aus seiner Plasmabindung verdrängen. Die resorbierten Kumarinderivate werden zu 90–99 % an Proteine gebunden. Da nur der kleine freie Anteil biologisch aktiv ist, verstärkt eine Freisetzung aus der Proteinbindung den gerinnungshemmenden Effekt wesentlich.

Bei gleichzeitiger Gabe von Medikamenten, wie z. B. Barbituraten, die die mikrosomalen Enzymsysteme der Leber aktivieren, muss die Antikoagulantiendosis dagegen erhöht werden. Wird dann, z. B. nach der Krankenhausentlassung, das Barbiturat abgesetzt, tritt der umgekehrte Effekt ein. Andere Medikamente entfalten ihre Interaktion durch Hemmung mikrosomaler Enzyme, Hemmung der Resorption oder Konkurrenz am Rezeptor. Deshalb sollte bei jedem Patienten, bei dem ein zusätzliches Medikament an- oder ein bisher angewandtes abgesetzt wird, der Quick-Wert wiederholt kontrolliert werden. Einige CSE-Hemmer (Ator-, Lo-, Simvastatin) beeinflussen die Proteinbindung von Warfarin [12 a]. Die Tab. 13.**5** gibt eine Übersicht über wichtige Interaktionen bei Dauertherapie mit oralen Antikoagulantien [3,11,13].

Auch Medikamente, die wie Acetylsalicylsäure die primäre Hämostasefunktion der Thrombozyten beeinflussen, können bei richtig eingestellten Antikoagulatienpatienten Blutungen auslösen [3].

Andererseits können Kumarine die Wirkung anderer Medikamente beeinflussen. Dicumarol beispielsweise potenziert den Effekt von Tolbutamid und Chlorpropamid und kann auf diese Weise zu Hypoglykämien führen. Kumarinderivate verlängern auch die Halbwertszeit von Diphenylhydantoin [3,11].

Eine normale Kost ist kein Störfaktor für die Antikoagulantientherapie. Dem Patienten soll geraten werden, ein Übermaß an Vitamin-K-haltigen Gemüsen, vor allem an Kohlgemüsen, zu vermeiden. Die Quick-Werte ändern sich nicht selten, wenn ein Patient in andere Lebensumstände gerät, z. B. nach der Krankenhausentlassung oder im Urlaub. Bei solchen Veränderungen sind daher häufigere Kontrollen angezeigt [11].

Erkrankungen mit gestörter Vitamin-K-Verwertung, wie Lebererkrankungen oder eine kardiale Dekompensation mit Leberstauung, verstärken die Wirkung der Kumarinderivate. Eine Störung der Vitamin-K-Resorption bei Malabsorption, Enteritis oder Gallengangsverschluss wirkt sich in gleicher Weise aus [11].

13.1.2 Unfraktionierte Heparine, niedermolekulare Heparine, Heparinoide

Wenn Kumarinderivate kontraindiziert sind, z. B. in der Schwangerschaft, ist die subkutane Applikation von unfraktioniertem Heparin oder einem der niedermolekularen Heparine in therapeutischer bzw. gewichtsadaptierter Dosis zur Nachbehandlung nach Lungenembolie angezeigt. Als therapeutisch effektive Plasmaspiegel werden

Tab. 13.5 Medikamente und andere Faktoren, die mit der oralen Antikoagulantientherapie interferieren können

Wirkung verstärkt durch	Wirkung vermindert
Medikamente *Verdrängung aus der Plasmaeiweißbindung* – Indometacin – Nalidixinsäure – Oxyphenbutazon – Sulfonamide – Sulfonylharnstoff *Hemmung der Kumarinmetabolisierung* – Allopurinol – Chloramphenicol – Cimetidin (nur bei Warfarin) – einige CSE-Hemmer – Fibrate – Metronidazol – Nortryptilen – Trimethoprim – Sulfinpyrazon *Hemmung der Synthese der Gerinnungsfaktoren* – Anabolika – Antibiotika (Ausschaltung der Vitamin K-Synthese durch Darmbakterien) – Glucagon – Thyroxin *unbekannter Wirkmechanismus* – Amiodaron – Chinidin – Disulfiram	**Medikamente** *Hemmung der Resorption* – Cholestyramin – Laxantien – Neomycin *Konkurrenz am Rezeptor* – Vitamin K *Enzyminduktion* – Barbiturate – Gluthetimid – Griseofulvin – Kortikosteroide – Rifampicin – orale Kontrazeptiva
Lebererkrankungen – verminderte Synthese von Vitamin K abh. Gerinnungsfaktoren **verminderte Resorption von Vitamin K** – Malabsorption – Laxantien – Antibiotika	**hereditäre Resistenz gegen orale Antikoagulantien** **Schwangerschaft** **chronischer Alkoholismus**

z.B. 0,4 – 0,8 Anti-Faktor-Xa-E 3 Stunden nach s.c. Gabe einer 2 ×/Tag verabreichten Fraxiparin®-Dosis oder 0,8 – 1,2 Anti-Faktor-Xa-E 3 Stunden nach s.c. Gabe einer 1 ×/Tag verabreichten Innohep®-Dosis betrachtet. Kakkar empfiehlt zur Sekundärprophylaxe eine volle Antikoagulation nach der jeweiligen Dosisempfehlung des Herstellers über 4 Wochen, um ab der 5. Woche auf 50 % der therapeutischen Dosis zu reduzieren. Die Wirksamkeit der niedermolekularen Heparine ist durch prospektive, doppelblinde, verumkontrollierte randomisierte Studien belegt [8]. Sie sind besonders für eine Langzeitgabe, wie z.B. während der Schwangerschaft, geeignet [14,18]. Bei Kontraindikationen gegen Heparin kommen Hirudin oder Heparinoide in Betracht.

13.1.3 Thrombozytenfunktionshemmer

Umstritten ist die Gabe von Acetylsalicylsäure (ASS). Eine Metaanalyse der „Antiplatelet Trialists' Collaboration" kam zwar zu dem Ergebnis, dass Thrombozytenfunktionshemmer in der Prophylaxe der tiefen Venenthrombose und/oder Lungenembolie wirksam sind und eingesetzt werden können [1]. Dem hat jedoch die „Adhoc-Arbeitsgruppe der Gesellschaft für Thrombose- und Hämostaseforschung" widersprochen, da in dieser Meta-Analyse ältere Studien mit hoher, heute nicht mehr vertretbarer ASS-Dosis (3 × 0,5 g) enthalten waren [8]. Für die postoperative Thromboseprophylaxe zeigten prospektive, randomisierte Studien die Unwirksamkeit von Acetylsalicylsäure [5]. ASS kann als Alternative bestenfalls erwogen werden, wenn Antikoagulantien strikt kontraindiziert sind, oder bei mangelnder Compliance des Patienten, z. B. bei Heroinabhängigen.

13.2 Überwachung

Nach einer akuten Lungenembolie müssen die Patienten nachbeobachtet und nachbehandelt werden, um Thromboembolierezidive und eine pulmonale Hypertonie zu vermeiden.

Zur Nachbeobachtung eignen sich neben der sorgfältigen Anamnese und klinischen Untersuchung die Lungenfunktionsprüfung, ggf. das Perfusions-Szintigramm und vor allem die Echokardiographie. Am aussagekräftigsten ist die Rechtsherzkatheteruntersuchung, da die Prognose entscheidend von der Ausbildung und Höhe einer pulmonalen Hypertonie abhängt (s. Kap. 12). Diese Untersuchung sollte ca. sechs Monate nach dem akuten Ereignis erstmals durchgeführt werden. Bei pathologischem Befund sind zunächst jährliche Kontrollen angezeigt. Bei nachgewiesener Druckerhöhung sollte die Antikoagulantientherapie dauerhaft fortgeführt werden.

Auch die Untersuchung des tiefen Venensystems der Beine mit der Ultraschallsonographie gehört zur Nachbeobachtung. Ein quantifizierendes Verfahren ist die „blutige" Venendruckmessung, die Phlebodynamographie, die als semi-invasives Verfahren gerechtfertigt ist, wenn etwa sechs Monate nach der Lungenembolie Zeichen eines postthrombotischen Syndroms erkennbar sind. Sind die Venendrücke erhöht, sollte dauerhaft ein Kompressionsstrumpf getragen, die Untersuchung in einem Jahr wiederholt, und die Antikoagulantientherapie eventuell fortgeführt werden. Auch die regelmäßige Laborkontrolle der Antikoagulantientherapie gehört zur Überwachung (s. oben).

Literatur

[1] Antiplatelet Trialists' Collaboration: Collaborative overview of randomized trials of antiplatelet therapy. III: Reduction in venous thrombosis and pulmonary embolism by antiplatelet prophylaxis among surgical and medical patients. Br. Med. J. 308, 235–246 (1994)

[2] Breddin H. K.: Therapie und Prophylaxe der venösen Thrombosen. M'kurse Ärztl. Fortb. 28, 131–137 (1978)

[3] Breddin H. K.: Blutungen und Thrombosen. In: Rahn K. H. (Ed.): Erkrankungen durch Arzneimittel. Georg Thieme Verlag, Stuttgart, New York, 1984, S. 310–333

[4] Bruhn H. D.: INR statt Quick-Wert. Diagnose und Labor 45, 75–78 (1995)

[5] Butterfield W. J. H., Hicks B. H., Ambler A. R. et al.: Effect of aspirin on postoperative venous thrombosis. Report of the Steering Committee of a trial sponsored by the Medical Research Council. Lancet II, 441–444 (1972)

[5a] Ellbrück D., Wankmüller H., Seifried E.: Klinischer Verlauf bei Patienten mit Coumarinnekrose. Dtsch. Med. Wschr. 116, 1307–1312 (1991)

[6] Feder W., Auerbach R.: "Purple toe" an uncommon sequel of oral anticoagulant treatment. Thromb. Haemost. 51, 132–133 (1984)

[7] Hach-Wunderle V., Scharrer I.: Prophylaxe venöser Thrombosen mit oralen Antikoagulantien. Wien. Med. Wschr. 139, 559–562 (1989)

[8] Harenberg J.: Prophylaxe der Thrombose und Lungenembolie. Dt. Ärztebl. 91, A-2334–2337 (1994)

[9] Hemker H. C., Veltkamp J. J., Loeliger E. A.: Kinetic aspects of the interaction of blood clotting enzyms. III: Demonstration of the existence of an inhibitor of prothrombin convertion in vitamin K-deficiency. Thrombos. Diath. Hemorrh. 19, 346–363 (1968)

[10] Hirsh J.: The optimal duration of anticoagulant therapy for venous thrombosis. New Engl. J. Med. 332, 1710–1711 (1995)

[11] Krzywanek H. J.: Klinische Behandlung mit Kumarinderivaten. In: Breddin K., Gross D., Rieger H. (Eds.): Angiologie und Hämostaseologie. Gustav Fischer, Stuttgart, New York, 1988, S. 288–292

[12] Loeliger E. A.: Der holländische Thrombosedienst. Wien. Klin. Wschr. 73, 917 (1961)

[12a] Otto C., Schwandt P.: Gibt es Unterschiede zwischen verschiedenen Statinen? Internist 39, 987–993 (1998)

[13] Peterson C. E., Kwaan H. C.: Current concepts of warfarin therapy. Arch. Intern. Med. 146, 581–584 (1986)

[14] Pini M., Aiello S., Manotti C. et al.: Low molecular weight heparin versus warfarin in the prevention of recurrences after deep vein thrombosis. Thromb. Haemost. 72, 191–197 (1994)

[15] Research Committee of the British Thoracic Society: Optimum duration of anticoagulation for deep-vein thrombosis and pulmonary embolism. Lancet 340, 873–876 (1992)

[16] Schulman S., Rhedin A.-S., Lindmarker P. et al.: A comparison of six weeks with six months of oral anticoagulant therapy after a first episode of venous thromboembolism. New Engl. J. Med. 332, 1661–1665 (1995)

[17] Schulman S., Granqvist S, Holmström M. et al.: The duration of oral anticoagulant therapy after a second episode of venous thromboembolism. New Engl. J. Med. 336, 393–398 (1997)

[18] Seifried E., Gabelmann A., Ellbrück D., Schmidt A.: Thrombolytische Therapie einer Lungenarterienembolie in der Frühschwangerschaft mit rekombinantem Gewebe-Plasminogen-Aktivator. Geburtsh. Frauenheilk. 51, 655–658 (1991)

[19] Wankmüller H., Ellbrück D., Seifried E.: Pathophysiologie, Klinik und Therapie der Coumarinnekrose. Dtsch. Med. Wschr. 116, 1322–1330 (1991)

14 Sachverzeichnis

A

Acetylsalicylsäure (ASS) 124
Aderlass 116
Adrenalin 61
Alteplase (rt-PA) 66
- Dosierung im Kindesalter 103
- Dosierungsschema 74
- vs. Heparin 67
- vs. Reteplase 70
- vs. Streptokinase 69 f
- Therapieüberwachung 95
- vs. Urokinase 69
Alternans, elektrischer 28
Anamnese
- Lungenembolie, akute 23
- - chronisch rezidivierende 112 f
Angioskopie
- Lungenembolie, akute 40
- - chronisch rezidivierende 115
Antikoagulationstherapie, orale 84
- - Blutungskomplikationen 98
- - Interaktionen 124
- - Patient, geriatrischer 110
- Rezidivrisiko 121
Antithrombotika, in der Schwangerschaft 106
Aprotinin 97
Arteria pulmonalis 31.31
Atemnot, akute 49 f
Atemregulation 20
Atemwiderstand 21
Azidosekorrektur 59 f

B

Bakterienembolie 8
Ballon-Okklusionstechnik 36
Beatmung 59 f
Befunde
- altersspezifische 24
- hämodynamische 39
- klinisch-chemische 25
- pathologische 37
- technische 95 f
Begleiterkrankungen 55
Beine, Kompressionsverband 58 f

Beinvenenthrombose, tiefe 7
- Behandlung, ambulante 13 f
- Prophylaxe 13 f
Bettruhe 58 f
- Beinvenenthrombose, tiefe, Prophylaxe 13 f
Blutgasanalyse 26
- zur Indikationsstellung 60
- Lungenembolie, chronisch rezidivierende 113
- Therapieüberwachung 95 f
- Wertigkeit 44
Blutung
- Kumarinderivate 119 f
- schwere 93
- therapiebedingte, Interventionen 97 f
Blutungsrisiko, Indikator 94

C

Compliance 21
Computertomographie (CT) 38
- Lungenembolie, chronisch rezidivierende 114
- Wertigkeit 44
Cor pulmonale, akutes 28

D

Danaparoid 99
D-Dimer 25 f
- Bestimmung 26
Diagnoseschema, vereinfachtes 45
Diagnostik
- adäquate, Einfluss auf Kurzzeitprognose 54
- Algorithmus 45
- Lungenembolie, chronisch rezidivierende 113 ff
- Patient, geriatrischer 109 f
- in der Schwangerschaft 106
- schweregradabhängige 34 f
- Strategie 43 ff
Differenzialdiagnostik
- Lungenembolie, akute 49 ff
- - chronisch rezidivierende 115
Dihydroergotamin (DHE) 11 f

Dobutamin 61
Dopamin 61
Druck
- pulmonal-arterieller, Messung 39
- pulmonal-kapillärer, Messung 39
Dyspnoe 23

E

Echokardiographie (UKG)
- Herzinfarkt, rechtsventrikulärer 32
- Lungenembolie, chronisch rezidivierende 113 f
- transösophageale 31 f
- – Therapieüberwachung 95
- transthorakale 31
- – Patient, geriatrischer 110
- Wertigkeit 44
Elektrokardiographie (EKG)
- Lungenembolie, akute 26 ff
- – chronisch rezidivierende 113
- Wertigkeit 44
Embolektomie, pulmonale 74 ff
- – mit extrakorporaler Zirkulation 75
- – Lungenembolie, massive 83
- – Patient, geriatrischer 110
- – als Therapie 84
- – und Thrombolyse 75 f
Embolie 1
Erregungsrückbildung, Störung 28

F

Fehldiagnose 52 f
Fernthrombose 6
Fettembolie 7 f
Fibrinogen
- gerinnbares 94
- Überwachung 93
Fibrinolysestörung 4
Filterimplantation, Indikationen 79
Fleischnersche Linien 30
Foramen ovale 31
Fremdkörperembolie 8
Frischplasma, gefrorenes 98
Fruchtwasserembolie 8

G

Gasaustausch 19 f
Gefäßobstruktion
- Lungenembolie, nichttödliche 17
- pulmonale 17 f
Gefäßwandschädigung 6

Gefäßwiderstand
- pulmonal-arterieller, Messung 39
- pulmonaler vaskulärer, gesamter 18
Geriatrie 109 ff
Gerinnung, Therapieüberwachung 93 ff
Gerinnungsfaktoren, Mutationen 4
Gerinnungsinhibitorenmangel 4
Gewebeembolie 8
Gewebe-Plasminogen-Aktivator 66

H

Halsvenenstauung 23 f
Hämatologie 25
Hämodynamik
- veränderte 6
- Lungenembolie, chronisch rezidivierende 114
Hämoptyse 23
- Differenzialdiagnostik 52
Hämostaseologie 25 f
Heparin
- vs. Alteplase 67
- niedermolekulares (NMH)
- – Beinvenenthrombose, tiefe, Prophylaxe 13 f
- – klinische Ergebnisse 64 f
- – Lungenembolieprophylaxe 11
- – zur Nachbehandlung 124
- – Nebenwirkungen 64
- – in der Schwangerschaft 107
- – Wirkungsweise 64
- vs. Streptokinase 69
- Therapieüberwachung 95
- unfraktioniertes (UFH)
- – Beinvenenthrombose, tiefe, Prophylaxe 13 f
- – Dosierung 64
- – klinische Ergebnisse 62 f
- – Kontraindikationen 63
- – Lungenembolieprophylaxe 11
- – zur Nachbehandlung 123 f
- – Nebenwirkungen 63
- – Wirkungsweise 62
- vs. Urokinase 67
Heparinoide
- zur Nachbehandlung 124
- Nebenwirkungen 65
Heparintherapie
- Blutungskomplikation 98
- hochdosierte, Lungenembolie, kleine 83
- – – submassive 83
Herzfunktion, Unterstützung 60 f
Herzinfarkt, rechtsventrikulärer 32

Herzzeitvolumen, Messung 39
Hirudin 65, 99 f
– Dosierungsschemata bei HIT 100
– zur Nachbehandlung 124
Hochfrequenz-Rotationskatheter 77 f
Hyperkinesie, Ventrikel, rechter 56
Hypertonie, pulmonale
– – Echokardiographie 32
– – Einfluss auf Langzeitprognose 55 f
Hypoxämie 20
Hypoxie, myokardiale, Kennzeichen 95

I

Inhalationsszintigraphie 33
Inhibitordefekte, hereditäre,
 Venenthrombosepatient 4
Inzidenz
– Lungenembolie, chronisch
 rezidivierende 112
– – Patient, geriatrischer 109
– – in USA 55
– Thromboembolie, venöse 3
– Todesfälle, mütterliche 105

K

Katheterdarstellung, (super)selektive 36
Katheterembolektomie 77 f
– als Therapie 84
Katheterthrombusfragmentierung 77 f
– als Therapie 84
Kernspintomographie 39
Kollagenose 5
Kompensationsmechanismen 21
Kompressionsverband 58 f
Kontraktilität, Unterstützung 61
Koronarperfusion 60 f
Kreislauf, Unterstützung 60 f
Kumarinderivate
– Dosierung 121 ff
– Indikationen 121
– Interaktionen 123
– Kontraindikationen 120 f
– Nachbehandlung 119 ff
– Nebenwirkungen 119 ff
– bei Operationen 123
– Therapie, Blutungskomplikation 98
– Therapiekontrolle 122 f
– Therapiezeitpunkt 121
– Wirkungsweise 119
Kumarinnekrose 120

L

Laboruntersuchungen 25 f
Lagerung 58 f
Leitsymptome, Differenzialdiagnostik 49 f
Letalität
– Lungenembolie, fulminante 81
– – perioperative 101
– – – Thrombendarteriektomie,
  pulmonale 117
– Notfallembolektomie 75
Low-dose-heparin 11
Luftembolie 8
Lungendehnbarkeit 21
Lungenembolie, akute
– – diagnostisches Vorgehen 43
– – Entstehungsort 5
– chronisch rezidivierende 112 ff
– – Risikopatient 112
– Definition 1
– fulminante (Grad IV) 43
– – Therapie 81 ff
– intraoperative 101 f
– im Kindesalter 102 ff
– kleine (Grad I) 41
– – Therapie 82 ff
– massive (Grad III) 42
– – Therapie 82 f
– nichtthrombotische 7 f
– nichttödliche 17 ff
– Patient, geriatrischer 109 ff
– perioperative 101
– peripartale 105
– vs. Pneumonie, bakterielle,
 Differenzialdiagnostik 51
– postoperative tödliche 11
– Primärprophylaxe 10 ff
– Risikofaktoren 3, 7
– in der Schwangerschaft 104 ff
– submassive (Grad II) 41 ff
– – Therapie 82 ff
– tödliche 17
– im Wochenbett 104 ff
Lungenembolieprophylaxe, Empfehlungen 12
Lungenembolieverdacht, Vorgehen,
 therapeutisches 85
Lungenfunktionstest
– Lungenembolie, akute 30
– – chronisch rezidivierende 113
Lungeninfarkt 21
– Einfluss auf Langzeitprognose 57
– Röntgenbild 30
Lungenparenchym, Thoraxröntgen 30
Lungensonographie 32 f

Lungenszintigraphie
– Lungenembolie, akute 33
– – chronisch rezidivierende 114

M

Magnetresonanztomographie (MRT) 39
– Wertigkeit 44
MAPPET-Studie 69
Markierung, direkte radioaktive 34
McGinn-White-Syndrom 26, 28
Mediatoren 61
Miller-Score 38

N

Nachbehandlung 119 ff
Nachbeobachtung 125
Nachlast, rechtsventrikuläre 61
Noradrenalin 60 f
Notfallembolektomie 75 f
Notlyse, Erfolgsrate 81 ff

P

PAIMS-2-Studie 67
Parasitenembolie 8
Pathophysiologie
– Lungenembolie, akute 19
– – chronisch rezidivierende 112
Patienten
– geriatrische 109 ff
– internistische 12 f
– neurologische 12 f
– Therapieüberwachung 93
Patientenalter
– Einfluss auf Kurzzeitprognose 54
– – auf Langzeitprognose 55
– Überlebenszeit 56
Perfusionsdefekt, regionaler, Ursachen 33
Perfusionsszintigraphie 33
– in der Schwangerschaft 106
– Therapieüberwachung 96
– Wertigkeit 44
Phenprocoumon 119 ff
– Therapieschema 122
Phlebodynamographie, zur Nachbeobachtung 125
Phlebographie 40
PIOPED-Kriterien 33 f
Pneumonie, bakterielle, vs. Lungenembolie, Differentialdiagnostik 51
Prävalenz
– im Kindesalter 102 f

– Lungenembolie, chronisch rezidivierende 112
Prognose 54 ff
– kurzzeitige 54
– langzeitige 55 ff
– Lungenembolie, chronisch rezidivierende 114 f
– schweregradabhängige 41
Prophylaxe
– Lungenembolie 10 ff
– – Patient, geriatrischer 110 f
– – in der Schwangerschaft 107
Prostaglandine 61
Prostazykline 61
Protaminchlorid 98
Prothrombinzeit (PTZ), internationaler Normalbereich (INR) 121 f
Pro-Urokinase 66
Pulmonalarterien
– Durchmesser 29
– Gefäßobstruktion 17
Pulmonalarteriendruck
– Messung, Wertigkeit 44
– mittlerer 17 f
– – Überlebenszeit 56
Pulmonalisangiographie 34 ff
– Befund, pathologischer 37
– konventionelle 35
– Komplikationen 36 f
– Kontraindikationen 36
– Lungenembolie, chronisch rezidivierende 114
– Patient, geriatrischer 110
– in der Schwangerschaft 106
– Stellenwert 38
– Zeitpunkt 36
Pulmonalisdruckmessung, Therapieüberwachung 96
P-Welle, Erhöhung 28

Q

QRS-Gruppe, Winkelvergrößerung 26

R

Radiofibrinogen-Test 40
Rechtsherzbelastung, Thoraxröntgen 29
Rechtsschenkelblockierung 28
Reteplase (rPA) 66
– vs. Alteplase 70
Rezidivgefahr, Patient, geriatrischer 110
Rhythmusstörungen 95
Risikofaktoren
– im Kindesalter 103
– Lungenembolie 3, 7
– Patient, geriatrischer 109

- Thromboembolie, venöse 2 f
- Thrombose 4
- – Häufigkeit 3
Röntgen-Thoraxbefund 29
R/S-Umschlagzone, Verlagerung 28

S

Sauerstoffzufuhr 59 f
Schmerz, pleuritischer 23 f
Schmerzbekämpfung 59
Schockzustand 52
Schwangerschaft 104 ff
Schweregrad
- Differenzialdiagnostik 49 f
- Einfluss auf Kurzzeitprognose 54
- Therapie, Abhängigkeit 81 ff
Schweregradeinteilung 40 ff
Sedierung 59
Septum, interventrikuläres 31
Sinustachykardie 28
Sperrmaßnahmen
- extraluminale 76 f
- intraluminale 78 ff
Spiral-Computertomographie
- Lungenembolie, akute 39
- – chronisch rezidivierende 114
- Patient, geriatrischer 110
- Wertigkeit 44
Stickstoffmonoxid (NO) 62
Streptokinase (SK) 65
- vs. Alteplase 69 f
- Dosierung im Kindesalter 103
- Dosierungsschema 74
- vs. Heparin 69
- Nebenwirkungen 70
- Therapieüberwachung 94 f
- vs. Urokinase 69
Studien, klinische 67 ff
Subtraktionsangiographie,
    digitale (DSA) 35 f
- – Wertigkeit 44
Symptomatik
- Lungenembolie, akute 40 ff
- – chronisch rezidivierende 112 f
- – kleine 41
- klinische 23 ff
Synkope, Differenzialdiagnostik 52

T

Tachykardie 52
Technetium-Plasmin-Test 40
Therapie 58 ff
- antithrombotische 62 ff
- Basismaßnahmen 59
- chirurgische, Lungenembolie, akute 74 ff
- – – chronisch rezidivierende 116 f
- inhalative 116
- im Kindesalter 103 f
- kontraindikationsabhängige 85
- Lungenembolie, chronisch
    rezidivierende 116 ff
- Patient, geriatrischer 110
- radiologisch-interventionelle 77 ff
- in der Schwangerschaft 106 f
- schweregradabhängige 84
- Strategie 81 ff
- thrombolytische 65 ff
- – Studien, klinische 67 ff
Therapie-Abstimmung, interdisziplinäre 85
Therapieüberwachung 93 ff
Thorax
- Röntgen, Lungenembolie, akute 29 f
- – – chronisch rezidivierende 114
- – Stellenwert, diagnostischer 30
- – Wertigkeit 44
- – Zeichen 29 f
Thoraxschmerz, akuter 50 f
Thrombendarteriektomie, pulmonale 116
Thrombinzeit (TZ), Überwachung 93 f
Thromboembolie
- frische, Hämostaseologie 25 f
- postoperative, Risikogruppe 10
- venöse 2 ff
- – komplikationsbegünstigende Situationen 2
- – Ursachen, seltene 7
Thromboembolieprophylaxe 10 ff
Thrombolyse
- und Embolektomie 76
- und Katheterthrombusfragmentierung 78
- als Therapie 84
Thrombolysestudien, randomisierte 68
Thrombolysetherapie
- Blutungskomplikationen 97 f
- Dosierung 72 ff
- im Kindesalter 103 f
- Lungenembolie, massive 83
- Nebenwirkungen 70 ff
- Nutzen 71
- Patient, geriatrischer 110
- systemische, Kontraindikationen 73
- Überwachung 93 f
Thrombolytika
- Anwendungsformen 70
- Dosierung 70, 73 ff
- Dosierungsformen 70
- Kontraindikationen 73

- Nebenwirkungen 70 ff
- in der Schwangerschaft 106
- Studien, klinische 67 ff
Thrombophilie 3 ff
- Hämostaseologie 26
Thrombophilieprogramm 27
Thromboplastinzeit (PZT)
- Überwachung 93 f
- partielle (PTT) 93 f
Thrombose
- Entstehungsort 5
- Risikofaktoren 4
- tiefe venöse, Bedeutung 5 ff
- venöse s. Thromboembolie, venöse
Thromboseneigung, erhöhte 120
Thrombozytenfunktionshemmer 65
- zur Nachbehandlung 124 f
Thrombozytenzahl, Überwachung 93 f
Thrombozytopenie Typ II, heparininduzierte (HIT II) 98 ff
Thrombus 1
- Markierung, radioaktive, direkte 34
Totraumhyperventilation 19
Tranexamsäure 97
Transit-Thrombus
- Definition 1
- Echokardiographie, transthorakale 31
- Thrombolysetherapie 71
Trikuspidalklappe 31
Trombosehäufigkeit, Risikofaktoren 3
Tumorembolie 8
Tumorpatient 5
T-Welle, rechtspräkordial zentrierte terminal-negative 28

U

Überlebensrate
- altersabhängige 56
- pulmonalarteriendruck-abhängige 56
Überwachung 125
Ultima-ratio-Lyse 81 ff
Ultrafast-Computertomographie 114
Ultraschallsonographie, intravaskuläre (IVUS)
- Lungenembolie, akute 40
- - chronisch rezidivierende 115
- zur Nachbeobachtung 125
UPET-Studie 67, 112
Urokinase (UK) 66
- vs. Alteplase 69
- Dosierung im Kindesalter 103
- Dosierungsschema 74
- vs. Heparin 67
- vs. Streptokinase 69

- Therapieüberwachung 95
USPET-Studie 69, 112

V

Vasodilatatoren 61
Vasospasmolytika 62
Vena-cava-Filter
- Implantation 78 ff
- Indikation 78 ff
- Kontraindikationen 79 f
- Stellenwert 81
- Studienergebnisse 80 f
Vena-cava-inferior-Sperrmethoden
- extraluminale 76 f
- intraluminale 78 ff
- - als Therapie 85
Vena-femoralis-Sperrmethoden 76 f
Venendruck, zentraler, Messung, Therapieüberwachung 96
Venensystem, tiefes
- - Sonographie 40
- - Untersuchungsverfahren 40
- - - Lungenembolie, chronisch rezidivierende 115
Venenthrombose, tiefe venöse, Thrombogenese 5 ff
Venenthrombosepatient, Inhibitordefekte, hereditäre 4
Venenverschlussplethysmographie 40
Ventilationsszintigraphie 33 f
- Wertigkeit 44
Ventrikel
- linker, Echokardiographie, transthorakale 31
- rechter, Echokardiographie, transthorakale 31
- - Hyperkinesie 56
Vitamin-K-Antagonisten 119
Vitamin-K-Gabe 98
Vollelektrolytlösung 61
Volumenersatzmittel 61
Vorhof, rechter 31
Vorlast, rechtsventrikuläre 61

W

Warfarin 119 ff
Westermarksches Zeichen 29
Wochenbett 104 ff

Z

Zwerchfell, Thoraxröntgen 30